U0396972

政治学与国际公共管理丛书编委会名单

主编：胡开宝 郭树勇

政治学与国际公共管理丛书

美国全球公共卫生治理战略研究

晋继勇　著

上海人民出版社

目　录

导言 ……………………………………………………………… 1

第一章　美国全球公共卫生外交的历史分析 ……………… 5

第一节　"第四点计划"之前的美国全球公共卫生外交
　　　　（1881—1949 年）……………………………… 5

第二节　冷战期间的美国全球公共卫生外交（1950—
　　　　1990 年）……………………………………… 7

第三节　后冷战时代的美国全球公共卫生外交（1991—
　　　　2019 年）……………………………………… 10

第四节　后疫情时代的美国公共卫生外交（2020 年至今）…… 15

本章小结 ………………………………………………… 21

第二章　美国国会与美国全球公共卫生治理战略 ………… 26

第一节　美国国会的立法功能与其全球公共卫生治理战略
　　　　………………………………………………… 27

第二节　冷战后美国国会与全球公共卫生治理 ………… 39

第三节　美国国会的全球公共卫生治理参与：以 PEPFAR
　　　　为例 ………………………………………… 46

本章小结 ………………………………………………… 54

第三章　美国军事部门与美国全球公共卫生治理战略 …… 57

第一节　美国《国家安全战略报告》与军事部门的全球公共
　　　　卫生治理参与 ……………………………… 57

第二节　美国军事部门参与全球公共卫生治理的支持性文件

　　　　………………………………………………………… 61

第三节　美国军事部门参与全球公共卫生活动的组织架构

　　　　………………………………………………………… 63

第四节　美国军事部门的全球公共卫生参与路径 ……… 69

第五节　美国军事部门全球公共卫生参与的特点 ……… 75

第六节　美国军事部门全球公共卫生参与的动机 ……… 79

第七节　美国全球公共卫生活动的军事参与所带来的问题

　　　　………………………………………………………… 82

本章小结 ……………………………………………………… 87

第四章　特朗普政府的全球公共卫生治理战略 …………… 96

第一节　特朗普政府《国家生物防御战略》的背景、特点和

　　　　动因 ……………………………………………… 96

第二节　特朗普政府的《全球卫生安全战略》……………… 113

第三节　特朗普政府的全球公共卫生安全战略对世界公共

　　　　卫生安全体系的影响…………………………… 125

本章小结………………………………………………………… 129

第五章　拜登政府的全球公共卫生治理战略……………… 139

第一节　拜登政府全球公共卫生治理战略出台的背景……… 140

第二节　拜登政府全球公共卫生治理战略的内容………… 143

第三节　拜登政府全球公共卫生治理战略的特点………… 151

第四节　拜登政府全球公共卫生治理战略的目标………… 156

第五节　拜登政府在全球公共卫生治理中对中国的"竞赢"

　　　　战略………………………………………………… 159

本章小结………………………………………………………… 167

第六章　美国与世界卫生组织的互动历史………………… 178

第一节　美国对外政策的工具：冷战与公共卫生治理（1946—

1978 年) •• 179

　第二节　疏离与对抗——南北斗争与卫生治理(1979—

　　　　　1992 年) ••• 190

　第三节　全球化与卫生安全——卫生合作伙伴的构建

　　　　　(1993—2016 年) •••••••••••••••••••••••••••••••••• 200

　第四节　削减与退出:特朗普政府的世界卫生组织政策

　　　　　(2017—2020 年) ••••••••••••••••••••••••••••••••• 208

　本章小结 •• 212

第七章　美国全球公共卫生治理的战略、实质及问题 ••••••••••••• 227

　第一节　美国全球公共卫生治理中的外交战略 ••••••••••••• 228

　第二节　美国全球公共卫生治理中的国家安全战略 ••••••••• 235

　第三节　美国全球公共卫生治理战略的实质 ••••••••••••••• 241

　第四节　美国全球公共卫生治理战略所带来的问题 ••••••••• 245

　本章小结 •• 248

结语 ••• 254

参考文献 ••• 258

后记 ••• 275

导　言

　　2014年2月暴发于西非的埃博拉危机和2020年的全球新冠疫情危机表明,公共卫生问题越发具有安全含义。公共卫生议题已由传统的"低政治"上升为"高政治"议题,因此,公共卫生全球治理势在必行。公共卫生治理战略也成为美国全球治理战略的重要支点之一。美国全球公共卫生治理战略在其战后出台的"第四点计划"和1961年通过的《对外援助法》及其修正案的第104条中就已初见端倪。小布什政府的"总统防治艾滋病紧急援助计划"(PEPFAR)、奥巴马政府的"全球卫生倡议"(Global Health Initiative),以及特朗普政府发布的《全球卫生治理战略》(Global Health Security Strategy)都是美国全球公共卫生治理战略的具体体现。2013年1月,美国国务院专门成立了全球公共卫生外交办公室;美国国际开发署专门成立了全球公共卫生局。美国卫生与公众服务部以及国防部等部门也都成立了应对全球公共卫生危机的专门机构。2014年2月,西非暴发埃博拉危机后,美国立刻与世界卫生组织以及其他28个国家发起"全球卫生安全议程"(Global Health Security Agenda),并在历史上首次派出军事人员到非洲大陆应对埃博拉疫情。全球新冠疫情暴发后,尽管特朗普政府对疫情采取了国际政治化操作,并且宣布退出世界卫生组织,拜登政府上台后,专门在国务院成立大使级的"全球卫生安全和外交局"(Bureau of Global Health Security and Diplomacy),这都表明美国全球公共卫生治理战略已经成为美国外交政策和国家安全战略的重要一环。

　　"非典"、禽流感、埃博拉等传染病危机以及"9·11"事件之后暴发的"炭疽"生物恐怖袭击,使得全球公共卫生治理日渐成为全球议程的主流话语,新冠疫情的全球暴发更使得全球公共卫生治理成了国际政治显性议程。作为国际社会中最大的国家行为体,美国曾经在全球公共卫生治理中发挥了举足轻重的作用。通过将全球公共卫生治理纳入外交战略和国家安全战略,美国力图实现本国国家利益的最大化。在特朗普政府上台后,尽管美国在全球公共卫生治理领域由于其"美国优先"政策而短暂回缩,但美国在全球公共卫生治理领域的地位依然举足轻重。拜登政府上台后,美国依然力图在全球公共卫生治理中发挥领导作用。美国通过双边和多边两种路径,双管齐下,参与全球公共卫生治理。其中以双边路经为主,以多边路径为辅。前者主要是出于地缘政治、"巧实力"的加强以及经济利益的考量;后者则是为了充分利用多边卫生机制来为国家安全进行"再保险"。这种重视双边而轻视多边的全球公共卫生治理战略说明,美国参与全球公共卫生治理的目标并非促进全球公共卫生安全状况的改善,而主要是为了促进本国的安全利益。此外,美国还大力加强国内的生物安全防御计划。美国的这种战略不但弱化了其应承担的对发展中国家进行卫生援助的道义责任,而且会加剧潜在的生物安全困境,结果为全球公共卫生治理带来了一定的负面影响。

2017 年 1 月 18 日,习近平在联合国日内瓦总部发表题为《共同构建人类命运共同体》的演讲。针对事关全人类发展远景的重大问题,习近平高屋建瓴地向国际社会提出了"构建人类命运共同体,实现共赢共享"的中国方案。2020 年 3 月 21 日,习近平就法国发生新冠肺炎疫情向法国总统马克龙致慰问电时,首次提出"打造人类卫生健康共同体"。作为人类命运共同体理念在全球公共卫生治理领域的理论延伸,共建人类卫生健康共同体成为国际社会携手合作抗疫的主旋律。在中美关系的历史上,两个大国曾经在国际社会面临非典、禽流感以及埃博拉疫情等传染病危机之时协力合作,共同为全球公共卫生治理做出了无可替代的贡献。然而新冠疫情危机暴发后,美国在疫情控制方面的政治化操作为中美全球公共卫生合作带来了严峻的挑战。病毒无国界,任何国家,不管多么强大,都无法单枪匹马地应对层出不穷的全球公共卫生威胁。开展多边合作是有效防控全球疫情的必由之路,也是实现人类卫生健康共同体的唯一通途。全球公共卫生安全形势越是复杂严峻,就越是需要中美两国勠力协作、同舟共济。因此,美国只有在其全球公共卫生治理战略中做到"去政治化",从而为中美两国的全球公共卫生合作营造良好的国际政治环境,才是完善全球公共卫生治理体系、实现美国乃至全球公共卫生安全的必由之路。

本书主要探讨美国全球公共卫生治理战略,并选取特定主题分别进行深入研究,展现美国以公共卫生问题为手段追求本国地缘政治、经济利益和国际领导力的本质。本书共分为七章,鉴于公共卫生外交是美国开展全球公共卫生安全治理的重要路径和手段,第一章主要分析美国公共卫生外交的历史。以美国杜鲁门政府的"第四点计划"和冷战的结束以及新冠疫情的暴发为界,把美国卫生外交的历史进程分为四个阶段,并对各个阶段的特点进行分析。第二章分析美国国会在全球公共卫生治理战略中的作用以及参与路径。美国国会掌握着美国全球公共卫生项目的钱袋子,它决定了美国参与全球公共卫生治理的深度和广度。第三章主要分析美国军事部门参与全球公共卫生治理的组织架构、路径及其对全球公共卫生安全治理的影响。全球公共卫生问题已经被美国安全化,美国军事部门深度参与其全球公共卫生治理战略充分体现了美国的全球公共卫生问题安全化理念。

特朗普政府上台后,美国陆续发布的《国家生物防御战略》(The National Biodefense Strategy)和《全球卫生安全战略》(Global Health Security Strategy)等相关战略文件,充分反映了特朗普政府全球公共卫生治理战略的目标和思路。第四章以特朗普政府的《国家生物防御战略》和《全球卫生安全战略》为分析文本,重点探讨特朗普政府生物安全战略和全球卫生安全战略的内容、特点和指导原则及其对全球公共卫生安全体系所构成的挑战。拜登政府上台后,美国将其全球公共卫生政策纳入生物安全治理轨道。第五章通过分析拜登政府的生物安全政策文件和相关官方报道的文本话语,探究美国生物安全政策的内容、特点、政策目标以及美国在生物安全领域对中国实施的"竞赢"战略。

第六章分析美国与世界卫生组织的互动历史。面对突如其来的新冠疫情,特朗普政府转嫁应对不力的责任,宣布退出世界卫生组织,成为美国与世界卫生组织关系史上最不寻常的一页。世界卫生组织是全球公共卫生治理中的最重要的国际组织。美国是世界卫生组织最大的资金来源国。因此,美国与世界卫生组织如何互动,对世界卫生组织全球公共卫生治理功能的发挥产生重要影响。美国对世界卫生组织的政策在很大程度上也是检验美国全球公共卫生治理战略的试金石。第七章剖析美国全球公共卫生治理战略的内容、实质和问题。最后的结语部分总结美国全球公共卫生治理战略,并展望中美两国在全球公共卫生治理领域的合作前景。

第一章

美国全球公共卫生外交的历史分析

随着全球公共卫生危机的发展,卫生议题日益成为国际关系的一项显性议程。卫生议题也逐渐进入外交政策领域。美国学者戴维·费德勒(David Fidler)将上述现象称为全球公共卫生的一次"政治革命"。[1]外交"为国际行为体提供了一个实施其对外政策的工具"[2],卫生外交也不例外,越来越多的国家意识到卫生议题作为一种外交手段和目的的重要性。作为当今世界举足轻重的大国,美国十分重视卫生议题在外交政策中的作用。"美国的对外政策使命和卫生干预使命相互重叠,决策者越来越将卫生问题看作对外政策问题,或者相反。"[3]美国已将卫生外交纳入国家安全战略。[4]"全球公共卫生问题越来越与美国的经济、外交政策和战略目标纠结在一起。"[5]美国开展的全球卫生外交并非一个新现象。19世纪中期伊始,美国就参加了一系列的国际卫生合作会议。1881年,美国在华盛顿主办了关于传染病跨国控制问题的国际会议,标志着美国卫生外交活动的开启。

第一节 "第四点计划"之前的美国全球公共卫生外交(1881—1949年)

早在19世纪中期,出于对公共卫生利益和经济利益的关切,美国开展了一系列卫生外交活动。"尽管现代公共卫生经常被定性为一种人道主义行动,但是在美国及其他西方发达国家却长期将其与国际贸易的需要联系起来。"[6]1881年,美国在华盛顿首次主办关于黄热病的跨国控制问题的国际会议,标志着美国卫生外交的正式开启。作为杜鲁门主义的一个重要组成部分，"第四点计划"也成为美国卫生外交的一个重要分水岭。"第四点计划"之前的美国卫生外交主要呈现出以下两个特点。

一、以防止外国的传染病蔓延到本国和促进国际贸易利益为导向

防止传染病蔓延到本国和促进美国的国际贸易利益是美国开展卫生外交的主要动因。这一点在1881年华盛顿关于黄热病的国际卫生会议上特别明显。实际上，早在1879年美国国会就已经批准了一项法案，"以阻止传染病传染到美国"。[7]该法案要求，所有驶往美国的船只必须从美国驻外领事馆官员处申请获得相关证明，详细说明该船只的卫生状况。而要想得到这样一张证书，在船只起航驶往美国之前，需要允许美国领事馆官员在起驶港登船检查。这种要求后来被证明难以执行，因为这些船只位于外国领土之上的港口，涉及船只所在国的管辖权。美国召集华盛顿会议的主要目的就是试图说服其他国家同意美国领事馆官员登船检查。在该次会议上，美国与其他国家就会议的主题产生矛盾。本来会议主要是讨论黄热病的跨国控制问题，它的中心议题并不是关于成员国是否有权对过往船只实施隔离限制或卫生条件问题，而是关于美国要求其他国家允许美国驻外领事（而不是地方当局）对发往美国的船只颁布卫生许可证（a Bill of Health）。美国的这种治外法权的要求遭到其他国家的强烈反对，特别是拉丁美洲国家的反对。除了召集相关国际卫生会议之外，美国还成功地在巴拿马开展了治理疟疾和黄热病的卫生外交活动，使得巴拿马运河得以顺利修建，美国由此控制了这个具有重要战略和国际贸易价值的海上通道。

二、确保美国在国际卫生机制中的主导地位

美国在这一时期的卫生外交活动还表现在促进国际卫生合作的机制化方面。美国试图通过建立自己主导的国际卫生机制来保护其国民免受传染病的威胁，同时保证其在这些国际机制中的独立性。1902

年，美国在华盛顿主持召开的国际会议上，美洲国家在美国主导之下协力成立了国际卫生署（the International Sanitary Bureau）。该组织于1923年被重新命名为泛美卫生局（the Pan American Sanitary Bureau），亦即泛美卫生组织（Pan American Health Organization）的前身。1907年，由美国参加的国际卫生会议通过《关于建立国际公共卫生办事处的罗马协定》，随后成立"国际公共卫生办公室"（Office International d'Hygiene Publique, OIHP），美国成为该机制的 12 个成员国之一。

第一次世界大战的浩劫使得世界各国渴望创设一个正式组织，以建设一个和平的世界。于是在世界各国的努力下，国际社会于 1919 年成立国际联盟组织，该组织宪章第 23 条规定，成员国"将努力采取措施，加强对疾病防治和控制的合作"。[8]为执行此项规定，1920 年 4 月，在国际联盟理事会的要求下，各成员国在伦敦举行国际卫生会议。会议成立了国际联盟卫生组织（HOLN），成员方包括国联成员国和非成员国。组织的创立者认为，当时所有的国际卫生机制都应该被置于国际联盟的监管之下，其中包括泛美卫生组织和"国际公共卫生办公室"。然而，自 19 世纪末以来成为美洲头号强国的美国，基于"门罗主义"和孤立主义之上，企图建立"美国人的美洲"，强烈反对欧洲大国介入美洲事务，所以也一直反对将泛美卫生局并入国际联盟卫生组织。尽管美国也是国际公共卫生办事处的成员国。然而由于美国拒不加入由英国和法国主导的国际联盟，担心失去美国在"国际公共卫生办公室"的主导地位，所以美国也反对将其并入国际联盟卫生组织。因此，美国这一时期卫生外交的另一特点就是确保其在国际卫生机制中的主导性和独立性。

第二节　冷战期间的美国全球公共卫生外交
（1950—1990 年）

一国的外交行为往往受制于当时的国际格局。卫生外交也不例外。冷战期间的美国卫生外交主要服务于美国遏制苏联的政策需要，"帮助公众关注那些滋生共产主义的不良生活条件"。[9]通过向一些不发达国家提供卫生援助,从而与苏联在第三世界展开势力争夺。在1949 年美国的"第四点计划"出笼之后,美国总统杜鲁门认为,传染病跨国传播对世界粮食的生产影响深远,而粮食问题是世界和平最关键的保证因素。因此,杜鲁门政府将传染病控制纳入"第四点计划"。[10]出于冷战的需要,美国主要从以下两个方面开展卫生外交。

一、向发展中国家提供卫生援助

1961 年,美国国会通过《对外援助法》及其修正案。其中第 104 条主要是关于卫生援助的内容,该法确立了卫生援助在美国外交中的重要地位。[11]在肯尼迪政府时期,美国提出了"发展十年"(Decade of Development)计划,成立了和平队,并将美国当时的各种对外援助部门合并为"美国国际开发署"(USAID)。美国通过"国际开发署"开展其对外卫生援助,1973 年,美国国会重新将"国际开发署"的工作重点定位为解决最贫困国家的"人的基本需求"问题,其中包括食物和营养、卫生和教育、人力资源发展,以及其他具体的问题,重点是在技术援助和能力建设方面。后来卡特政府又创立了"国际发展合作署"(the International Development Cooperation Agency),以协调对外援助立法涵盖的所有项目,当然也包括对外卫生援助项目。美国冷战期间的卫生外交主要是服务于其冷战利益。美国之所以推迟两年批准世界卫生组织宪章,原因就在于担心苏联掌握该组织的支配权。在 20 世纪 60 年代和80 年代之间,美国的对外援助"反映了反对共产主义的冷战紧张关系",而且主要集中在"遏制苏联在拉丁美洲、东南亚和非洲的影响"方面。[12]美国在这一时期以援助形式开展的卫生外交也沿袭了美国对外援助的整体框架。关于美国推进卫生外交的冷战利益考量,美国约翰逊政府时期的卫生、教育和福利部长约瑟夫·卡利法诺(Joseph A. Califano)的解释最有说服力:"世界上三分之二的人口每年的生活费还不足 100 美元,生命预期还不到 35 年,为传染病所困扰;这对美国意味着什么?我抛开诸如人道和手足情意等动听的问题,我只想提到实实在在的自利(self-interest)。美国的卫生援助能够穿透任何铁幕(Iron

Curtain)，深入人心。"[13]总之，美国力图通过提供卫生援助，以争取一些第三世界国家成为美国对抗苏联的前沿阵地。

二、在世界卫生组织框架下积极开展全球性的疾病根除项目

开展全球性的疾病根除项目（Malaria Eradication Program），有助于美国应对苏联在第三世界国家援助项目的扩张，有利于树立美国在第三世界国家中的正面形象，增加美国在这些国家的影响。1956 年是美国支持第三世界国家与疟疾作斗争的分水岭，因为在这一年，美国总统艾森豪威尔决定大力资助世界卫生组织开展的疟疾根除运动，以"利用热爱自由的人们的所有能力，实现持久的和平和正义，使人类免受贫穷、饥饿和疾病之苦"。[14]从 1958 年到 1966 年，美国向 28 个国家和世界卫生组织的"专门疟疾基金"提供了大量直接援助。美国力图通过开展全球根除疟疾项目，推回苏联在第三世界国家的扩张。正如美国加利福尼亚州前任公共卫生主任威尔顿·哈尔福斯顿（Wilton Halverston）所言，美国对根除疟疾项目的支持"将会更多地缓和在第三世界国家由颠覆手段引起的反美情绪，如果开展得当的话，该项目将对俄国的扩张构成挑战"。[15]"在冷战期间，美国之所以对世界卫生组织发起的根除疟疾项目进行大力资助，其中的一个原因就涉及其冷战利益。"[16]

虽然美国大力支持根除疟疾计划，然而由于技术原因，全球根除疟疾的行动并没有获得成功。最后美国也不得不放弃该计划。随着越南战争的不断升级，美国在第三世界的名声受损。美国政府需要找出其他领域来彰显其对国际合作和第三世界发展的承诺。全球根除天花计划便被纳入美国的卫生外交。1965 年 5 月 18 日，约翰逊政府宣布美国将会在 10 年内致力于全球根除天花项目（Smallpox Eradication Program）。其实，美国最初并不愿意支持该项目，因为该项目由苏联发起，担心该项目会受苏联主导。在美国看来，如果苏联想显示其对国际卫生合作的热心，那么苏联可以和美国一起支持根除疟疾计划，没有必

要"另起炉灶"。美国之所以后来大力支持该项目,一方面是因为苏联能够提供大量该项目所需的天花疫苗,美国的公共卫生专家经过论证认为该项目具有可行性;另一个重要的原因就是,"通过与苏联在根除天花方面的合作,美国可以利用苏联人的帮助来使苏联垮台"。[17]总之,美国在全球根除天花项目方面态度的转变反映了冷战时期美苏两国的敌对关系,因为根除天花项目并不仅仅是一个公共卫生项目,而且是一个内嵌于更广泛的政治、意识形态和文化背景下的复杂项目,反映了战后的国际关系"。[18]但无论如何,正是在美苏两国的共同推进下,世界卫生组织在 1980 年成功地在世界范围根除了天花。这是冷战史上两个超级大国针对第三世界国家开展的最为成功的国际合作。

第三节　后冷战时代的美国全球公共卫生外交 （1991—2019 年）

冷战结束后,美国扩展了公共卫生外交战略的范围,更加注重从全球维度来统筹对外卫生政策,并逐渐将国家安全考量纳入卫生外交战略。"对于美国的决策者和公众而言,美国的全球公共卫生项目是一个安全问题而非发展问题。"[19]这一时期美国卫生外交的特点就是卫生外交理念的安全化、维度的全球化以及机制安排的一体化。

在克林顿政府时期,美国将公共卫生问题上升为安全问题。1995年,美国国务院发布的一份战略报告认为,艾滋病疫情不仅要从人的健康和国际发展的角度审视,而且还要从其对国际安全和美国国家安全的威胁方面加以考虑。[20]同年,基于"传染病对对外政策构成挑战,对国家安全构成威胁"的观点,美国国家科技理事会工作组发布了一份全球公共卫生治理战略报告。[21]1996 年 6 月 12 日,克林顿总统发布"总统决议指令",以实施上述战略。"总统决议指令"包括如下政策目标:"以地区轴心为基础、以现代通信方式为联系,建立一个全球传染病监测和应对系统。"[22]在同一天,副总统戈尔宣称,"新发传染病成为国际社会面临的最严重的健康和安全挑战之一"。[23]1999 年 7 月 19 日,克林顿政府宣布"抗击疫情的领袖和投资倡议"（the Leadership and Investment in

Fighting an Epidemic Initiative)。根据该倡议,美国将首先增加1亿美元援助,以防止艾滋病在南部非洲地区和印度的传播。[24]

2000年,美国国家情报部门首次发布题为《全球传染病威胁及其对美国的含义》的报告。报告认为,"全球传染病将会危及海内外美国公民的安全,威胁到美国部署在海外的武装部队,恶化那些美国拥有重大利益的国家和地区的社会和政治稳定"。[25]2000年4月,克林顿政府宣称,全球艾滋病疫情是美国的一种国家安全威胁,并要求美国国家安全委员会重新审视美国抗击全球艾滋病方面做出的努力,呼吁将2001年的相关财政预算在2000年的基础上翻一番,增加到2.54亿美元。[26]2000年8月,美国国会颁布《2000年全球艾滋病和结核病援助法》(the Global AIDS and Tuberculosis Relief Act of 2000),授权在2001年和2002年每年划拨3亿美元,以在美国国际开发署的框架下协调世界范围抗击艾滋病的努力。[27]在美国的大力推动下,联合国安理会在2000年7月发布第1038号决议。决议认为,"如果得不到遏制,艾滋病可能会对稳定和安全构成威胁"[28]。克林顿政府成功地启动了卫生问题的"安全化"。

小布什政府初期不太重视公共卫生议题。"9·11"事件后暴发的炭疽恐怖袭击和2003年的"非典"疫情极大地重塑了从布什政府的卫生外交议程,小布什政府"将传染病威胁提升到一个值得国防和情报部门关注的安全诉求最高优先事项的级别"。[29]美国政府随之加大了在全球公共卫生领域的投入(见图1.1)。小布什政府宣布,全球公共卫生将成为美国对外援助中的三个"战略支柱"之一,[30]也就是说,从全球层面来考虑卫生议题。2001年5月,美国政府首先向新成立的"全球抗击艾滋病、结核病和疟疾基金"捐助2亿美元。2002年6月,美国参议院全票通过《2002美国领导抗击艾滋病、结核病和疟疾法案》(the United States Leadership against HIV/AIDS, Tuberculosis, and Malaria Act of 2002),该法案授权向"全球抗击艾滋病、结核病和疟疾基金"捐资22亿美元。[31]美国成为该基金最大的捐助国。[32]同年,美国国际开发署发表的报告将促进公共卫生发展作为对外援助的六个重点之一。[33]布什政府的卫生外交议程主要集中在艾滋病、禽流感以及其他传染病疫情

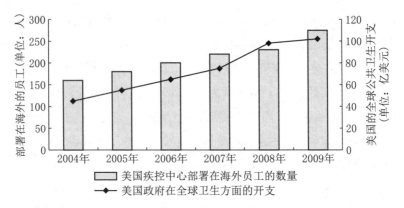

资料来源：Rebecca Katz et al.，"Defining Health Diplomacy：Changing Demands in the Era of Globalization"，*The Milbank Quarterly*，Vol.89，No.3，p.512.

图1.1　2004—2009 年美国政府在全球公共卫生方面的开支以及美国疾控中心部署在海外的员工数量

的应对方面，例如"总统防治艾滋病紧急援助计划"（President's Emergency Plan for AIDS Relief，以下简称 PEPFAR）、"总统疟疾倡议"（President's Malaria Initiative）以及"全球抗击艾滋病、结核病和疟疾基金"（Global Fund to Fight AIDS，Tuberculosis and Malaria，以下简称全球基金）等方面。"在许多接受 PEPFAR 和全球基金援助的国家，布什和美国已经成为全球卫生的同义词。"[34]

2002 年，小布什政府发布的《国家安全战略》认为，"我们会继续领导世界，在降低艾滋病和其他传染病所带来的苦难方面做出努力"。[35]该报告将"确保公共卫生安全"作为提出的七项主要战略之一。[36]小布什政府还制定了一个全面的"所有风险"（all-hazards）政策框架，其中涵盖了潜在的流行病和生物恐怖活动。该政策框架包括对那些被认为是传染病疫情高风险的中、低收入国家提供援助，以帮助这些国家建设疾病监测和应对能力。自 2004 年起美国国会还专门为流感应对计划划拨资金，其中资金的一部分是通过与伙伴国家开展的双边援助来强化国际疾病监测和应对能力。[37]

2003 年 1 月，在其发表的国情咨文演讲中，小布什呼吁国会"在那些深受艾滋病疫情困扰的非洲和加勒比海国家逆转艾滋病的蔓延"。[38]

并且宣布了总统防治艾滋病紧急援助计划。根据该计划,美国将划拨高达 150 亿美元的资金,以抗击艾滋病并向艾滋病感染者提供抗逆转录病毒药品。[39] 2003 年 5 月,美国国会通过《美国领导抗击艾滋病、结核病和疟疾法》,授权在五年内为"抗击艾滋病的综合全球战略"拨款 150 亿美元,该战略主要是针对 15 个不发达国家。[40] 美国国家情报委员会 2008 年发布的《全球公共卫生的战略含义》报告认为,"慢性非传染疾病、被忽视的热带病、营养不良、饮用水的匮乏以及基本医疗保健的缺位将会对关键国家和地区的经济、政府和军队产生影响,因此也将影响到美国国家利益"。[41] 2007 年,美国在其《2007—2012 财政年度战略规划》中列出对外援助的七个战略目标,其中第四个战略目标"投资人民"的首要优先事项就是促进全球健康。[42]

奥巴马政府上台后,也将公共卫生问题作为其外交政策的一个重要方面。"奥巴马政府已经将全球公共卫生议题作为其在世界各地开展的国家安全、外交和发展工作的一个核心组成部分。"[43] 奥巴马政府的卫生外交突出了国际合作和多边主义的重要性,不管是应对公共卫生威胁还是生物恐怖主义均是如此。其生物安全战略的两个主要目标分别为"促进全球卫生安全"和"变革生物威胁的国际对话",都完全聚焦于生物安全的国际维度。其他 5 个目标也都具有多边含义,例如强化防止生命科学被滥用的国际规范、提升对双重用途研究的监管,以及促进伙伴国家生物安全事件的调查能力等。奥巴马政府的生物安全战略还将《禁止生物武器公约》作为应对生物威胁的对话平台。在 2011 年 11 月,美国国务卿希拉里·克林顿参加了当年的《禁止生物武器公约》大会并发言,成为美国参会的最高级别官员,这表明奥巴马政府对该多边条约的重视。奥巴马的生物安全战略强调了生物威胁对全球社会构成的风险。奥巴马政府 2010 年发布的国家安全战略突出了全球卫生以及应对疫情和传染病方面国际合作的重要性。为了积极开展卫生外交,奥巴马政府撤销了其首任伊始成立的"全球卫生倡议"办公室,改为在国务院设置全球卫生外交办公室,从而将全球卫生与美国外交更紧密地结合在一起。该办公室主任同时兼任全球基金的美方代表。2009 年 5 月 5 日,奥巴马政府宣布"全球卫生倡议"(Global Health Initiative)。"'全球卫生倡议'将成为美国外交政策的一个关键组成部分"。[44]根据该倡议,美国政府计划在2009—2014年6年内划拨高达630亿美元的资金,力图制定一个一体化的全球公共卫生治理战略,并使其成为美国提供对外公共卫生援助的主体框架。2012年3月奥巴马提名全球公共卫生专家金辰勇(Jim Yong Kim)出任世界银行行长,这一提名不仅打破了自世界银行成立以来由金融或外交领域的专家担任行长的传统做法。这反映出了奥巴马政府将公共卫生议题纳入全球金融和发展议程的倾向。

在2011年举行的联合国大会上,奥巴马敦促国际社会携起手来,预防、发现和遏制所有生物威胁,无论这种生物威胁源自传染病疫情、恐怖威胁或者可治疗的疾病。美国承诺,将帮助其他国家发展核心公共卫生能力,以评估、通报和应对传染病威胁,实现世界卫生组织《国际卫生条例》(2005)中关于在2012年各国建立核心公共卫生能力的要求。[45]奥巴马强调《国际卫生条例》在应对全球卫生安全方面的重要作用,敦促各国与美国合作,共同实现世界卫生组织关于确保所有国家在2012年建立核心卫生能力的目标,以应对各种公共卫生危机。[46] 2009年9月19日,美国与世界卫生组织就"全球卫生安全"签订《理解备忘录》(the Memorandum of Understanding),同意在共同的卫生安全优先事项方面加强合作,就全球卫生领域的共同目标建立合作框架,以确保国际社会有效地应对公共卫生风险。其中列出了全球预警和应对系统、《国际卫生条例》、公共卫生网络、全球卫生风险管理等共同合作领域。[47]

奥巴马政府注重通过多边机制开展卫生外交。世界卫生组织成为奥巴马政府开展多边卫生外交的重要平台。例如,在美国卫生与公共服务部、疾病控制中心、国务院以及美国发展规划署的支持下,美国驻联合国日内瓦使团定期与世界卫生组织官员进行沟通。奥巴马政府时期,美国疾控中心将35名员工派遣到遍布世界各地的世界卫生组织办公室,其中9名员工在世界卫生组织总部开展有关麻疹、流感以及脊髓灰质炎等传染病的防控工作。此外,美国的其他部门也与世界卫生组织定期合作。例如,美国国防部在卫生安全以及疾病甄别方面开展合作。2011年9月,世界卫生组织与美国政府就全球卫生安全倡议方面的合作签署理解备忘录。

2010 年 9 月，美国国务院和美国国际开发署首次发布《四年外交与发展评估报告》(Quadrennial Diplomacy and Development Review)，该报告认为，全球公共卫生是最能促进美国核心利益的六个发展领域之一。[48]该报告还将传染病列为美国需要在新世纪应对的新全球威胁之一。[49]"我们投资全球公共卫生以来保护美国的安全，将其作为公共外交的工具。"[50]奥巴马政府同年发布的《国家安全战略》还提出了一体化的全球公共卫生治理战略。其中认为，"美国追求一种一体化的全球公共卫生治理战略；在促进全球公共卫生方面，美国拥有一种道义和战略利益"。[51] 2014 年，美国牵头发起一项全球卫生安全议程(Global Health Security Agenda)，旨在加速全球预防、发现和应对突发公共卫生事件。上述文件充分表明，美国政府已经从国家安全战略上重视全球公共卫生问题，并将全球公共卫生当作美国发挥世界领袖作用的舞台。美国已将"全球卫生倡议"作为其以"巧实力"为驱动的外交政策的核心组成部分。[52]

特朗普上台之后，美国政府依然重视公共卫生问题对其安全构成的影响，相继出台《全球卫生安全战略》《国家生物防御战略》等涉及卫生安全问题的战略性文件，以加强国家卫生安全威胁的应对能力。然而总体而言，奉行"美国优先"和单边主义的特朗普在公共卫生外交方面整体表现出一种收缩的态势。具体表现为美国在全球范围的公共卫生投入遭到不同程度的削减，其中包括卫生与公共服务部、疾病控制与预防中心、国际开发署等，美国的许多海外防疫活动也因资金短缺而终止。[53]美国在多边卫生机构的参与也受到资金削减的影响。

第四节　后疫情时代的美国公共卫生外交
（2020 年至今）

2020 年在全球肆虐的新冠疫情危机是全球公共卫生外交的分水岭。在新冠疫情危机面前，没有任何一个国家可以独善其身。作为当今国际社会中最强大的国家，美国理应通过发挥其全球领导力来协调全球抗疫行动，然而实际上其却退回到狭隘的孤立主义和民族主义。

国际社会期待美国发挥领导力和影响力,通过有效的多边机制来提供全球卫生公共产品,然而现实中的全球抗疫行动却充斥着单边主义、国家主义甚至以邻为壑的行为。正如约翰·伊肯伯里(John Ikenberry)所言,在全球疫情危机之中,"除了民族主义、大国对抗、战略脱钩等类似的趋势得到强化之外,很难看到其他任何东西"[54]。在疫情暴发后,特朗普政府公共卫生外交中的污名化、民粹主义和反多边主义加剧了全球疫情危机。拜登政府上台后大力开展疫苗外交,将疫苗工具化,以促进疫苗可获得性之名,行地缘政治利益之实。拜登政府宣布实施多边公共卫生外交,重返世界卫生组织,试图挽回美国在全球卫生治理中的领导地位。

一、特朗普政府的全球公共卫生外交

特朗普政府的"美国优先"成为第二次世界大战结束以来最接近20世纪30年代民族主义的国际政治观。"美国优先"和全球公共卫生治理所需要的多边主义毫不兼容,冲击了现有的全球公共卫生安全治理体系。"特朗普的当选不但削弱了美国的软实力,而且凸显了美国的丑实力(ugly power),加速了自由主义世界秩序的崩溃。"[55]在新冠疫情暴发后,特朗普政府的污名化、民粹主义和反多边主义在其公共卫生外交政策中得到凸显。

(一)特朗普政府公共卫生外交中的污名化

病毒无国界。2020年2月15日,世界卫生组织总干事谭德塞在第56届慕尼黑安全会议上表示,中国采取的从源头上控制疫情的措施令人鼓舞,减缓了病毒向世界其他地区传播的速度,为世界争取了时间。然而,特朗普为了将其前期应对疫情不利的国内矛盾转嫁给中国,最终为其大选连任创造有利条件,对中国的疫情防控政策进行污名化。特朗普在其社交媒体上将新冠病毒称为"中国病毒"。在安理会对有关新冠病毒的联合声明或决议进行讨论时,因为美国要求将中国武汉明确认定为"病毒起源"的要求而陷入僵局。[56]特朗普政府在其公共卫生外交中的污名化做法恶化了全球公共卫生合作的环境和氛围。

(二) 特朗普政府公共卫生外交中的民粹主义

特朗普执政以来,美国在全球卫生治理领域奉行狭隘的国家主义观,提供全球卫生公共产品的意愿急剧下降。美国在全球卫生治理领域的领导、协调能力也江河日下。正如德国国际与安全事务研究所研究员克劳迪娅·马约尔(Claudia Major)所言,"新冠肺炎疫情危机表明,美国的政治领导力已经出现结构性变化,没有美国的全球领导力,也没有美国模式为全球提供公共产品和组织全球的应对措施,美国没有意愿和能力去发挥领导作用"。[57]随着美国疫情形势日益严峻,美国国务院命令其外交官向东欧国家和欧亚国家施压,要求它们生产并向美国出口相关医疗防护设备,以满足美国医疗系统的迫切需要。[58]在新冠疫苗尚未研究成功之际,特朗普政府却出价10亿美元向一家德国制药公司购买一种可能有效应对新冠病毒的疫苗的专卖权,[59]意图将全球公共产品私有化。"当美国将狭隘的国内利益置于全球需要之前时,其他国家对美国的尊重将成为失望和鄙视。"[60]特朗普政府在公共卫生外交中的民粹主义使得美国在国际社会的声誉一落千丈。

(三) 特朗普政府公共卫生外交中的反多边主义

特朗普政府在公共卫生外交中奉行"反全球主义"和"国家主义"。在全球公共卫生治理的投入和协调能力方面,特朗普政府上台后首次公布的2018财政年度预算草案已将美国全球公共卫生活动资助削减了26％,2020年提交的2021财政年度预算草案将对外援助的全球公共卫生项目预算削减了30％。[61]特朗普政府对世界卫生组织的态度充分证明了其公共卫生外交中的反多边主义。例如,2018年6月,当世界卫生大会将要通过厄瓜多尔政府提出的关于鼓励母乳喂养的决议时,特朗普政府威胁,如果其他国家推动该决议通过,那么美国将会削减对世界卫生组织的捐助。[62]

在新冠肺炎疫情暴发后,作为全球卫生治理中最具有合法性的多边国际组织,世界卫生组织成了特朗普政府反多边主义的目标。当世界卫生组织在资金方面启动"战略准备和应对方案"以帮助疫情防控能力令人担忧的国家时,美国提交的 2021 年预算草案对世界卫生组织的应急支出与上年度相比削减了 50%。[63]美国之所以削减对世界卫生组织的支出,美其名曰"为了提升问责性和效率",并指出相比通过多边组织,美国对其他国家直接援助能够更好地"应对具体的疾病和卫生危机"。然而具有讽刺意义的是,美国同时也将直接对外援助的全球卫生项目预算大幅削减。美国实际上是在打着"提升世界卫生组织问责性和效率"之名,行逃避国际责任之实。2020 年 5 月 18 日,特朗普政府致信世界卫生组织总干事谭德塞,并在信中罗列了 14 项世界卫生组织在全球新冠肺炎疫情防控中的所谓"罪状",威胁如果世界卫生组织不承诺在未来 30 天内做出重大的实质性改革,将永久停止美国对该组织的资助。然而,2020 年 5 月 29 日,特朗普便称他将推动美国退出该组织。同年 7 月 6 日,特朗普政府宣布正式退出世界卫生组织。美国退出世界卫生组织,不仅是特朗普政府公共卫生外交中反多边主义的典型例证,更是特朗普政府迎合国内日益上升的民粹主义之举。

由于美国政府以其疫情防控方面的政治化操作,成为全球卫生治理多边主义的破坏者,使得世界卫生组织、二十国集团(G20)等传统的多边协调机制难以发挥全球卫生治理的功能。例如在 2020 年 4 月 19 日召开的二十国集团卫生部长视频会议上,美国仅派副部长参加。该会议本来要发布的联合公报草案支持和承诺进一步赋权世界卫生组织来协调全球抗疫,但是由于美国的强烈反对,联合公报发布流产,会议仅发布了简短的联合声明,而且声明中根本就没有提到世界卫生组织。此外,美国退出世界卫生组织之后,世界卫生组织将无法与美国在传染病防控方面共享信息。在全球卫生安全相互依赖的背景下,信息共享渠道的关闭将会使美国成为全球疫情防控中的黑洞,从而危及全球公共卫生安全。

二、拜登政府的全球公共卫生外交

鉴于美国在全球公共卫生治理中国际领导力的丧失,拜登政府上台后,力图通过发起"疫苗外交"和实施所谓多边主义来挽回美国在全球卫生治理中的国际声望。为了推动美国外交,2023 年 8 月 1 日,美国国务院启动新的全球卫生安全与外交局,将全球卫生提升到国家安全和外交政策的前沿。该局的首要任务是加强全球卫生安全架构,以有效预防、检测、控制和应对包括艾滋病毒/艾滋病在内的传染病。通过利用和协调对外援助,促进强有力的国际合作,通过强化系统和政策,加强对美国和全球社会的保护,使其免受健康威胁。新的事务局将把全球公共卫生安全作为美国国家安全和外交政策的核心组成部分进行无缝整合,其公共卫生外交政策依然是出于美国狭隘的自利,而非全球公共卫生公益。

(一) 拜登政府的 "疫苗外交"

2021 年 3 月 14 日,拜登政府宣布发起"疫苗外交"计划,与印度、日本和澳大利亚合作,在印太地区生产、分配 10 亿剂新冠疫苗。该疫苗计划是以每个伙伴国的能力为基础。美国提供部分资金以及其在疫苗领域的专业知识。印度的制药工业负责大批量生产疫苗。日本将为疫苗的生产及其"冷链"出资。澳大利亚则需拨款 7 700 万美元用于分发疫苗。2021 年 5 月 4 日,拜登宣称,美国将成为全球"对抗新冠疫情的武器库"。拜登表示,"我们将尽快采取行动,尽可能多地生产出莫德纳和辉瑞疫苗,并出口到世界"。美国加快了向印度运送生产疫苗所需的原材料的速度,并将美国国内不断增加的疫苗库存分配一些出去。

2021 年 5 月 5 日,拜登政府宣称,为了提升新冠疫苗的可获得性,美国将放弃新冠肺炎疫苗的知识产权专利。拜登政府此举主要是为了占据道义制高点,对于促进疫苗可获得性并不会产生任何实质性的影响。其中一个重要原因在于,广大发展中国家并不具备生产新冠疫苗的能力,美国却以"豁免权仅适用于那些在 2021 年疫苗出口量不到全球新冠疫苗出口量 10％的世界贸易组织成员国"为由,将中国排除在外。印度具有新冠疫苗的生产能力,然而印度缺乏生产疫苗的原材料。拜登政府继续前任特朗普政府援引《国防生产法案》的政策,在印度疫情全面失控的情况下,依然维持美国政府对新冠疫苗原材料的出口限制。鉴于印度是全球疫苗生产大国,一度承担全球60%的疫苗生产,美国对疫苗原材料禁止出口的做法无疑给全球疫苗接种蒙上一层阴影。

2021年9月22日,美国总统拜登召集部分国家、国际组织、非政府机构以及药厂代表举行线上"抗疫峰会",宣布美国将向中低收入国家额外捐赠5亿剂辉瑞新冠疫苗,这将使美国新冠疫苗捐赠总量超过11亿剂。美国还将与欧盟建立疫苗伙伴关系,紧密合作,扩大全球疫苗普及。总之,拜登政府一方面奉行疫苗民族主义,坚持美国优先,在国内大量囤积疫苗,渲染储备加强针,在全球引发恐慌。另一方面,推行疫苗外交,以自身利益和同盟关系为标准,试图通过控制疫苗分配来实现领导权。同时,将病毒溯源政治化,以零和博弈思维贬低和诋毁他国疫苗效力,否定他国抗疫成果,将传统国际政治中的输赢心态或"零和博弈"置于其公共卫生外交政策之中。

(二)拜登政府卫生外交的伪多边主义

拜登在上任首日,就签署行政命令让美国重返世界卫生组织,此后更是承诺将为世界卫生组织的疫苗共享计划(COVAX)提供40亿美元的资金。该计划主要是由高收入国家捐助资金来为低收入国家提供疫苗,以缩小国际上疫苗接种的"贫富差异"。尽管拜登政府宣布美国重返世界卫生组织,但是其公共卫生外交并非真正意义上的多边主义,而是伪多边主义。这种伪多边主义主要体现在两个方面。一是拜登政府奉行的是以意识形态划线的伪多边主义,将疫苗合作意识形态化。拜登宣称,要确保"生物产品的开发和使用符合我们的民主道德和价值观";二是拜登政府的公共卫生外交是小圈子的多边主义。美国试图联合印度、日本和澳大利亚建立"疫苗联盟"。在2021年在3月12日召开的"四方安全对话"(QUAD)会议上,四国领导人将疫苗合作作为重要议题,并承诺在新疫苗合作机制的框架下,四方将在2022年末提供至少10亿支疫苗。拜登政府卫生外交中排他性的安排,充分证明了其公共卫生外交的伪多边主义。

总之,在拜登政府上台后,美国更重视公共卫生外交在其整体外交政策中的作用,将公共卫生外交作为实现美国国家利益的手段,以追求美国的地缘政治利益、经济发展利益和国际领导力。拜登政府上台后立刻宣布重返世界卫生组织,就是其对卫生外交重视的重要体现。此外,为了更好地推动美国公共卫生外交,拜登政府在 2023 年 8 月 1 日正式在美国国务院成立全球卫生安全与外交事务局,其主要职责是加强全球卫生安全架构,通过国际合作强化对传染病的预防、发现、控制和应对能力。拜登政府此举表明,公共卫生外交和公共卫生安全已经成为美国外交政策和美国国家安全的核心组成部分,美国旨在通过开展公共卫生外交来护持自身在全球公共卫生安全和全球公共卫生外交中的国际领导地位。

本 章 小 结

从历史的角度分析,美国"第四点计划"之前的全球公共卫生外交主要是为了防止海外的传染病蔓延到本土,不使其干扰自己的国际贸易利益;冷战期间的全球公共卫生外交则主要服务于与苏联在广大第三世界争夺实力范围的需要;冷战之后的全球公共卫生外交主要从属于美国的大战略,美国通过卫生外交理念上的安全化、公共卫生外交维度上的全球化,以及卫生外交组织结构上的一体化,使卫生议题成为维持其全球领导地位的一个重要场域。全球新冠疫情之后的美国公共卫生外交更是将全球公共卫生合作工具化和地缘政治化。当然,美国历届政府在卫生外交方面有不同的重点和偏好,但是美国以公共卫生外交为手段,借助公共卫生议题追求美国国家安全、地缘政治利益和经济利益的战略目标,这一点没有变化。

注释

1. David Fidler, "Germs, Norms and Power: Global Health's Political Revolution," *Law, Social Justice and Global Development Journal*, No.1, 2004. https://warwick.ac.uk/fac/soc/law/elj/lgd/2004_1/fidler/.

2. John Baylis, Steve Smith, *The Globalization of World Politics: An Introduction to International Relations*, New York, N.Y.: Oxford University Press, 2001, p.318.

3. Kaiser Family Foundation, *Mapping the United States Government Engagement in Global Public Health*, August 2009, p.117.

4. M.O. Leavitt, "Statement on global health before the Senate Appropriations Sub-committee on Labor, HHS, Education, and Related Agencies," May 2, 2007, www.hhs.gov/asl/testify/2007/05t20070502b.html.

5. Harley Feldbaum, *Building U.S. Diplomatic Capacity for Global Health*, Center for Strategic and International Studies, 2010, p.2.

6. Nicholas King, "Security, Disease, Commerce: Ideologies of Post-colonial Global Health," *Social Studies of Science*, Vol.35, No.5, 2002, p.76.

7. Howard Jones, Norman, *The Scientific Background of the International Sanitary Conference*, *1851—1938*, Geneva: World Health Organization, 1975, p.45.

8. 参见《国际联盟盟约》第 23 条第 6 款, http://www.camlawblog.com/caribbean-377-league-of-nations-charter.html. Accessed on 1 September 2022。

9. Willard L. Thorp, "New International Programs in Public Health," *American Journal of Public Health*, Vol.40, No.12, 1950, p.1479.

10. Melville Mackenzie, "International Collaboration in Health," *International Affairs*, Vol.26, No.4, 1950, p.519.

11. Congressional Research Service, *Foreign Assistance Act of 1961: Authorizations and Corresponding Appropriations*, June 16, 2010, p.7.

12. Congressional Research Service, *Foreign Aid: An Introduction to U.S. Programs and Policy*, CRS Report for Congress R40213, Washington D.C.: US GPO; 2009, p.2.

13. Office Files of Joseph A. Califano, box 29, folder "Health," Lyndon Baines Johnson Library and Museum.

14. "U.S. Gives 7 Million Dollars to Malaria Eradication Campaign," Department of State Bulletin, 23 Dec, 1957, pp.1000—1002.

15. Javed Siddiqi, *World Health and World Politics*, London: Hurst & Company, 1950, p.142.

16. Ibid., p.205.

17. Erez Manela, "A Pox on Your Narrative: Writing Disease Control in Cold War History," *Diplomatic History*, Vol.34, No.2, 2010, p.311.

18. Ibid., p.303.

19. Kaiser Family Foundation, *Mapping the United States Government Engagement in Global Public Health*, August 2009, p.13.

20. US Department of State, *US International Strategy on HIV/AIDS*, Washington D.C., 1995.

21. U.S. National Science and Technology Council, *Infectious Disease: a Global Health Threat*, Washington D.C., 1995.

22. White House, "Fact Sheet: Addressing the Threat of Emerging Infectious Diseases," press release regarding Presidential Decision Directive NTSC-7, Washington D.C.: Office of Science and Technology Policy, June 12, 1996a.

23. White House, "Vice President Announces Policy on Infectious Diseases: New Presidential Policy Calls for Coordinated Approach to Global Issues," Washington D.C.: Office of the Vice President, 12 June 1996b.

24. White House Office of National AIDS Policy, "Summary: Leadership and In-

vestment in Fighting an Epidemic（LIFE）Initiative，" http：//clinton4. nara. gov/media/pdf/2pager.pdf.

25. National Intelligence Council，*The Global Infectious Disease Threat and Its Implications for the United States*，NIC，January 2000，p.5.

26. Barton Gellman，"AIDS Is Declared Threat to Security：White House Fears Epidemic Could Destabilize World，" *Washington Post*，Sunday，30 April 2000，p.A01.

27. The Global AIDS and Tuberculosis Relief Act of 2000（P.L. 106-264），19 August 2000. http：//www.gpo.gov/fdsys/pkg/PLAW-106publ264/pdf/PLAW-106publ264.pdf.

28. UNSC，UN Security Council Resolution 1308，17 July 2000. http：//data.unaids. org/pub/basedocument/2000/20000717_un_scresolution_1308_en.pdf.

29. Heymann，David L，"Evolving Infectious Disease Threats to National and Global Security，" in Lincoln Chen，Jennifer Leaning，and Vasant Narasimhan，eds.，*Global Health Challenges for Human Security*，Cambridge，Mass.：Harvard University Press，2003，p.105.

30. 另外两个"战略支柱"分别是经济发展、农业和贸易；民主、冲突预防和人道主义援助。详见 Tarnoff，Curt，"Foreign Aid：An Introductory Overview of U.S. Programs and Policy，" *CRS Report for Congress*，Updated January 19，2005，p.7. http：//italy. usembassy.gov/pdf/other/98-916.pdf. Accessed on 28 January 2011。

31. Global Health Council，"Public Policy Update：News from Washington，D.C.，" 7 August 2002. www.globalhealth.org/view_top. php3?id＝48.

32. United Nations Foundation，"Global Fund：U.S. Demands Reportedly Holding Up Disbursement，" 5 August 2002，www.unfoundation.org/unwire/util/display_stories. asp?objid＝28115.

33. 其他五个重点分别是促进民主治理、推动积极发展、降低冲突、提供人道主义援助、为私人对外援助负责。详见 U.S. Agency for International Development，*Foreign Aid in the National Interest*，Washington D.C. 2002，p.iv。

34. Jack C. Chow，"The Global Health President，" *Foreign Policy*，February 28，2012.

35. The White House，*National Security Strategy*，Washington，2002，p.vi.

36. Ibid.，p.23.

37. Sarah A. Lister，"Pandemic Influenza：Appropriations for Public Health Preparedness and Response，" *Congressional Research Service Report for Congress*，January 23，2007.

38. President's State of the Union Address，2003，p.112. http：//frwebgate. access. gpo.gov/cgi-bin/getdoc. cgi? dbname＝2003_presidential_documents&docid＝pd03fe03_txt-6.pdf.

39. 该计划主要有以下几个目标：1.为 200 万艾滋病感染患者提供抗逆转录病毒的药品；2.为 1 000 万艾滋病患者提供医疗保健，包括儿童和孤儿；3.预防 700 万新感染病例的产生。"总统防治艾滋病紧急救援计划"主要针对 15 个国家，其中包括 12 个非洲国家、2 个加勒比国家和 1 个亚洲国家。详见"总统防治艾滋病紧急救援计划"官方网站，http：//www.pepfar.gov/about/。

40. 这些国家包括博茨瓦纳、科特迪瓦、埃塞俄比亚、圭亚那、海地、肯尼亚、莫桑比克、纳米比亚、尼日利亚、卢旺达、南非、坦桑尼亚、乌干达、赞比亚和越南。

41. National Intelligence Council，*Strategic Implications of Global Health*，ICA 2008-10D，December 2008，p.5.

42. U.S. Department of State, U.S. Agency for International Development, *Strategic Plan: Fiscal Years 2007—2012*, Revised 7 May 2007, p.22, http://www.usaid.gov/policy/coordination/stratplan_fy07-12.pdf.

43. Strategy Document, "The United States Government Global Health Initiative Strategy," p.3, http://www.pepfar.gov/documents/organization/136504.pdf.

44. "Secretary Clinton on President's Global Health Initiative," May 5, 2009. http://www.america.gov/st/texttrans-english/2009/May/20090505174936eaifas0.7123529.html.

45.《国际卫生条例》(2005)第五条和附件 1 规定：各缔约国在不迟于在本条例在该缔约国生效后五年内，尽快发展、加强和保持其发展、评估、通报和报告事件的核心能力。

46. "Obama's Address to the UN General Assembly, 2011," September 21, 2011. http://www.cfr.org/united-states/obamas-address-un-general-assembly-2011/p25984.

47. United States, WHO, *Memorandum of Understanding between the Government of the United States of America and the World Health Organization Regarding Cooperation on Global Health Security Initiatives*, September 19, 2011. http://www.globalhealth.gov/global-health-topics/health-diplomacy/agreements-and-regulations/20110922-mem.html.

48. 其他五个领域分别是可持续的经济发展、粮食安全、气候变化、民主与治理、人道主义援助。详见 U.S. Department of State, USAID, *Quadrennial Diplomacy and Development Review*, 2010。

49. 其他新全球威胁包括恐怖主义和暴力极端主义、核材料的扩散、经济震荡、气候变化、网络安全风险、跨国犯罪。详见 U.S. Department of State, USAID, *Quadrennial Diplomacy and Development Review*, 2010, p.12。

50. U.S. Department of State, USAID, *Quadrennial Diplomacy and Development Review*, 2010, p.82.

51. The White House, *National Security Strategy*, Washington, 2010, p.39.

52. Maria Otero, "Smart Power: Applications and Lessons for Development," April 8, 2010, http://geneva.usmission.gov/2010/04/15/smart-power-applications-and-lessons-for-development/.

53. Wayne Drash, "Cuts to CDC Epidemic Programs will Endanger Americans, Former Chief Says," *CNN*, February 5, 2018.

54. John Ikenberry, "Democracies will Come out of Their Shell," *Foreign Policy*, March 20, 2020, https://foreignpolicy.com/2020/03/20/world-order-after-coroanvirus-pandemic/.

55. [加拿大]阿米塔・阿查亚、傅强：《"美国世界秩序的终结"与"复合世界"的来临》,《世界经济与政治》2017 年第 6 期, 第 16 页。

56. Josh Lederman, "U.S. Insisting that the UN Call Out Chinese Origins of Coronavirus," *NBC NEWS*, March 26, 2020.

57. Steven Erlanger, "Another Virus Victim: The U.S. as a Global Leader in a Time of Crisis," *The New York Times*, March 20, 2020.

58. Robbie Gramer, and Colum Lynch, "U.S. Appeals to Aid Recipients for Help in Fighting Coronavirus," *Foreign Policy*, March 23, 2020.

59. David Sanger, et al., "Search for Coronavirus Vaccine Becomes a Global Competition," *The New York Times*, March 19, 2020.

60. Joseph Nye, "American National Interest and Global Public Goods," *Interna-

tional Affairs，Vol.78，No.2，2002，p.240.

61. Robbie Gramer and Colum Lynch，"Trump Seeks to Halve U. S. Funding for World Health Organization as Coronavirus Rages," *Foreign Policy*，February 10，2020.

62. Andrew Jacobs，"Opposition to Breast-Feeding Resolution by U.S. Stuns World Health Officials," *New York Times*，July 8，2018.

63. Robbie Gramer and Colum Lynch，"Trump Seeks to Halve U. S. Funding for World Health Organization as Coronavirus Rages," *Foreign Policy*，February 10，2020.

第二章

美国国会与美国全球公共卫生治理战略

国会在美国全球公共卫生治理战略中发挥着重要作用。作为美国政府的立法机构，国会通过制定法律、批准国际卫生协定和监督美国政府行为来影响美国在全球公共卫生治理事务中的决策和政策，在决定和制定美国全球公共卫生政策和计划方面发挥着其他部门无可替代的作用。更为重要的是，美国国会掌握着美国全球公共卫生项目的"钱袋子"，它决定了美国参与全球公共卫生治理的深度和广度。长久以来，尽管美国国会中的民主党和共和党在移民政策、医保改革、堕胎以及枪支管控等议题上严重对立，然而两党在全球卫生治理方面却存在广泛的共识。正如美国参议员克里斯·孔斯(Chris Coons)所言，"尽管我们（美国）的政治充满了分裂和功能紊乱，但是我们在全球卫生安全领域的投资却一直得到了两党支持和国会的参与"。[1]小布什政府时期美国启动的"总统防治艾滋病紧急救援计划"（以下简称 PEPFAR）就是国会两党支持美国全球公共卫生项目的重要例证。

在机构设置上，美国国会参与全球公共卫生的机构包括众议院和参议院以及由国会议员组成的委员会。国会负责确定美国全球公共卫生工作的总体纲要和优先事项，为美国政府机构和部门提供资金，并监督美国全球卫生治理项目的执行。国会还负责确认总统任命的美国政府全球卫生关键职位。根据美国宪法和法律的要求，总统任命的担任美国政府某些职位的人员只有在参议员的建议和同意下才能得到确认。就全球卫生而言，涉及全球卫生的联邦部门和机构的一些职位需要参议院批准和确认。其中包括主要或完全专注于全球卫生的职位，例如美国国务院大使级别的"全球卫生安全与外交局"局长、美国全球艾滋病协调员(Global AIDS Coordinator)和美国国际开发署全球卫生局助理署长(the Assistant Administrator for the Bureau for Global Health at USAID)等,也包括那些侧重于全球发展但将全球卫生纳入其职权范围的职位,例如美国国际开发署署长。总的来说,美国国会在美国全球公共卫生治理战略中主要发挥立法和财政控制两个方面的作用。

第一节 美国国会的立法功能与其全球公共卫生治理战略

立法是美国国会的一项重要功能。国会通过发挥立法功能参与全球公共卫生治理。国会包括参议院和众议院,国会通过特定的委员会制度预先审议对外卫生援助法案。各种专门委员会在国会中发挥核心作用,大部分议案和决议在进入国会审查之初就被提交到了相应的委员会。专门委员会是国会履行宪法赋予的立法权和监督权的基本组织,在立法程序中有着重要影响。国会里的委员会主要有三种类型:常设委员会、特别委员会、两院联合委员会。其中,常设委员会是国会最重要的委员会,是根据法律和本院规则和决议设立,可以跨越国会任期而长期存在。按照相关规定,常设委员会享有审议权和监督政府部门的权力,有权提出权威性意见。特别委员会是根据国会通过的决议为特定项目设立的专门委员会,除了参众两院的情报特别委员会有审议议案的权力之外,其他常设的特别委员会只享有调查、研究和提出建议的权力。两院联合委员会是参众两院的常设联合机构,没有审议议案的职责,但负责指导或处理国会的调查研究活动。

除此之外,大部分常设委员下设立了小组委员会。就议案审议而言,小组委员会的最大优势在于它的专业性。由于长期审议专业领域的议案,小组委员会的成员一般由该领域专家担任,为常设委员会的审议工作把关。就美国的全球公共卫生议题而言,众议院外交事务委员会(Foreign Affairs Committee)专门设立了跨党派的全球卫生、全球人权和国际组织(The Subcommittee on Global Health, Global Human

Rights and International Organizations)小组委员会，负责监管全球公共卫生问题，包括跨界传染病、孕产妇健康和儿童生存以及与全球解决公共卫生问题能力有关的方案。

从第118届国会开始，美国众议院外交事务中的全球卫生、全球人权和国际组织小组委员会被赋予了全球卫生政策和全球人权的管辖权，这传统上属于众议院非洲小组委员会的职权范围。美国参议院对外关系委员会（Foreign Relations Committee）也专门设立了跨党派的"非洲与全球卫生政策"小组委员会（Subcommittee on Africa and Global Health Policy）。作为参议院外交关系的七个小组委员会之一，非洲和全球卫生政策小组委员会负责处理美国与非洲国家以及非洲联盟和西非国家经济共同体等区域政府间组织有关的所有事项，具体负责美国全球公共卫生政策的制定。上述委员会负责美国全球公共卫生政策的相关立法事宜。任何国会议员也都可以提出关于全球公共卫生政策立法的动议，因此，美国国会通过的有关全球卫生的决议和法案繁多。至2023年10月24日，第118届国会（2023年1月3日成立）通过的与全球卫生相关法案就多达50多项（见表2.1）。

就全球公共卫生议题的立法而言，美国国会审议的立法可以是决议，也可以是法案，每一项都具有不同的功能。美国国会立法主要包括以下两种类型：决议和法案。决议通常承认或提请注意一个问题，或表达对一个问题的立场，但通常不会成为法律。也就是说，大多数决议不具有约束力，尽管也有一些决议可能更类似于法案。例如，参议院于2020年通过了一项"认识到美国持续领导对加快全球防治孕产妇和儿童营养不良进展的重要性，并支持美国国际开发署通过多部门营养战略减少全球营养不良的承诺"的决议，众议院通过的一项类似决议也是如此。决议案通常分为三类：联合决议案（Joint Resolution）、共同决议案（Concurrent Resolution）和简单决议案（Simple Resolution）。简单决议案和共同决议案常用于特定的全球公共卫生问题，两者功能相似。简单的决议案通常表达投票支持该决议通过的参议院或众议院的看法，而共同决议案的作用与此相似，但由参众两院共同投票决定。

表 2.1　美国第 118 届国会通过的全球卫生相关法案(2023 年 1—10 月)

标　题	法案编号	相　关　内　容
《2023 年堕胎护理是全民医保法案》(Abortion is Health Care Everywhere Act of 2023)	众议院法案 1723	包括美国关于安全堕胎和终止不安全堕胎的政策声明;废除《赫尔姆斯修正案》(该修正案禁止使用外国援助支付人工流产)作为对计划生育流产的手段,或者鼓励或者强迫任何人实施人工流产;规定尽管有任何其他法律规定,但某些资金可用于提供全面的生殖保健服务,包括堕胎服务,培训和设备。
《加速生物医学创新法案》(Accelerating Biomedical Innovation Act)	参议院法案 1441	要求成立生物医学创新与发展中心(Center for Biomedical Innovation and Development),美国生物医学高级研究与发展署(the Biomedical Advanced Research and Development Agency)署长,卫生与公众服务部负责全球事务的助理部长和生物医学创新与发展中心与国际合作伙伴协调,通过鼓励其他类似的倡议,以国际先进的开发网络支持扩大全球疫苗、药物、设备和其他对策研究,开发和制造,以促进全球卫生安全。
《美国价值观法案》(American Values Act)	参议院法案 197	修订 1961 年《对外援助法》,将禁止使用资金游说支持或反对堕胎的《西尔詹德修正案》(Siljander Amendment)和《普一卡斯滕修正案》(Kemp-Kasten Amendment)编入永久大法律,该修正案禁止资助总统确定的任何支持或参与管理强制堕胎或非自愿绝育组织或方案,重申了赫尔姆斯修正案(Helms Amendment),非自愿绝育修正案(the Involuntary Sterilization Amendment)(禁止使用资金支付非自愿绝育作为计划生育手段向任何人提供经济激励进行绝育的方法)和拜登修正案(资金不得用于计划生育手段或堕胎或非自愿堕胎的永久大法律地位;修订《和平队法》,将和平队款或实施相关的生物医学研究)的永久大性法律,禁止和平队资助向支付和平志愿人员的堕胎费用,除非妇女的生命因怀孕而受到威胁。

（续表）

标　题	法案编号	相　关　内　容
《评估非法贩运的非预期驱动因素法》(AUDIT Act, Accessing Unintended Drivers of Illegal Tracking Act)	众议院法案1775	要求禁止国务院人口、难民和移民局(Department of State's Bureau of Population, Refugees, and Migration)、民主、人权和劳工局(Bureau of Democracy, Human Rights, and Labor)以及美国国际开发署根据其在中美洲和南美洲的移民和寻求庇护者项目,向寻求庇护者提供堕胎服务的执行伙伴提供赠款,包括提供生殖健康服务的伙伴,包括转介堕胎、协助堕胎、提供堕胎服务、直接或间接资助堕胎或以任何方式为寻求庇护者提供堕胎服务。
《促进美国在太平洋区域长期参与法》(BLUE Pacific Act, Boostry Long-term U. S. Engagement in the Pacific Act)	众议院法案4538	授权国务卿协助太平洋岛屿改善公共卫生状况,提高公共卫生能力,包括制定方案,以改善和解决孕产妇和儿童健康,计划生育和生殖健康,基于性别的暴力,粮食安全和营养,非传染性疾病,被忽视的传染病威胁,结核病,艾滋病毒/艾滋病,性传播疾病,人畜共患疾病和新出现的传染病威胁,清洁水、卫生设施和个人卫生,卫生系统建设及其他活动;要求在该法案颁布后的180天内提交一份战略报告;授权在2023—2033财年拨款2.5亿美元,用于执行该战略及其修正案;要求国务卿和美国国际开发署署长就太平洋岛屿的卫生体系建设、免疫、非传染性疾病和基于性别的暴力等公共卫生和卫生保健挑战进行描述。
《清洁烹饪支持法》(Clean Cooking Support Act)	参议院法案2179	要求国务卿和美国国际开发署署长建立清洁烹饪机构间工作组(the Clean Cooking Interagency Working Group),并概述其组成、职责和治理架构;要求美国国际开发署、美国疾病控制与预防中心、美国国立卫生研究院和国务院等美国政府机构与清洁烹饪联盟合作,推进相关活动,并在其机构职权范围内开展其他工作,推动清洁烹饪作为改善健康的一种手段;授权在2024—2028财政年度拨付实施本法所需的款项。

（续表）

标　题	法案编号	相　关　内　容
《2023年立即终止结核病法》(End Tuberculosis Now Act of 2023)	参议院法案288	指示总统为美国结核病项目制定目标，在2023年至2030年间在全球范围内检测、治疗和预防所有形式的结核病，与《终结结核病战略》的《全球结核病战略》(2023—2030年)保持一致，并更新《抗击耐多药结核病国家行动计划》；要求总统就制定和实施全面的全球结核病应对规划与世界卫生组织、控制结核病伙伴关系、全球抗击艾滋病、结核病和疟疾基金以及其他工具的开发采取行动，特别是减少各种形式的前药研发的支持，以在世界范围内预防、诊断、治疗和控制结核病，包括治疗同时感染艾滋病毒和其他合并症的个人，以及可能面临污名化风险的人；支持遏制结核病患者，加强卫生系统检测，预防和治疗结核病的能力，以及可能遏制结核病患者；确定美国提供援助的优先事项，支持遏制结核病患者，加强卫生系统检测，预防和治疗结核病的能力，以及世界卫生署署长向世界发病率高或担负高或高发病率高的国家提供核资源，以提升干结核药物的开发；授权总统通过美国国际开发署署长和结核病新产品和药物控制结核病伙伴关系提供核资源，以提升干结核药物的开发和控制结核病伙伴关系实施"根除结核病战略"和"根除结核病全球计划"的能力。
《全球健康、赋权和权利法》(Global Health, Empowerment and Rights Act)	众议院法案1838	明确禁止扩大的墨西哥城政策(拜登政府于2021年1月撤销该政策)；声明不管任何法律、法规或政策规定，只要基于非美国资金提供的健康和医疗服务，根据《对外援助法》任何非政府组织都不会因其资格申请外国援助，也不受关于其使用非美国资金开展宣传和游说活动的要求约束。
《2023年全球医疗卫生设施、卫生和卫生条件法》(Global WASH in Healthcare Facilities Act of 2023)	众议院法案5545	授权美国向发展中国家提供对外援助的行动计划，以增加医疗机构获得可持续的卫生安全水、环境卫生和个人卫生的机会，促进更强大的卫生系统和可持续的卫生基础设施，开展卫生工作者的能力建设，促进卫生工作的可持续性，特别是女性的安全。

（续表）

标　题	法案编号	相　关　内　容
《2023年国际残疾儿童保护法》(International Children with Disabilities Protection Act of 2023)	参议院法案847	要求在国务院建立国际残疾儿童保护计划(the International Children with Disabilities Protection Program)
《2023年国际人权保护法》(International Human Rights Defense Act of 2023)	众议院法案1833	包括美国关于全球LGBTQI＋问题的政策声明,包括采用多部门方法预防和应对国际上针对LGBTQI＋人群的刑事定罪、歧视和暴力,包括在卫生部门的活动;授权美国提供援助,在国际上预防和应对这些问题,包括加强与针对LGBTQI＋人群和社区的暴力有关的卫生部门能力,以及抗击艾滋病毒。
《医疗供应链弹性法》(Medical Supply Chain Resiliency Act)	众议院法案4370;参议院法案2115	要求总统在决定是否与一个可信赖的贸易伙伴协定谈判时,考虑到该国政府是否作出致力于促进全球卫生安全的承诺,这些承诺包括美国的国家安全和美国公民的健康,在突发公共卫生事件期间保持医疗用品的开放贸易,并促进这些商品的研究、开发和制造。
《国际发展和人道主义环境中的精神健康法》(Mental Health in International Development and Humanitarian Settings Act)	参议院法案767;众议院法案1570	表达国会的观点,即心理健康是整体健康结果和其他发展目标不可或缺的组成部分;确立美国国际开发署心理健康和社会心理支持协调员的法定地位,并说明该职位的职责;声明美国的政策将心理健康和社会心理支持纳入所有相关的美国发展和人道主义援助项目;要求美国国际开发署和国务院的地区局和使团推进此类政策,促进当地能力建设,并要求此类计划以证据为基础,符合文化要求,并应对各种类型的童年逆境;要求美国国际开发署与国会协商并向国会报告进展和实施障碍,COVID-19大流行对规划的影响以及在最近结束的财政年度为该规划承担和支出的资金额度。
《禁止纳税人资助世界卫生组织法》(No Taxpayer Funding for the World Health Organization Act)	众议院法案343	要求美国不得向世界卫生组织提供任何分摊的会费或自愿捐款。

（续表）

标　　题	法案编号	相　关　内　容
《未经参议院批准，不得签署世界卫生组织大流行防范条约法》（No WHO Pandemic Preparedness Treaty Without Senate Approval Act）	参议院法案 444	要求将世界卫生大会通过的与大流行病预防、准备和应对有关的任何协议均定视为一项条约，需要得到参议院的咨询同意见和同意，并得到三分之二参议员的同意；鉴于"相当一部分美国公众"对世界卫生组织的不信任程度，世界卫生大会达成的任何相关新协议，如果得不到参议院的同意，美国都不应实施；任何类似协议都应被视为条约，但须遵守《宪法》的咨询意见和同意。
《保护美国主权法》（Protecting American Sovereignty Act）	众议院法案 1546	禁止将联邦资金用于履行美国根据世界卫生组织《全球大流行条约》承担的任何义务。
《对外援助中的生命保护法》（Protecting Life in Foreign Assistance Act）	众议院法案 2492	明确扩展的墨西哥城政策（拜登政府于 2021 年 1 月撤销），并将美国联邦资金的适用范围扩大到美国境外的以下组织：任何外国非营利性组织、外国非政府组织、外国多边组织或开展某些活动的外国惟自治非政府组织；任何开展特定活动的国内非营利性组织或国内非政府组织。
《2023 年普及每位母亲和儿童法》（Reach Every Mother and Child Act of 2023）	参议院法案 1546	制定并实施一项协调、综合和全面的战略，以消除可预防的儿童和孕产妇死亡；要求制定和实施一项五年综合战略，确保健康和生产力的生活的政策声明；要求制定和实施一项五年综合战略，以推动实现到 2030 年消除可预防的儿童和孕产妇死亡的全球目标。
《2023 年加强努力终结针对儿童的暴力行为法》（Strengthening Efforts to End Violence Against Children Act of 2023）	众议院法案 4789	要求"孤儿和弱势儿童援助计划特别顾问"与包括总统防治艾滋病紧急救援计划在内的相关办公室协商、制定和监督协调、实施和监督困境儿童援助项目战略的实施；要求特别顾问提交一份报告，说明 2019 年新冠疫情对全球暴力侵害儿童的儿童行为和儿童保护风险的影响。

（续表）

标　题	法案编号	相　关　内　容
《2023 年超级细菌法》（SUPER BUGS Act of 2023）	众议院法案 1305	要求卫生与公众服务部部长与国务卿协商，制定一项战略以获得外国、多边组织和其他适当实体的支持，促进合格的大流行或流行或病原体的开发商业化，包括应对具有大流行或潜力或优先病原体的抗菌素耐药病原体的产品；要求卫生与公众服务部部长与国务卿协商，寻求与这些实体达成共识来实施战略。
《支持联合国人口基金资助法》（Support UNFPA Funding Act）	众议院法案 4166	授权美国对联合国人口基金的捐款，包括美国的购政府支持作为美国全球卫生承诺的重要组成部分的政策声明；授权在颁布后的 5 年内每年向人口基金拨出一笔年度捐款，以支持其核心职能和方案。
《加强四方安全机制法》（Strengthening the Quad Act）	众议院法案 5375	要求制定一项战略来加强四方（美国、澳大利亚、印度、日本）安全机制下所的接触与合作，其中将包括美国各个政府部门对目前和过去的"四方倡议"的总结，涉及全球卫生安全；回顾 2021 年 1 月以来共同的抗疫努力，并以中期疫苗和医疗用品生产为重点，为下一次大流行做好准备，并就全球公共卫生建立更广泛的对话。
《2023 年美国—加勒比战略接触法》（United States-Caribbean Strategic Engagement Act of 2023）	众议院法案 4015	修改美国的政策声明，包括改善公共卫生合作基础设施，以来减轻加勒比地区的卫生关切和威胁，包括为未来的大流行和卫生紧急情况做准备的活动，扩大这些边缘化人口获得卫生服务的机会，以及降低对从敌意对外敌行为体进口医疗产品的依赖。
《2023 年美国—以色列国际发展合作法》（United States-Israel International Development Cooperation Act of 2023）	众议院法案 3907	要求继续与以色列合作，推进全球健康、水和卫生设施等方面的共同目标。

（续表）

标　题	法案编号	相　关　内　容
《2023年西半球合作法》（Western Hemisphere Partnership Act of 2023）	参议院法案1325	要求国务卿与其他相关联邦机构负责人协调，通过与民主伙伴的合作努力，支持改善西半球的安全状况和法治，促进西半球流行病早期预警和应对的区域机制建设，包括通过区域疾病防控中心的合作和研究，促进地方卫生能力建设。
《世界卫生组织退出法》（WHO Withdrawal Act）	众议院法案79	要求总统让美国退出世界卫生组织，禁止为美国参与世界卫生组织提供联邦资金；废除早先通过的"要求美国成为世界卫生组织的成员并参与其中，并授权为此拨款"的法律。
《2024国务院对外业务及相关项目拨款法》（Department of State, Foreign Operations, and Related Programs Appropriations Act, 2024）	众议院法案4665	要求为国务院和美国国际开发署（USAID）的美国全球卫生项目提供资金。通过占全球卫生援助大部分的全球卫生计划账户为美国全球卫生项目提供的资金总额为100亿美元，比2023财年颁布的水平减少5.42亿美元（−5%），比2024财年的要求减少9.09亿美元（−8%）。
《2024年美国劳工部、卫生与公众服务部、教育部及相关机构拨款法》（Departments of Labor, Health and Human Services, and Education, and Related Agencies Appropriations Act, 2024）	参议院法案2624	为劳工部、卫生与公众服务部、教育部和相关机构在截至2024年9月30日的财政年度拨款。

资料来源：The Kaiser Family Foundation, U.S. Global Health Legislation Tracker, Nov 01, 2023. https://www.kff.org/coronavirus-covid-19/fact-sheet/u-s-global-health-legislation-tracker/。

另一方面,与简单决议案和共同决议案不同的是,如果联合决议案在两院获得通过,并随后提交总统签署,则该决议可能具有法律效力。在这种情况下,它更类似于一项法案。然而,联合决议与法案的不同之处在于其使用方式和一般内容。联合决议通常用于提议对现行法律进行相对较小、临时或短期的修改,有时也用于设立临时机构或委员会。总的来说,在具体涉及全球公共卫生议题时,联合决议的使用频率较低,而是主要用于处理可能影响全球公共卫生的更广泛事项,例如相关预算事项。

如果法案在两院获得通过,随后提交总统,总统签署后成为法律,通常用于授权美国的资金、计划和活动,为美国全球卫生相关计划和活动提供资金(见表2.2)。相关议案可以分为授权法案和拨款法案。授权法案会列出美国国会在全球公共卫生项目的优先事项,包括项目实施战略、重点国家、目标群体和项目目标等。它还可能广泛创建或修改美国政府全球卫生工作的政策和组织,并推动支持在国际上创建或发展新的全球公共卫生治理机制。例如,2003年国会通过的《美国领导抗击艾滋病、结核病和疟疾法》授权PEPFAR,并使其制度化,授权扩大美国在中低收入国家应对艾滋病毒、结核病和疟疾的行动。授权法案还可以规定开展此类活动的期限,并就提供的资金数额提供指导。

表 2.2　美国关于全球公共卫生议题的立法案例

与全球卫生相关立法的例子	立法类型	立法内容
决议	简单决议案	将2005年11月指定为"全球卫生月"的决议。
	共同决议案	更正《2023美国国际保护基金会年法》的共同决议案。
	联合决议案	表达国会对推动儿童健康革命的国际努力的看法的联合决议案;《2015年持续拨款决议》为应对埃博拉病毒在非洲的暴发等提供资金。

（续表）

与全球卫生相关立法的例子	立法类型	立法内容
授权法案	《1944 公共卫生服务法》（Public Health Service Act of 1944)、《1961 对外援助法》(Foreign Assistance Act of 1961)	建立开展全球卫生活动的主要机构，并规定资金应用于何处以及如何使用。
	《1960 国际卫生研究法》（International Health Research Act of 1960)	规定在卫生研究、研究培训和研究规划方面的国际合作，并授权美国卫生与公众服务部部长签署生物医学和卫生活动的国际合作协议。
	《2000 全球艾滋病和结核病救济法》（Global AIDS and Tuberculosis Relief Act of 2000)	指示财政部长与其他捐助者进行谈判，在世界银行设立一个艾滋病信托基金，帮助建立全球抗击艾滋病、结核病和疟疾基金，该基金是一个独立的多边融资实体，旨在筹集大量新资源，在中低收入国家抗击艾滋病、肺结核和疟疾。
	《美国领导抗击艾滋病、结核病和疟疾法》（U.S. Leadership Against HIV/AIDS, Tuberculosis, and Malaria Act of 2003)	授权成立 PEPFAR，并授权美国政府在 5 年内(2004 财年至 2008 财年)提供高达 150 亿美元的资金，用于应对全球艾滋病毒、结核病和疟疾，以及对全球基金的捐款。
	《2008 汤姆·兰托斯和亨利·海德美国全球领导抗击艾滋病、结核病和疟疾法》（Tom Lantos and Henry J. Hyde U.S. Global Leadership Against HIV/AIDS, Tuberculosis, and Malaria Act of 2008)	重新授权 PEPFAR，并通过授权在超过 5 年(2009 财年至 2013 财年)内为这些工作和美国对全球基金的捐款提供高达 480 亿美元的资金，扩大美国在全球范围的艾滋病毒、结核病和疟疾工作。
	《PEPFAR 指导和监管法》（PEPFAR Stewardship and Oversight Act of 2013)	重新授权 PEPFAR 五年(2013 财年至 2018 财年)财政预算。
	《2014 年参议员保罗·西蒙世界水法》（Senator Paul Simon Water for the World Act of 2014)	确立美国国际开发署全球水协调员的岗位，并概述美国政府为发展中国家首次或更好地获得安全饮用水、环境卫生和个人卫生（WASH）所做努力的优先事项。

(续表)

与全球卫生相关立法的例子	立法类型	立法内容
授权法案	《2018 PEPFAR 扩展法》(PEPFAR Extension Act of 2018)	再授权 PEPFAR 五年(2019 财年至 2023 财年)财政预算。
拨款法案	《国防部拨款法》(Department of Defense Appropriations Acts)	1986 年,首次为提供资金支持国防部艾滋病毒研究工作;2001 年,首次支持国防部在驻非洲军队中开展艾滋病毒预防工作,有效创建新的国防部艾滋病毒预防工作,已覆盖全球美军。
	《2010 年补充拨款法》(Supplemental Appropriations Act,2010)	2010 年海地发生大地震后,提供 29 亿美元的紧急资金,用于支持海地的救灾和重建工作。

资料来源:Kellie Moss,Jennifer Kates,*The U.S. Congress and Global Health:A Primer*,Nov 11,2021,https://www.kff.org/global-health-policy/report/the-u-s-congress-and-global-health-a-primer/。

　　美国国会通过的拨款法案为特定项目和活动提供资金。美国所有全球公共卫生项目的资金通常由国会进行年度拨付。随着时间的推移,特别是在 2012—2022 年的 10 年中,美国国会提高了对全球公共卫生项目的资助水平,使美国成为世界上最大的全球公共卫生项目捐助国。自 2012 财年以来,美国对非突发性全球卫生资助水平保持相对平稳(见图 2.1)。

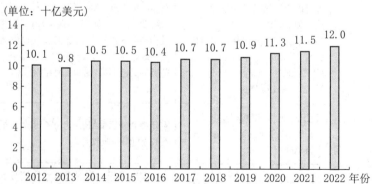

(单位:十亿美元)

资料来源:Kellie Moss,Jennifer Kates,*The U.S. Congress and Global Health:A Primer*,Nov 11,2021,https://www.kff.org/global-health-policy/report/the-u-s-congress-and-global-health-a-primer/.

图 2.1　美国对全球公共卫生项目的年度资助(2012—2022 年)

总而言之,作为美国的立法机构和财政拨款机构,国会在美国涉及全球公共卫生议题立法方面发挥了决定性的作用。鉴于美国是全球卫生领域最大的投资者,国会决定了美国如何参与以及在何种程度上参与全球公共卫生治理。

第二节　冷战后美国国会与全球公共卫生治理

冷战结束之后,美国国会对于美国全球公共卫生治理的参与可以大致分为五个阶段。第一阶段:克林顿政府时期,在此时期,国会不断削减美国对外公共卫生援助的金额和项目。第二阶段:小布什政府时期,在此阶段,美国国会大力配合总统扩大对外公共卫生援助。第三阶段:奥巴马政府时期,在全球经济衰退和美国债务危机的背景下,国会与奥巴马政府在对外公共卫生援助议题上矛盾重重。第四阶段:特朗普政府时期,随着美国政治的极化,在以"美国优先"为代表的民粹主义影响下,美国对外公共卫生援助政策成为总统与国会博弈的工具。第五阶段:拜登政府上台后,由共和党所控制的众议院利用国内极具争议性的"堕胎"议题来制约美国的全球公共卫生治理项目。

一、克林顿政府时期美国国会的全球公共卫生治理参与

冷战结束后,公共卫生对外援助成为美国官方援助政策的一大重点。20 世纪 90 年代,艾滋病不仅在非洲泛滥成灾,而且成为一种世界性的传染性疾病。艾滋病在非洲的肆虐对非洲国家的经济发展、政治稳定和社会化结构构成严重威胁。由于没有针对艾滋病病毒的有效药物,艾滋病的快速大范围传播在世界范围成为人类面临的最大人道主义危机。时任美国和平队队长的马克·施耐德(Mark Schneider)公开表示:"艾滋病危机不仅在损害非洲的社会和经济发展,而且也是今天全世界所面临的主要的人道主义挑战。"[2] 1994 年,美国国会参众两院一致通过《和平、繁荣和民主法》(The Peace, Prosperity, and Democracy Act)。该法重新调整和确定了 6 个美国对外援助的战略目标:促进可

持续发展、促进民主、促进和平、促进贸易与投资增长、提供人道主义和危机救援、促进美国的外交政策目标。[3]在美国国会的支持下,非传统安全领域的援助,特别是全球公共卫生援助,代替了冷战时期的发展援助。

在克林顿政府第二任期内,由于共和党和民主党两党理念的分歧和政治斗争的加剧,国会在此期间并没有出台实质性的法律支持对外公共卫生援助。但是,相关公共卫生援助计划并没有因此停息。1996年6月,克林顿针对日益严重的传染病疫情问题发布"总统决议令"。政策目标包括:"以地区轴心为基础、以现代通信方式为联系,建立一个全球传染病监测和应对系统。"[4]总统决议令得到国会两院的批准,成为冷战后美国对外公共卫生援助的先导。1999年7月19日,克林顿政府宣布"抗击疫情的领袖和投资倡议"(the Leadership and Investment in Fighting an Epidemic Initiative)。根据该倡议,美国将首先增加1亿美元援助,以防止艾滋病在南部非洲地区和印度的传播。[5]

尽管克林顿政府在执政末期针对美国公共卫生援助政策进行了调整,但是由于美国国会内共和党势力的牵制,美国对外公共卫生援助政策并没有得到战略转型。1995年的国会中期选举后,共和党时隔近40年重新成为众议院的多数党。缩减政府开支和控制政府规模成为共和党的短期目标。在国会中,共和党把对外援助和堕胎议题捆绑起来。由于两党在堕胎、人权等议题上的严重分歧,从1995年到1998年,对外援助授权法多次因为其他争端而无法得到国会批准。结果,除了1998财年,1996财年、1997财年以及1999财年都是由临时拨款法或者综合支出措施提供临时资金,用于美国的全球卫生治理项目。

二、小布什政府时期美国国会的全球公共卫生治理参与

进入21世纪后,美国对外发展援助已经跌入低谷。但是在"9·11"事件发生后,由世界经济政治发展的严重失衡而催生的国际恐怖主义成为美国国家安全的重大威胁。这敦促美国政府重新审视美国对外援助的作用,其中公共卫生援助成为小布什政府对外援助的重点。从

2001 财年到 2008 财年,美国公共卫生对外援助拨款从不到 20 亿美元增加到 80 亿美元。在此时期,美国公共卫生对外援助政策在质量上得到快速转型和升级,重新成为美国外交战略的重要工具之一。

在小布什政府时期,美国国会采取与行政部门积极合作的态度,通过了诸多与全球公共卫生治理相关的法案。例如 2000 年,国会通过《2000 全球艾滋病和结核病援助法》(Global AIDS and Tuberculosis Relief Act of 2000),授权拨款 6 亿美元用以支持美国的全球抗击艾滋病及结核病的行动,并指派财政部长参与美国同世界银行、其他国家和利益相关方关于建立"世界银行艾滋病信托基金"(World Bank AIDS Trust Fund)的谈判,并最终在 2002 年成立全球抗击艾滋病、结核病和疟疾基金。[6]2002 年 6 月,参议院全票通过《2002 美国领导抗击艾滋病、结核病和疟疾法》(the United States Leadership against HIV/AIDS, Tuberculosis, and Malaria Act of 2002),该法授权向全球基金捐资 22 亿美元,美国则成为该基金最大的捐助国。[7]由此,美国国会加大了对全球公共卫生治理的支持力度。

2003 年 5 月,美国国会再次通过《美国领导抗击艾滋病、结核病和疟疾法》,授权在 5 年内为"抗击艾滋病的综合全球战略"拨款 150 亿美元,该战略主要是针对 15 个不发达国家的艾滋病防控问题。此后,2008 年国会通过《美国领导全球抗击艾滋病、结核病和疟疾行动再授权法》(United States Global Leadership Against HIV/AIDS, Tuberculosis, and Malaria Reauthorization Act of 2008),对 PEPFAR 完成再次授权,同时决定在美国国际开发署设置"全球疟疾协调员"职位。[8]除了针对艾滋病、结核病和疟疾等专项疾病的卫生援助以外,美国国会还通过综合性的公共卫生援助法帮助发展中国家的未成年儿童。例如,2005 年 9 月,美国众议院颁布《孤儿和其他弱势儿童援助法》(Assistance for Orphans and Other Vulnerable Children in Developing Countries Act of 2005)。该法授权美国政府为发展中国家的弱势儿童群体提供基本的医疗保障援助服务,包括基础医疗护理、卫生健康、教育和职业培训、社会心理健康建设、继承权以及艾滋病护理等身心健康卫生援助。[9]该法在众议院以 415 比 9 的压倒性票数通过,这体现出布什政府时期美国国会在全球公共卫生援助议题上的积极态度。

国会在对外援助方面的转向很大程度上是受共和党强硬保守派人士的影响。例如,在布什雄心勃勃地施展全球公共卫生援助政策的背景下,曾经是对外援助最坚定的保守派反对者,参议员杰西·赫尔姆斯(Jesse Helms)转而成为公共卫生对外援助的支持者。2002 年,他在《华盛顿邮报》专门撰文敦促美国为防治艾滋病疫情提出对外援助政策,以缓解全球人道主义和卫生治理危机。国会内共和党保守派的转变标志着美国对外卫生援助成为冷战后美国对外援助的重要内容。在国会的大力支持下,布什政府将对外援助的资金规模提高到二战后"马歇尔计划"以来的最高水平。[10]

三、奥巴马政府时期美国国会的全球公共卫生治理参与

2009 年 1 月 20 日民主党总统候选人巴拉克·奥巴马入主白宫。奥巴马在其任内大力推动一系列关于全球公共卫生合作的倡议和法律。然而在此阶段,金融危机在全球范围爆发,美国面临经济增长下滑风险、财政赤字剧增以及民粹主义崛起等问题与挑战。美国政府与国会在对外援助的问题上矛盾重重。打着"变革"旗号上台的奥巴马政府,被美国自由主义支持者寄予厚望。对外援助也是奥巴马在竞选时的重点之一。在全球公共卫生治理方面,奥巴马政府承诺在 2015 年截止日期之前实现联合国千年发展目标,将全球贫困人口减半。奥巴马在上任之初就宣布了"全球卫生倡议",以此奠定了全球公共卫生治理在美国对外战略中的重要地位。2011 年,国务卿希拉里·克林顿宣布了"总统防治艾滋病紧急救援计划蓝图:创造无艾滋病的一代"(PEPFAR Blueprint: Creating an AIDS-free Generation)宣言,以此表示奥巴马政府对美国全球卫生援助项目的支持态度。在奥巴马的两届任期内,全球公共卫生治理经历了数次大规模传染病疫情的挑战,例如甲型 H1N1 流感、西非埃博拉疫情,以及拉美、非洲地区的寨卡病毒疾病等,美国的全球公共卫生援助范围得到进一步的扩大。[11]

四、特朗普政府时期美国国会的全球公共卫生治理参与

2016 年,非建制派共和党人唐纳德·特朗普爆冷当选美国总统,对美国对外政策传统进行了巨大程度上的变革和颠覆,这种政策变化也体现在美国全球公共卫生政策领域。在此背景下,对于全球公共卫生援助项目,特朗普政府希望大幅削减公共卫生援助金额,以降低政府财政赤字,增加美国在军事、政治安全上的投入。然而,美国国会对于特朗普政府的大幅削减计划采取对立态度,试图以其立法权和财政审批权来保持美国在全球卫生治理中的领导地位。全球基金是美国参与全球卫生治理的旗舰项目。美国全球卫生资金主要被用来支持全球基金。全球基金成立于 2002 年,主要从西方发达国家和私人捐助者(主要是比尔和梅琳达·盖茨基金会)那里筹集资金。该基金一直得到美国国会两党的支持。美国是该基金最大的捐助国,提供了超过三分之一的资源。美国对全球基金的支持在奥巴马执政期间得到延续。特朗普政府上台后提出大幅削减美国对全球基金的捐款动议,这遭到时任国会拨款小组委员会主要成员哈尔·罗杰斯(Hal Rogers)、外交事务委员会主席迈克尔·麦克考尔(Michael McCaul)和外交事务委员会副主席安·瓦格纳(Ann Wagner)等共和党议员的拒绝。在一个似乎无法就任何事情达成一致而且严重撕裂的国会中,全球公共卫生政策一直是美国国会两党为数不多的合作共识领域。

面对来自特朗普政府削减全球卫生开支的压力,国会对美国的对外卫生援助采取积极的支持态度。著名共和党鹰派参议员、负责监督对外援助的参议院拨款小组委员会主席林赛·格雷厄姆(Lindsey Graham)称:"特朗普政府的预算是对美国软实力的摧毁,这使我们的外交置于危险境地,并将停滞不前。"[12]于是,美国国会两党在特朗普政府大幅削减对外援助的议题上达成一致,拒绝通过政府申请的巨额削减预算草案,而是同意将美国对外援助金额与上一财年大体保持一致。

美国国会对于全球公共卫生的支持在预算和拨款的具体数字上十分明显。总体来看,在特朗普政府的公共卫生援助预算呈现出援助水

平下降的趋势,但国会并没有批准其大幅削减预算的申请,而是尽力维持美国对外卫生援助的总体金额不变(见表2.3)。

表 2.3　特朗普政府时期美国全球卫生参与部门的预算申请与拨款
(2017—2019 财年,单位为百万美元)

	2017 财年实际拨款	2018 财年预算申请	2018 财年实际拨款	2019 财年预算申请	2019 财年实际拨款
国务院	4 320	3 850	4 320	3 850	4 370
国际开发署	2 985	1 508	3 020	1 928	3 118
全球基金	1 350	1 125	1 350	925	1 350
美国对外行动拨款	8 655	6 481	8 690	6 703	8 838
疾病控制和预防中心	426	350	489	409	489

资料来源:Tiaji Salaam-Blyther, *U.S. Global Health Assistance*:FY2017—FY2020 Request, March 14, 2019, https://sgp. fas. org/crs/row/IF10131. pdf。

五、拜登政府时期美国国会的全球卫生治理参与

拜登政府上台后,美国力图强化其在全球公共卫生治理中的领导地位。国会也通过了一系列法案来推动美国的全球公共卫生治理战略。2021 年 2 月 22 日,众议院外交事务委员会时任主席、共和党人迈克尔·麦克考尔和国会拨款小组委员会时任主席、民主党众议员芭芭拉·李(Barbara Lee)组织 137 名众议院议员联名致信拜登,要求美国为全球基金做出"强有力的、增加的三年期承诺"。其中 21 名签名者是共和党人,不仅包括温和派,还包括埃莉斯·斯特芬尼克(Elise Stefanik)和乔·威尔逊(Joe Wilson)等忠于特朗普的保守派众议院议员。

2021 年 6 月 28 日,美国国会通过《2021 全球卫生安全法》(Global Health Security Act of 2021),该法要求美国实施加强全球卫生安全的战略,包括要求总统成立全球卫生安全议程机构间审查委员会,以实施旨在应对全球传染病威胁的全球卫生安全议程。2022 年 12 月 15 日,国会通过《2022 全球卫生安全和国际流行病预防、准备和应对法》(Global Health Security and International Pandemic Prevention, Preparedness and Response Act of 2022),并将其纳入国会通过的《2022 国

防授权法》(2022 National Defense Authorization Act)。《全球卫生安全和国际流行病预防、准备和应对法》规定并加强了美国政府内部对跨国流行病预防的领导和协调,并将全球卫生安全作为美国外交政策的优先事项。该法要求在美国国家安全委员会设立一名"美国全球卫生安全协调员",并在国务院设立一位全球卫生安全和外交无任所大使(An ambassador-at-large),由总统任命并经参议院同意。它还授权在未来 5 年内额外拨款 50 亿美元,用于美国参与和投资新的流行病基金以及其他全球卫生安全和流行病防范活动。2022 年 3 月 28 日,拜登政府发布 2023 财年预算提案,其中包括为全球基金提供 20 亿美元年度资金的提案和 60 亿美元的三年期承诺。随后,由民主党众议员芭芭拉·李和共和党议员哈尔·罗杰斯领导的"众议院国家、外国行动和相关项目拨款小组委员会"(the House Appropriations Subcommittee for State, Foreign Operations, and Related Programs)于 6 月批准了 2023 年的 20 亿美元,同年 7 月,由民主党参议员克里斯·孔斯和共和党参议员林赛·格雷厄姆担任主席的参议院拨款小组委员会也采取了同样的行动。"参众两院共和党人与民主党人用同样的语言解释他们对全球基金和全球卫生融资的支持。"[13] 2022 年 12 月 23 日,国会通过一项 1.7 万亿美元的庞大支出计划,其中关于美国全球公共卫生项目的资助大幅增加。该计划将美国对全球基金的资助额度从 15.6 亿美元增加到 20 亿美元,同比增长 28% 以上。美国国际开发署全球公共卫生项目的资金从 7 亿美元增加到 9 亿美元,其中包括营养项目、抗击传染病等。美国疾控中心的全球公共卫生资金也增加了 4 000 万美元。[14]美国国务院和美国国际开发署的全球公共卫生支持总额从 2022 财年的 98.3 亿美元增加到 2023 财年的 105.6 亿美元,增长 7.4%。在 1.7 万亿美元的支出法中,这些数字并不庞大,但意义重大。除去与计划生育相关的项目之外,几乎所有全球卫生项目在国会通过的关于 2023 财年预算中都有所增加。

总而言之,尽管冷战后美国国会在医保法案、堕胎以及移民政策等国内社会问题方面愈加分裂和极化,共和党和民主党在全球卫生政策领域仍存在高度的跨党派共识。国会对全球卫生治理的深度共识性参与一方面源于美国根深蒂固的"注定领导"国际政治的思维,另一方面出于美国对自身国家安全利益和经济利益防御前置的考量。

第三节 美国国会的全球公共卫生治理参与： 以 PEPFAR 为例

美国自 20 世纪 80 年代中期以来就参与了应对全球艾滋病危机的行动项目。布什政府在 2003 年 1 月发布的国情咨文报告中宣布了实施 PEPFAR 计划。该计划在美国的全球艾滋病流行预防项目中具有里程碑意义。2003 年 5 月 27 日,美国国会通过《2003 美国领导抗击艾滋病、结核病和疟疾法》,并启动美国全球艾滋病防治倡议。该法要求总统制定一项全面、综合的五年战略,以在全球层面防治艾滋病。该法还要求总统在美国国务院设立美国全球艾滋病协调员的职位,主要负责监督和协调美国抗击艾滋病毒/艾滋病的所有国际合作。该法在美国国会的通过标志着 PEPFAR 的正式启动。该计划针对重点国家的 5 年绩效目标是支持预防 700 万例艾滋病毒感染;用抗逆转录病毒疗法治疗 200 万例艾滋病毒感染者/艾滋病患者;照顾 1 000 万艾滋病毒感染者/艾滋病感染者和受其影响的人,包括孤儿和其他易受伤害的儿童。[15]在国会的支持下,布什政府的 PEPFAR 作为美国全球艾滋病治理的"马歇尔计划",成了美国全球公共卫生治理的旗舰项目。

一、PEPFAR 的形成背景

20 世纪 80 年代中期,美国政府开始资助非洲落后国家和地区,帮助它们应对艾滋病病毒的挑战。从此之后,艾滋病成为美国全球公共卫生治理的重点之一。冷战结束之后,美国在传统安全领域不再具有面临威胁,因此开始关注非传统安全议题。全球公共卫生安全议题成为美国冷战后的重点关切事项之一。鉴于艾滋病问题在全球范围构成的严重威胁,PEPFAR 应运而生。

(一) 国际社会背景

1981 年,美国媒体第一次报道了本土的艾滋病确诊病例。为了应对全球艾滋病危机,国际社会在联合国系统也专门成立了"联合国艾滋病规划署"(The Joint United Nations Programme on HIV/AIDS)。1999 年,世界卫生组织宣布艾滋病成为世界第四、非洲第一的致死性疾病。在 21 世纪初,艾滋病对国际社会构成巨大且严峻的公共卫生治理危机。2000 年 1 月,联合国安理会采取史无前例的行动,讨论艾滋病疫情对国际和平与安全构成的威胁。同年 7 月,联合国安理会召开了有史以来第一次有关公共卫生议题的会议。安理会在 7 月 11 日通过《安理会 1308 号决议》,该决议强调,"如果得不到遏制,艾滋病可能对稳定和国际安全构成威胁"。[16]在世界各国联合防治艾滋病的背景下,美国政府也将艾滋病防治作为其参与全球公共卫生治理战略的重要事项。

2002 年,小布什政府以伊拉克"拥有大规模杀伤性武器"为由,试图发动对伊拉克的战争。2002 年 9 月,美国把伊拉克问题提交联合国安理会。2003 年 2 月,美国要求安理会授权美国军事打击伊拉克,通过获得安理会授权使其发动的伊拉克战争合法化。然而,小布什政府的先发制人战争遭到安理会成员国的普遍反对,没有得到联合国安理会的授权。因此,小布什政府发动的伊拉克战争违反了联合国宪章。伊拉克战争的非法性使得美国的国际形象一落千丈。为了赢得其他发展中国家对美国发动的伊拉克战争的支持、提升美国在国际社会中的国际道义形象,小布什政府选择在发动伊拉克战争前宣布 PEPFAR。

(二) 美国国内背景

美国政府针对国际艾滋病防治项目的资金援助始于 1986 年,当时承诺金额为 110 万美元。从 1999—2001 财年开始,美国的援助金额大幅增加,从 2.19 亿美元增加到 7.56 亿美元。[17]事实上,在克林顿政府时期,美国的抗击艾滋病项目就已初见雏形。1999 年 7 月 19 日,克林顿政府宣布"抗击疫情的领袖和投资倡议"。根据该倡议,美国将首先增加 1 亿美元援助,以防止艾滋病在南部非洲地区和印度的传播。[18]克林顿政府对全球公共卫生治理,尤其是对艾滋病疫情的重视,为小布什政府的 PEPFAR 奠定了基础。

PEPFAR 由小布什政府与安东尼·福奇(Anthony Fauci)和马克·迪布尔(Mark Dybul)等医学专家共同制定,旨在向包括 12 个非洲国家在内的 15 个国家提供艾滋病治疗和预防服务。小布什在其 2003 年的国情咨文中正式宣布该计划。PEPFAR 于 2003 年首次获得批准。此后,美国国会分别在 2008 年、2013 年和 2018 年 12 月对该项目三次重新授权。美国在 2020 财政年度为 PEPFAR 提供的资金为 69 亿美元,高于 2004 财政年度的 21.9 亿美元。[19]2018 年,PEPFAR 在众参两院均获得一致同意后得以延长。总的来看,自 PEPFAR 实施以来,该计划获得了稳定的资金支持。

二、美国国会在 PEPFAR 中的作用

美国政治的三权分置赋予国会立法权和财政权。通过立法权和财政权,国会对 PEPFAR 的实施产生了决定性影响。

(一) 美国国会立法与 PEPFAR

PEPFAR 始于美国国会通过的《2003 美国领导抗击艾滋病、结核病和疟疾法》。2003 年 1 月,小布什政府在其发布的国情咨文中宣布一项新的艾滋病紧急救援计划,要求国会承诺在 5 年内为国际防治艾滋病项目提供 150 亿美元的资金支持。小布什政府的该项倡议得到国会的积极回应。

然而,PEPFAR 的通过也并非一帆风顺。由于该援助项目涉及资金巨大、国家众多,加之公众对于美国公共卫生援助政策的有效性持怀疑态度,小布什政府采取了十分谨慎的保密策略。当时,许多国际机构和美国政府官员认为治疗艾滋病是不可能的,有人甚至认为,采取预防以外的其他任何措施都是错误的。[20]因此,当时联合国也把艾滋病治疗目标排除在千年发展目标之外。在这种情况下,PEPFAR 的制定和计

划本身都处于对外保密的状态，直至小布什政府在其国情咨文中正式发布。

小布什政府的 PEPFAR 首先要得到国会的支持。在小布什政府的游说之下，2003 年 3 月 17 日，美国国会众议院议员亨利·海德（Henry Hyde）向众议院对外关系委员会提出《2003 美国领导抗击艾滋病、结核病和疟疾法》。虽然国会两党总体上对该计划持积极欢迎的态度，但是由于布什政府的事先保密，要让国会两党成员在不知情的条件下通过此重大倡议，这令他们感到相当不满。因此该法案的通过也是一波三折。相关分歧主要存在三个方面。首先，在此之前，众议院的发展委员会负责千禧年挑战公司（Millennium Challenge Corporation）的成立和筹资立法，并根据总统的要求承诺向全球基金投入 2 亿美元的援助，在 PEPFAR 出台之前，千禧年挑战公司负责美国的发展援助项目，包括公共卫生发展援助。但是，由于 PEPFAR 的提出，美国的公共卫生对外援助资金负担势必会被加重，而且项目会出现碎片化问题。共和党资深参议员麦凯恩在修正案的辩论中表示，法案的审批通过必须遵循常规的立法程序，而小布什及其幕僚则希望快速通过法案。其次，由于 PEPFAR 之前的保密工作，该计划并未在社会中经历大范围的详细讨论。虽然公众对于政府大幅增加抗击艾滋病的卫生援助表示支持态度，但是一些细节问题在社会上并未达成一致，仍有争论。一些侧重于多边合作的公民组织和团体对于如此偏重于双边卫生援助的项目仍抱有疑虑。最后，法案中的个别要求在美国国会中产生争议。例如，PEPFAR 中的相关条款要求将艾滋病预防资金的 33% 用于"婚前禁欲"[21]，受援国家必须具有"反对卖淫和性交易"的法律条款。这些涉及婚姻和性自由的字眼在国会两党中引起保守派和自由派的争议。由于任何法案在成为法律前都必须获得参议院和众议院一致通过，所以该法案中的每一个字眼和行文的改动都会导致立法程序的拖延。

尽管美国国会在该法案的审议过程中存在上述争议，但是由于小布什即将在 2003 年 6 月 1 日赴法国参加当年的八国集团峰会，并计划在该峰会上以 PEPFAR 来号召其他八国集团成员国支持全球艾滋病防治项目,因此,2003 年 5 月 1 日和 16 日,该法案历经数次修正案的修订,以及多达十次的公开唱票表决之后,分别在众议院和参议院通过,并最终在 5 月 27 日由总统签署成为法律。国会通过的《2003 美国领导抗击艾滋病、结核病和疟疾法》,为 PEPFAR 的顺利启动和实施提供了合法性基础。

(二) 美国国会财政拨款权与 PEPFAR

美国国会掌握着美国的"钱袋子"。美国公共卫生对外援助的规模取决于美国国会的财政拨款。在 2003 年小布什政府宣布 PEPFAR 之后,美国国会授权该计划在 5 年内为美国在全球范围的艾滋病、结核病和疟疾防治工作提供高达 150 亿美元的资金;此后,该计划又被授权了两次五年期的财政拨款。国会在第一个五年期 PEPFAR 拨出的资金远远超过了该计划预算的 150 亿美元。在后面 3 个五年期,美国国会也顺利通过了该计划的延长法案(见图 2.2)。然而,2023 年,随着美国国会两党的撕裂和极化,由共和党控制的众议院以 PEPFAR 鼓励堕胎为由,拒绝批准拜登政府提出的为期 5 年的 PEPFAR 拨款预算。

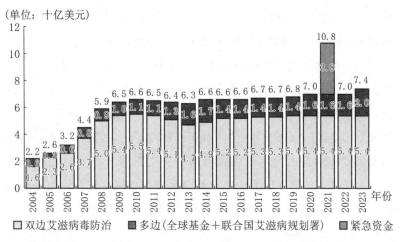

资料来源:Tim Meisburger, Reassessing America's $30 Billion Global AIDS Relief Program, May 1, 2023. https://www. heritage. org/budget-and-spending/report/reassessing-americas-30-billion-global-aids-relief-program.

图 2.2　2004—2023 年美国国会为 PEPFAR 的拨款

PEPFAR 第四个五年授权已经于 2023 年 9 月 30 日到期。在拜登政府提出国会为未来 5 年的 PEPFAR 拨款 68 亿美元的要求后,以负责该计划的众议院小组委员会负责人克里斯·史密斯(Chris Smith)为首的反对堕胎权的共和党议员反对为期 5 年的重新授权。史密斯坚持认为,PEPFAR 不应被重新授权,除非它禁止非政府组织使用任何资金来促进或提供堕胎服务。史密斯在一份声明中指责拜登政府改变了 PEPFAR 的初衷,使它成为支持海外堕胎的项目:"令人遗憾的是,PEPFAR 被拜登政府重新构想和劫持,赋予支持堕胎的国际非政府组织权力,偏离了其保护生命的使命。"[22] 尽管拜登政府否认上述指责,在众议院被共和党控制的背景下,五年期的 PEPFAR 授权难以通过。最终,众议院通过了一项为期 1 年的重新授权,而且在 PEPFAR 中增加了明确的堕胎限制要求。如果共和党人赢得 2024 年的总统选举,这种为期一年的延期将为共和党人改变 PEPFAR 铺平道路。

毋庸置疑,共和党控制的众议院拒绝重新授权五年期的 PEPFAR 的一个重要原因在于民主党与共和党在堕胎议题方面的严重分歧。实际上,自 PEPFAR 第一个五年期授权伊始,有关堕胎的议题就成为该计划能否顺利获得国会授权的一个重要因素。长期以来,两党都支持该计划,许多敦促通过最初 150 亿美元拨款来实施 PEPFAR 的人都是保守的共和党人或基督教福音派教徒,他们将拯救生命视为宗教职责的一部分。来自佛罗里达州的保守派共和党众议员戴夫·威尔顿(Dave Weldon)帮助发起了 PEPFAR 法案,并称赞该法案允许宗教团体获得联邦资金来抗击艾滋病。2023 年由共和党所控制的众议院之所以拒绝重新授权五年期的 PEPFAR,理由是拜登政府正在将该计划作为"在海外推动其国内激进社会议程的工具",特别是堕胎和性少数人群(LGBT)问题上,PEPFAR 成为共和党的攻击目标。[23]

共和党反对重新授权五年期的 PEPFAR 还有其他原因。共和党认为,该计划建立在 20 年前存在的条件和假设之上,其结构和方法存在缺陷,这些缺陷越发限制 PEPFAR 的影响,并开始产生副作用。2003 年 PEPFAR 作为一种应急项目的最初理由在 2023 年是否仍然适用值得怀疑。共和党认为,拜登政府滥用了 PEPFAR,将其作为补充资金的工具,在海外推动其国内激进的社会议程。因此它应该被重组为一个发展项目,而不是一个应急项目。作为美国历史上规模最大的对外援助项目,双边项目的年均资金总额超过 50 亿美元,到 2022 年的总资金(包括多边资金)超过 1 100 亿美元。仅 PEPFAR 一项就占美国全球卫生资金的大部分,在 2018—2023 年的 5 年中,这一比率从 56%上升到 62%。仅在 2021 年,国会就向 PEPFAR 提供了近 110 亿美元的资金(见图 2.3)。该项目资金规模巨大,而且持续缺乏重大监督或审计,这就使得国会议员开始严重关切受援国家的资金吸收能力,以及浪费、欺诈和滥用纳税人资金的可能性。PEPFAR 由美国国务院而不是美国国际开发署来管理。前者的主要职责是外交,而后者通常负责实施大规模复杂的对外援助活动。将 PEPFAR 从国家的应急响应倡议转变为美国国际开发署的发展项目,既可以将美国资源的主要重点转移到加强受益国承担越来越多的预防和治疗疾病责任的能力上,也可以减少这些国家对外部捐助者的依赖。实际上,早在 2007 年,美国相关智库就已经注意到该问题,例如,当时的美国医学研究所发布的报告就认为,"为了在其五年目标和长期目标方面的实现方面继续取得进展,PEPFAR 应从紧急救济模式过渡到可持续性所需的能力建设模式"。[24]

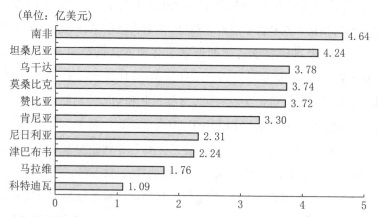

资料来源:Timer Meisburger, Reassessing America's $30 Billion Global AIDS Relief Program, May 1, 2023, The Heritage Foundation, https://www.heritage.org/budget-and-spending/report/reassessing-americas-30-global-aids-relief-program.

图 2.3 2022 财政年度接受 PEPFAR 援助的十大国家

关于规模庞大的全球卫生援助大型项目,例如全球疫苗免疫联盟,以及全球抗击艾滋病、结核病和疟疾基金,其实施方案目标包括促进可持续性和国家自主权,并制定和实施了国家共同资助项目的具体毕业标准和要求。然而,PEPFAR从未为其受援国制订过任何正式的过渡或毕业计划。尽管艾滋病是一个全球性问题,但PEPFAR的大部分支出集中在少数几个非洲国家(见图2.3)。与未得到援助或受援助较少的国家相比,这些国家的问题规模没有任何特别的相关性。[25]随着时间的推移,有效的发展援助意味着这些国家的需要和支出将减少,从而可以将资源转移到那些更需要援助的其他国家。然而,就PEPFAR而言,在该计划实施20年来,在支出和优先事项方面并没有出现任何重新调整。

此外,共和党人还对PEPFAR实施效率提出质疑。尽管该计划由美国国务院负责,但大部分援助主要被外包给大型国际组织、美国咨询公司和非政府组织。2022年,前十名PEPFAR的签约合作伙伴获得了总资金的40%。其中排名前四的承包商分别是位于华盛顿的私营国际开发公司凯莫尼克斯(Chemonics)(7.1亿美元)、家庭健康国际组织(Family Health International)(2.07亿美元);哥伦比亚大学艾滋病护理和治疗中心(the International Center for AIDS Care and Treatment Programs)(1.53亿美元)、伊丽莎白·格拉泽儿童艾滋病基金会(Elizabeth Glaser Pediatric Aids Foundation)(1.34亿美元)。[26] 20年来,上述项目承包商从PEPFAR中赚得盆满钵满,受援国当地的医疗服务提供者却获得甚少。甚至有美国国际开发署高级官员表示,只有"20%—30%的资金到达了有需要的人手中"。[27]

总之,共和党和民主党在堕胎议题上的国内意识形态分歧,以及PEPFAR自身的项目设计缺陷,使得五年期的PEPFAR在2023年难以获得众议院的重新授权。美国全球艾滋病协调员和国务院负责全球卫生安全和外交的高级官员约翰·恩肯加松(John Nkengasong)认为,"如果美国国会不重新授权PEPFAR,它将向世界各地的合作伙伴,特别是非洲的合作伙伴发出一条信息,即我们正在放弃在2030年前结束艾滋病对公共健康的威胁方面的领导地位;如果不能重新授权

PEPFAR,这将对我们与非洲国家的关系产生直接影响,阻碍长期项目规划,并损害有可能惠及数百万美国人的创新投资"。[28] 在共和党和民主党日益撕裂的背景下,美国国会难以像以往一样顺利通过 5 年期 PEPFAR 的再授权。

本 章 小 结

国会以其立法权和财政拨款权在美国全球公共卫生治理战略中发挥了无可替代的作用。长久以来,民主党和共和党在全球公共卫生议题方面存在跨党派共识。这种共识为美国参与全球公共卫生治理提供了法律基础和资金支持。小布什政府启动的 PEPFAR 是国会在全球公共卫生治理领域参与的重要体现和载体。然而,随着民主党和共和党在堕胎议题和医疗保健等国内议题方面的政治化和日益撕裂,美国全球公共卫生治理政策的可持续性将面临一定的挑战。当然,PEPFAR 自身也有诸多缺陷。例如,PEPFAR 因其在受援国的招聘政策而受到批评。[29] 该项目以其充足的资金在受援国高薪招聘医生、护士和其他医疗保健专业人员来专门从事艾滋病的研究,结果导致公共卫生系统和初级保健领域训练有素的医疗专业人员的数量锐减。此外,针对艾滋病的援助金额与该疾病的全球负担成反比。[30] 例如,在非洲,腹泻疾病造成的死亡人数超过了艾滋病造成的死亡,而腹泻疾病可以通过增加清洁水供应的成本效益高的计划来预防。[31] 尽管 PEPFAR 声称已经挽救了 2 500 万人的生命,但如果这些资源根据疾病严重程度按比例分配,是否可以挽救更多生命? 在少数国家只关注一种疾病,而不是加强卫生系统和初级保健建设,也意味着其他疾病造成的死亡率更高。由于美国 60% 的卫生援助用于 PEPFAR,这些资源无法用于发展中国家的其他卫生投资。总而言之,无论是从民主党和共和党的意识形态分歧,还是从 PEPFAR 自身的项目设计问题来讲,国会都将继续在美国全球公共卫生治理战略的实施中发挥无可替代的作用,并将决定其战略走向。

注释

1. Chris Coons，"Why Investments in Global Health Still Command Bipartisan Support，" June 23，2017，https：//www. aspeninstitute. org/blog-posts/investments-global-health-still-command-bipartisan-support/.

2. Mark L. Schneider，*Peace Corps*：*Meeting the Challenges of the 21st Century*，https：//www. peacecorps. gov/news/library/honoring-peace-corps-week-in-the-21st-century/.

3. 美国国会官网，https：//www. congress.gov/bill/103rd-congress/house-bill/3765? q＝％7B％22search％22％3A％22The＋Peace％2C＋Prosperity％2C＋and＋Democracy ＋Act％22％7D&s＝2&r＝2。

4. White House，*Fact Sheet*：*Addressing the Threat of Emerging Infectious Diseases*，Washington，D.C.：Office of Science and Technology Policy，June 12，1996.

5. Kaiser Family Foundation，*Mapping the United States Government Engagement in Global Public Health*，August 2009，p.13.

6. 106th Congress，*Global AIDS and Tuberculosis Relief Act of 2000*，2000，https：//www.congress.gov/bill/106th-congress/house-bill/3519.

7. UNSC，*UN Security Council Resolution 1308*，17 July 2000，http：//data.unaids. org/pub /basedocument/2000/20000717_un_scresolution_1308_en.pdf.

8. 110th Congress，Tom Lantos and Henry J. Hyde，*United States Global Leadership Against HIV/AIDS*，*Tuberculosis*，*and Malaria Reauthorization Act of 2008*，2008，https：//www. congress.gov/bill/110thcongress/senatebill/2731? q＝％7B％22search ％22％3A％5B％225501％22％5D％7D&s＝5&r＝3.

9. 美国国会官网，https：//www. congress. gov/bill/109thcongress/housebill/1409? q ＝％7B％22search％22％3A％22The＋Act＋of＋Assistance＋for＋Orphans＋and＋ Other＋Vulnerable＋Children％22％7D&r＝3&r＝3。

10. Douglas Gibler，Steven Miller，"Comparing the Foreign Aid Policies of Presidents Bush and Obama，"*Social Science Quarterly*，Vol. 93，No. 5，2012，pp. 1202—1217.

11. Gupta，V.，Tsai，A.C.，Mason-Sharma，A.，Goosby，E.P.，Jha，A.K.，Kerry，V.B.，Vin Gupta，Alexander Tsai，Alexandre Mason-Sharma，Eric Goosby，Ashish Jha，Vanessa B Kerry，"Have geopolitics influenced decisions on American health foreign assistance efforts during the Obama presidency?"*Journal of Global Health*，Vol.8，No.1，2018，https：//jogh.org/documents/issue201801/jogh-08-010417.pdf.

12. Sam Loewenberg，"Trump's foreign aid proposal rattles global health advocates，"*Lancet*，Vol.389，No.10073，2017，pp.994—995.

13. Dylan Mattews，"Congress's Bipartisan Deal to Spend Billions more Fighting HIV AND Malaria Abroad，"*Vox*，Jan 13，2013.

14. Ibid.

15. *United States Leadership against HIV/AIDS*，*Tuberculosis*，*and Malaria Act of 2003*，P.L. 108—25，108th Cong.，1st Sess.；OGAC，2004.

16. UN Security Council，*UN Resolution 1308*（*2000*），July 17，2000，http：// unscr.com/en/resolutions/doc/1308.

17. The Kaiser Family Foundation，*U.S. Government Funding for HIV/AIDS in Resource Poor Settings*，Nov 30，2003.

18. White House Office of National AIDS Policy, *Summary: Leadership and Investment in Fighting an Epidemic (LIFE) Initiative*, http://clinton4.nara.gov/media/pdf/2pager.pdf.

19. The Kaiser Family Foundation, *The U.S. President's Emergency Plan for AIDS Relief (PEPFAR)*, May 27, 2020.

20. 马克·戴布尔:《美国总统防治艾滋病紧急救援计划:谈判重构全球公共卫生和发展》,载[瑞士]罗斯坎、基克布施编:《全球公共卫生谈判与导航:全球公共卫生外交案例研究》,郭岩主译、刘培龙主校,北京大学医学出版社 2014 年版,第 126 页。

21. The Editorial, "PEPFAR and the fight against HIV/AIDS," *The Lancet*, Vol.369, No.9568, 2007, p.1141.

22. Simon Lewis, Patricia Zengerle, "US State Dept Slams Congress for Failure to Renew anti-AIDS Program", *Reuters*, Oct 04, 2023.

23. Timer Meisburger, "Reassessing America's $30 Billion Global AIDS Relief Program," *The Heritage Foundation*, May 1, 2023, https://www.heritage.org/budget-and-spending/report/reassessing-americas-30-billion-global-aids-relief-program#:~:text=Tim%20Meisburger%20is%20a%20Visiting, established%20by%20President%20George%20W.

24. Helen Smits, *PEPFAR Implementation: Progress and Promise*, *Institute of Medicine*, 2007, p.1, https://www.help.senate.gov/imo/media/doc/smits.pdf.

25. Eran Bendavid, "Past and Future Performance: PEPFAR in the Landscape of Foreign Aid for Health," *Current HIV/AIDS Reports*, Vol.13, 2016, pp.256—262, https://link.springer.com/article/10.1007/s11904-016-0326-8.

26. Miguel Antonio Tamonan, "Who Were PEPFAR's Top Partners in 2022?" *Devex*, February 6, 2023.

27. Max Primorac, *Agency for International Development*, *Chapter 9 in Mandate for Leadership: The Conservative Promise*, Washington: The Heritage Foundation, 2023, p.265, https://thf_media.s3.amazonaws.com/project2025/2025_MandateFor-Leadership_CHAPTER-09.pdf.

28. Eduardo Cuevas, "Long a Bipartisan Effort, A Program to Fight Global HIV is Stuck in Washington Gridlock," *USA Today*, Nov 06, 2023, https://www.usatoday.com/story/news/health/2023/11/04/pepfar-hiv-program-stuck-in-congress/71219513007/.

29. Nathaniel Lohman, Amy Hagopian, Samuel Abimerech Luboga, Bert Stover, Travis Lim, Frederick Makumbi, Noah Kiwanuka, Flavia Lubega, Assay Ndizihiwe, Eddie Mukooyo, Scott Barnhart, and James Pfeiffer, "District Health Officer Perceptions of PEPFAR's Influence on the Health System in Uganda, 2005—2011," *International Journal of Health Policy and Management*, Vol.6, No.2, 2017, pp.83—95.

30. Devi Sridhar and Rajaie Batniji, "Misfinancing Global Health: A Case for Transparency in Disbursements and Decision Making," *The Lancet*, Vol.372, Issue.9644, 2008, pp.1185—1191.

31. "Distribution of the Leading Causes of Death in Africa in 2019," *Statista*, December 2020, https://www.statista.com/statistics/1029337/top-causes-of-death-africa/.

第三章

美国军事部门与美国全球公共卫生治理战略

　　全球公共卫生本来属于发展议题,然而鉴于"非典""甲流"以及"埃博拉"等频发的传染病危机和潜在的生物恐怖主义威胁,作为当今全球公共卫生活动中最重要的国家行为体,美国日渐从国家安全的视角来审视和应对全球公共卫生问题。其中一个体现就是美国军事部门(国防部)日益深度参与全球公共卫生领域。"国防部越来越被视为美国政府更宏大的全球公共卫生治理战略的一部分。"[1]无论是在内部机构设置方面和实施内容方面,还是在指导理念方面,美国国防部的全球公共卫生活动已经成为美国国家安全的"赋能器"(enabler),促进了美国的国家安全。2013 年 5 月,美国国防部发布《国防部全球公共卫生参与的政策指南》。[2]2014 年 2 月。美国国防部通过其"合作威胁削减项目"(Cooperative Threat Reduction Program)积极参与美国发起并主导的"全球卫生安全议程"(Global Health Security Agenda)。[3]2023 年 8 月 16 日,美国国防部发布的《2023 年生物防御态势评估》将自然暴发疾病、意外事故和恶意释放病原体等构成的全球生物安全威胁作为其关切事项。[4]这就表明,全球公共卫生议题已成为美国国防部的重点活动领域之一。

第一节　美国《国家安全战略报告》与军事部门的
全球公共卫生治理参与

　　随着冷战后美国传统安全威胁的相对减轻,美国《国家安全战略报告》对美国军事部门的作用做出了调整,并阐述了美国面临的新的国家安全风险。其中关于公共卫生的部分正是这种战略调整的体现,从而为美国军事部门如何参与全球公共卫生问题提供了战略性指导。冷战结束之前,美国历届政府发布的国家安全战略报告并没有涉及公共卫生问题。冷战结束后,公共卫生问题在国家安全战略报告中的重要性凸显,这就表明,美国已将公共卫生问题提升至国家安全的高度,并力图从国家安全的视角指导卫生外交战略。鉴于美国军事部门在国家安全事务中的主体地位,美国《国家安全战略报告》涉及公共卫生安全的部分无疑为军事部门参与全球公共卫生治理提供了战略性指导。

一、《国家安全战略报告》赋予美国军事部门公共卫生安全使命

克林顿政府发布的《国家安全战略报告》(1994)认为,"无论是在国内还是在海外,美国武装部队将会为那些处于危难之中的人提供应急食品、住所、医疗保健和安全"。[5]小布什政府发布的《国家安全战略报告》(2006)认为,"公共卫生挑战为社会秩序带来的风险是如此之大,以至于传统的公共卫生方法无法足以应对,这就有必要采取新的战略和应对措施"[6]。奥巴马政府发布的《国家安全战略》(2015)将严重全球传染病暴发事件作为美国应当优先应对的国家安全战略风险之一。[7]"传染病的扩散带来的风险日益严重,美国在抗击传染病疫情和促进全球公共卫生安全方面发挥领导作用,我们(美国)将通过全球卫生安全议程(Global Health Security Agenda),加快与伙伴国家的合作,追求一个更加安全的世界,免受传染病威胁";"我们将通过建立一个阻止可预防的传染病的全球系统,及时监测和通报疾病暴发事件,从而更加迅速和有效地应对。"[8]国防部是美国发起的全球卫生安全议程和全球传染病检测系统的主要实施部门。毫无疑问,美国军事部门将在上述安全措施中发挥重要作用。

二、《国家安全战略报告》强调传染病疫情带来的风险和美国在全球公共卫生危机应对中的领导作用

克林顿政府的《国家安全战略报告》认为,"新发疾病和疫情使得发

展中国家的卫生设施不堪重负,撕裂了社会,阻碍了经济发展";"美国
政府将会采用综合手段,重视计生和生殖卫生保健、母婴健康教育,提
升女性的地位";[9]"历史表明,诸如脊髓灰质炎、结核病以及艾滋病等国
际传染病,造成的人员伤亡如同我们曾经目睹的战争和恐怖活动,对卫
生系统带来的负担将会危及来之不易的经济和社会发展,导致新生民
主国家的失败。"[10]"疾病和卫生风险不再仅仅被看作一个国内问题,正
如全球经济一样,所有国家的卫生健康正在变得越发相互依赖,危险传
染病的输入和生物恐怖应对将会深刻地影响到国家安全,因此我们将
会发挥领导作用,促进国际卫生合作。"[11]小布什政府在 2002 年发布的
《国家安全战略报告》中强调了美国在全球公共卫生治理中的主导作
用。"我们会继续领导世界,在降低艾滋病和其他传染病所带来的苦难
方面做出努力。"[12]该报告还列出了 7 项主要战略,其中一项就是"确保
公共卫生安全";[13]小布什政府 2006 年发布的《国家安全战略报告》还
提出了美国政府主导下的"预防禽流感的国际伙伴关系计划"(the In-
ternational Partnership on Avian and Pandemic Influenza)。[14]作为一个
新的全球国家间的伙伴关系,"预防禽流感的国际伙伴关系"致力于传
染病的有效监测和应对,有助于快速发现和应对任何疫情的暴发。"美
国正与伙伴国家和机构合作,共同致力于强化全球生物监测能力,以更
早地发现可疑的疾病暴发事件。"[15]奥巴马政府在 2010 年发布的《国家
安全战略报告》在关于开展广泛合作以来应对主要的全球威胁方面也
认为,"传染病威胁跨越了政治边界,预防、快速发现和遏制可能的疫情
暴发的能力从来没有如此重要;在一个地方暴发的疫情会很快发展成
一种国际卫生危机,造成数百万、上千万的人口受害,导致旅行和贸易
的撕裂,应对这些跨国威胁需要事先准备,与全球社会开展广泛的合
作"。[16]该报告提出了综合的全球公共卫生治理战略。"美国追求一种
综合的全球公共卫生治理战略;在促进全球公共卫生方面,美国拥有一
种道义和战略利益。"[17]

三、从国家安全考量出发,美国国家安全战略报告越发强调公共卫生危机和生物恐怖主义危机应对的一体化

"9·11"恐怖袭击后发生的炭疽生物恐怖袭击,使得美国将自然暴发的传染病治理与生物恐怖袭击的预防结合在一起。小布什政府2006年《国家安全战略报告》还将传染病暴发与恐怖分子获得核生化武器列为一类,将其视作美国国家安全威胁之一。[18]"致命生物制剂的广泛扩散带来的经济、社会和政治后果史无前例,我们必须继续在国内与前线应对者和卫生官员共同努力,以降低自然暴发或恶意释放的传染病所带来的风险,强化我们应对生物威胁的能力;通过促进全球公共卫生安全和强化安全和负责任的行为规范,对当前和潜在的风险进行及时而精确的监测,采取合理措施以降低利用生物武器的可能性、扩展我们预防、追踪和抓捕那些攻击实施者的能力,与所有利益攸关者进行有效的沟通,帮助变革关于生物威胁的国际对话,我们将与国内和国际伙伴携起手来,共同保护免受生物威胁。"[19]特朗普政府2017年发布的《国家安全战略报告》认为,"美国面临的生物威胁,不管是由蓄意袭击、事故,还是自然爆发原因所致,都在日益增加,需要从源头上加以应对";"如果恐怖分子获得了安全性能不足的核放射材料和生物材料,那么我们将会面临严重威胁";"我们将更有效地整合情报、执法和应急管理行动,以确保一线的守卫者获得正确的情报和能力,应对来自国家和非国家行为体的大规模杀伤性武器(生物武器)威胁"。[20]特朗普政府《国家安全战略报告》(2018)还列出了保护美国边界和国土安全的三大措施,其中一个措施就是应对生物威胁和疫情威胁。[21] 2017年特朗普政府的《国家安全战略报告》明确了应对生物威胁和疫情威胁的三个优先行动之一:从源头发现和遏制生物威胁。[22]拜登政府在2022年发布的《国家安全战略报告》则认为,"美国政府发布的《国家安全战略报告》将公共卫生问题上升到国家安全的高度,为美国军事部门参与全球公共卫生治理提供了战略依据"。

第二节　美国军事部门参与全球公共卫生
治理的支持性文件

美国武装部队由民事部门领导,因此,关于美国军事参与全球公共卫生治理的主要法律依据体现在国会通过的各种法律文件或总统公布的行政指令之中。作为美国军事部门的直接领导机构,美国国防部也通过了一系列指导性文件,为美国军事部门参与全球公共卫生治理铺平了道路。

2011 年,美国国防部参谋长联席会议发布《国家军事战略:明确美国军事领导》的战略报告。该报告强调了各个战区内开展区域安全合作活动的重要性。[23]这些活动包括由"海外人道主义、灾难和民事援助"计划拨款资助的各种项目,其中一半的活动与卫生相关。[24]报告认为,"国防部应当积极与其他政府机构一道,实现战区安全合作,以应对走私、海盗、大规模杀伤性武器扩散、恐怖主义以及传染病等自然灾害和跨国威胁";"国防部必须准备好支持美国国际开发署及其他政府部门,共同应对人道主义危机"。[25]毫无疑问,包括大规模传染病的暴发将会成为美国国防部关注的主要人道主义危机之一。

关于美国军事部门开展全球公共卫生治理最重要的指导性文件,就是在 2013 年 5 月发布的《国防部全球公共卫生参与的政策指南》。《指南》强调,国防部的全球公共卫生活动要聚焦于打造伙伴国家的可持续发展能力、与民事部门共同行动来补充更广泛的美国政府卫生项目、投入足够的资源来评估项目效果。《指南》还要求各战区司令部每年提交人道主义援助战略,明确所提交的战区安全合作项目与各自战区活动计划的关联度。[26] 2016 年 12 月,国会又通过了《生物防御战略法》。根据该法,成立了"生物防御协调理事会"(Biodefense Coordination Council),理事会由国防部长、国务卿、国家情报总监、卫生与公众服务部部长、国土安全部部长、农业部部长以及环境保护署署长等组成。[27]该法明确军事部门在生物防御战略中的主导作用地位。2017 年 7 月 12 日,美国国防部又进一步明确其参与全球公共卫生治理的具体活动[28]（见图 3.1）。

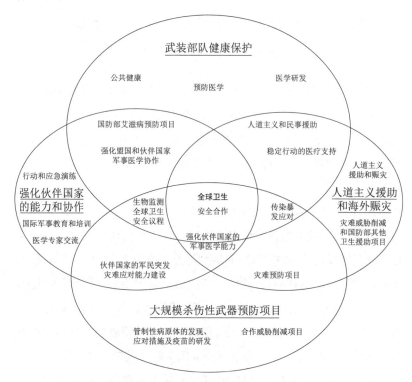

图 3.1 美国卫生外交的具体活动及项目

为了更好地推进美国军事部门参与全球公共卫生治理，2013 年国会通过《2013 财政年度国家防务授权法》，该法授权国防部长"制定操作程序，以确保国防部开展的全球公共卫生行动能够有效地实现美国的国家安全目标"，其中包括确保与美国利益密切相关地区的安全、稳定和持久的伙伴关系，并授权负责卫生事务的助理国防部长对为实现上述目标而采取的措施效果进行评估。[29]例如，为了缓和与缅甸之间的紧张关系，2015 年通过的《国防授权法》，批准美国和缅甸之间可以在五个领域开展军事合作，其中三个领域与公共卫生直接或间接相关，这些合作领域包括：改进当地的医疗卫生标准、开展双边和多边人道主义援助和赈灾演习、在面临人道主义危机或自然灾害时提供援助等。[30]总之，美国政府的上述指导原则和相关立法，为其军事部门开展的全球公共卫生外交奠定了基础。

第三节　美国军事部门参与全球公共卫生
活动的组织架构

美国军事部门参与的全球公共卫生治理活动可以追溯到 19 世纪（见表 3.1）。例如，当今负责监管美国陆军国际生物实验室网络的"沃特·里德陆军研究所"（Water Reed Army Institute of Research）就源于1893 年由当时的美国陆军军医主任乔治·斯滕伯格（George Sternberg）创建的陆军医学院。1898 年，他分别在古巴和菲律宾成立了最初的两所海外实验室，以调查在美国与西班牙战争期间对美国军事人员造成伤害的伤寒症和黄热病。第二次世界大战期间，美国海外军队深受各种传染病的侵扰。美国太平洋战区司令官道格拉斯·麦克阿瑟（Douglas MacArthur）在布纳战役（Buna Campaign）后就哀叹道："这将是一场长期的战争，如果我派每一个师团去迎敌，我必须指望第二个因为感染疟疾而住院的师团，还要指望第三个正在从这种致人虚弱的疾病中恢复阶段的师团。"[31] 因此在二战之后，美国陆军和海军研究人员日益重视海外的医学研究合作活动，以研究疾病对当地人群以及美国部署在当地武装部队的影响。为了确保卫生活动的顺利开展，美国军事部门在组织架构上也做出了相应安排。

表 3.1　美国国防部实施的部分卫生外交活动

年份	相　关　活　动
1898	美国在菲律宾殖民时期的军事行动采用军民结合的方法，其中包括卫生项目
1900	美国陆军研究人员首次证明黄热病是由蚊子传播导致
1903	为了支持巴拿马运河的建设，美国陆军研究人员首次成功发起大规模疟疾预防项目
1909	美国陆军研发首批伤寒疫苗
1940	美国军事科学家首次研发未激活的流感疫苗
1945	美国海军在关岛建立首个海外生物医学实验室，该实验室后来迁移至印度尼西亚

（续表）

年份	相 关 活 动
1959	美国陆军在泰国建立首个陆军海外生物医学实验室
1985	美国军事医疗研究人员研发出原型肝炎疫苗
1989	美国军事医疗研究人员研制出新型抗疟疾药品
1991	国防部启动"合作威胁削减"（Cooperative Threat Reduction)项目
1994	国防部成立"海外人道主义、灾难和民事援助"（Overseas Humanitarian，Disaster and Civic Aid)项目
2002	美国军事医疗研究人员完成恶性疟原虫的基因测序
2003	国防部在泰国启动最大规模的第三阶段艾滋病疫苗实验
2005	国防部将"医疗稳定行动"（Medical Stability Operations)提升至与战斗行动同等的优先地位
2007	国防部成立国际卫生司（International Health Division)
2009	美国海军实验室在世界上首次发现 H1N1 流感疫情的人类病例
2010	国防部出台 6000.16 号政令，将为"稳定行动"提供军事卫生服务的支持提升到为战斗行动后期支持的同等优先地位。
2017	国防部发布题为《全球卫生参与活动》（Global Health Engagement Activities)的 2000.30 号政令，要求国防部制定政策，分配责任，并规定与伙伴国实体开展全球卫生合作活动的程序；建立国防部全球卫生参与委员会（Council of Global Health Engagement)，并规定委员会的职能、职责、成员和程序；根据 2013 年 5 月 15 日国防部全球卫生参与政策指南，明确全球卫生参与的定义，并将之与全球卫生的定义区分开来；将卫生参与的语言纳入与《公法 112-239》第 715 条相一致的"全球卫生参与"（Global Health Engagement)的定义。

　　美国军事部门的大多数全球公共卫生活动主要是在国防部的统一领导、各战区相互协调下开展。有关卫生的战略政策制定由国防部的稳定与人道主义事务办公室（Office of Stability and Humanitarian Affairs)、负责卫生事务的助理国防部长以及联合参谋部军医主任（Joint Staff Surgeon)共同制定。美国共有 6 个根据责任区域划分的战区：非洲战区、中部战区、欧洲战区、北方战区、印太战区和南方战区。另外还有 3 个功能性战区司令部：特别行动司令部、战略司令部、运输司令部。美国各战区司令部都设有专门的军医主任（Command Surgeon)。有些战区覆盖的发展中国家面临严重的疾病负担，或者这些国家与美国军

方有医疗合作的历史,这些战区开展的卫生合作就比较多。例如,非洲战区、太平洋战区和南方战区每年都开展了大量全球公共卫生活动,反映了这些战区及其区域内伙伴国家的优先事项。非洲战区(Africa Command)2007年成立后,一直将在非洲大陆开展的传染病预防和控制活动列为其战略目标之一。例如2014年埃博拉疫情暴发后,非洲战区司令部(USAFRICOM)发起成立"非洲伙伴疫情应对联盟"(the African Partner Outbreak Response Alliance),并将其打造为一个分享军民合作识别和应对传染病威胁的实践平台。"非洲伙伴疫情应对联盟"有32个成员国,被认为是一个重要的区域和多部门论坛,促进了非洲区域的公共卫生安全。[32]总体上,美国军事部门负责全球公共卫生的机构设置可以分为国防部和军种两个层面。

一、美国国防部层面的全球公共卫生协调机构

美国国防部层面的部门协调机构主要有两个。一是全球公共卫生参与部(Global Health Engagement Cell)。2007年,负责卫生事务的助理国防部长沃德·卡塞尔(Ward Casscell)博士认为,国防部应当关注全球公共卫生事项,因此,美国国防部新设立国际卫生司(International Health Division)。2011年,国防部又成立"人道主义援助、赈灾和全球公共卫生办公室",并在国防部副部长下面设置"国防部全球公共卫生参与协调员"(DoD Global Health Engagement Coordinator)一职,负责各个战区以及国防部各个内设机构之间的协调,其中包括武装部队卫生监测中心(the Armed Forces Health Surveillance Center)、防务威胁削减局(Defense Threat Reduction Agency)、国家医疗情报中心(The National Center for Medical Intelligence)等。该办公室和国际卫生司的成立,为国防部与其他涉及全球公共卫生活动的美国政府部门之间的政策协调打下了基础。2001年,美国空军设立全球公共卫生参与办公室(Global Health Engagement Office)。2012年,海军军医局成立海军全球公共卫生参与办公室,2013年,陆军也成立了全球公共卫生参与办公室。"全球公共卫生参与办公室"的组成人员由各军种的全球公共卫生参与办公室、国际卫生司、联合参谋部军医主任以及来自战略司令

部对抗大规模杀伤性武器中心（USSTRATCOM Center for Combating Weapons of Mass Destruction）、联合参谋战略规划和政策办公室（Joint Strategic Planning and Policy）、防御卫生局（the Defense Health Agency）等部门的代表组成。

二是全球公共卫生工作组（Global Health Working Group）。工作组由联合参谋军医主任和负责武装部队健康保护和应对的助理国防部长共同主持。其中包括"人道主义援助、赈灾和全球公共卫生办公室主任"以及各军种的代表。2012年，为了优化全球公共卫生政策，美国国防部负责核武器、化学和生物防御项目的助理国防部长与负责卫生事务的助理国防部长在2012年签署一份理解备忘录，备忘录决定成立"武装部队卫生监测中心"，并使其成为国防部所有生物监测活动的中枢。[33]

二、美国军事部门不同军种的全球公共卫生机构框架

为了落实美国军事部门的全球公共卫生参与战略，美国国防部各军种也在机构设置上进行改革，以确保各军种在全球公共卫生活动参与方面能够有效地协调和合作。美国海军部、陆军部和空军部都设立了与全球公共卫生问题相关的部门和机构。其中海军部和陆军部是美国军事部门参与全球公共卫生活动最重要的部门。"美国陆军和海军的海外实验室对美国的军事战备、国防部诸多活动的成功开展、美国的传染病方面的基础研究以及更广泛的美国全球公共卫生议程至关重要"。[34]

海军军医主任（Navy Surgeon General）负责美国海军的全球公共卫生活动，同时也担任海军医学和外科局（Bureau of Medicine and Surgery）的负责人。2012年，美国海军医学与外科局设立了"全球公共卫生参与办公室"，以指导其全球公共卫生活动，监督各战略联络部门和卫生项目官员（见图3.2）。海军的全球公共卫生参与因内容不同又可分为美国海军医学研究中心（the Navy Medical Research Center）和海外医疗船两个方面。前者主要开展医学研究、测试评估、疾病监测，运行海外3个海军医疗研究（Naval Medical Research Units）实验室；[35]另外，美国海军位于弗吉尼亚州诺福克、加州圣迭戈，以及日本横须贺的三大舰队的至少20多艘战舰，也实施了疾病监测活动。后者主要是指

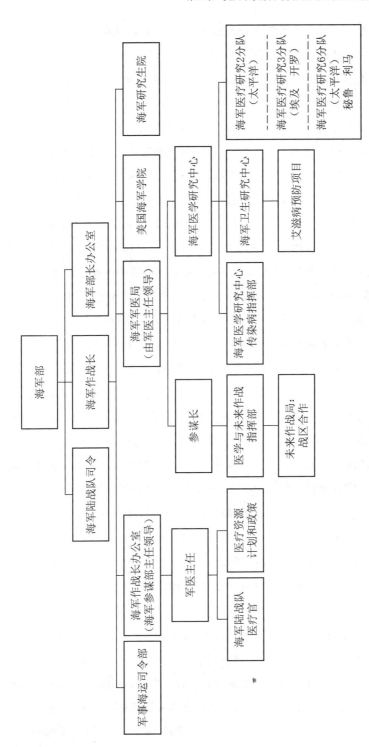

图 3.2 美国海军部与全球公共卫生活动相关的机构设置

美国海军经常部署于海外的大型医疗船,常被用来在发展中国家执行人道主义援助、赈灾等医疗外交活动。

美国陆军也是美国全球公共卫生活动的积极参与者。美国陆军的全球公共卫生活动由陆军军医主任(Army Surgeon General)负责。美国陆军通过其位于海外的实验室,积极参与全球公共卫生活动。例如20世纪初修建巴拿马运河期间,美国陆军研究人员沃特·里德(Water Reed)发现了黄热病,并帮助控制了这种疾病,从而使得运河的建造得以顺利完成。美国陆军科学家还分别在20世纪90年代成功研发甲肝疫苗。2009年,美国陆军科学家与当地的泰国官员合作,研发了能够起到部分保护作用的艾滋病疫苗。2014年,美国陆军成立"全球公共卫生参与办公室"。美国陆军的全球公共卫生活动主要分为两个方面。一是陆军的全球新发和复发传染病监测网络。网络的工作由位于肯尼亚首都内罗毕的陆军医学研究实验室(US Army Research Unit)、泰国曼谷的武装部队医学研究所(Armed Forces Research Institute of Medical Sciences)以及美国陆军公共卫生指挥中心(US Army Public Health Command)来实施。二是陆军的生物安全防御和安保项目。国防部的生化防御项目主要是通过位于马里兰州的德特里克堡(Fort Detrick)的陆军医学指挥中心实施。中心的生物实验室负责研发生物武器的医学应对措施。1943年至1969年,该中心也是美国的生物武器项目实施单位。自从1969年美国终止生物武器计划项目后,德特里克堡承担了诸多美国生物防御项目,美国陆军医学研究和物料指挥中心(US Army Medical Research and Materiel Command)、陆军传染病医学研究所、国家生物研究跨部门联合会(National Interagency Confederation for Biological Research)以及国家跨部门生物防御基地(National Interagency Biodefense Campus)等生物防御及应对机构均位于此;国防部的陆军医学研发项目(Army Medical Research and Development Program)负责研发针对自然暴发的传染病的应对措施。

美国空军也是美国全球公共卫生活动的重要实施部门之一。美国空军的全球公共卫生部门主要包括:空军参谋部(Air Staff)、空军军医局长(Surgeon General)、空军医疗服务部(Air Force Medical Service)、空军国际卫生专家(Air Force International Health Specialists)、空军太空医学院(Air Force School of Aerospace Medicine)、医学行动防务研究院(Defense Institute of Medical Operation)以及空军学院(Air Academy)。空军军医局长同时担任参谋部成员。美国"空军部队的国际卫生专家是实现区域安全合作的重要施动者,他们在全球层面开展活动,建立伙伴关系,促进与伙伴关系国家的协作,以实现区域安全目标"。[36]例如,美国太平洋空军司令部从 2007 年起启动"太平洋天使行动"(Operation Pacific Angel),以促进美国与太平洋地区国家的伙伴关系。

第四节　美国军事部门的全球公共卫生参与路径

美国政府越发重视军事部门在全球公共卫生安全领域发挥的重要作用,国防部已成为美国全球公共卫生活动领域的重要机构。这一点从美国政府 2006—2017 财年在全球公共卫生安全领域的财政支出可见一斑(见表 3.2)。美国军事部门参与的全球公共卫生行动可以分为两个不同但又彼此相关的领域。

表 3.2　2006—2017 财政年度美国在全球公共卫生安全方面的财政支出

(单位:百万美元)

年度　机构	2006	2007	2008	2009	2010	2011
国际开发署	166	161.5	115.2	140	201.5	47.9
疾病控制中心	103.8	35.3	35	47.5	61.9	51.2
国防部	120.1	123.9	226.2	229.5	223.1	297.9
年度　机构	2012	2013	2014	2015	2016	2017
国际开发署	58.1	55.2	2.6	384.5	218	72.5
疾病控制中心	55.6	54.3	62.6	652.1	55.2	58.2
国防部	276.6	256.6	363.4	305	278.9	271.7

资料来源:Josh Michaud, Kellie Moss, and Jen Kates, *The U.S. Government and Global Health Security*, Nov 2017, the Henry Kaiser Family Foundation. p.7.

一、构建全球传染病监测网络

美国军事部门在全球疾病监测网络建设方面的活动由来已久。从1946年起,美国国防部已经在海外与东道国相关机构共同运营20所实验室,以研究共同关注的传染病问题。[37]由于在士兵之间传播的呼吸道传染病疫情会影响到战备,美国军方最早开发了全天候的监测系统,以来追踪该类疫情的传播。[38]1996年,国防部建立了"全球新发传染病监测和反应系统"(Global Emerging Infections Surveillance and Response System,GEIS)。[39]系统由国防部的武装部队卫生监测中心负责,由美国部署于埃及、肯尼亚、秘鲁和泰国等国家的海军医疗研究实验室来实施。2002年,美国国会通过的《全球疾病监测法》进一步明确美国国防部与发展中国家的全球疾病监测方面的合作方向。美国军事部门在疾病监测方面发挥了日益重要的作用,例如,当2002年禽流感在埃及被首次发现时,埃及政府还要依赖位于开罗的美国海军医疗研究所分离出H5N1型病毒。2009年,美国海军实验室在世界上首次发现了感染新发的H1N1流感的感染者,这证明美国军事部门传染病监测系统的重要性。"国防部的流感监测系统力图成为美国和全球公共卫生领域的重要资产。"[40]

此外,在世界卫生组织的全球传染病监测架构中,世界卫生组织依赖美国国防部的"全球新发传染病监测和应对系统",将其作为一个正式的信息来源。在曼谷、夏威夷和开罗的海军医学实验室已经成为世界卫生组织的合作中心(collaborating centers),通过及时共享相关数据,国防部的"全球新发传染病监测和应对系统"填补了世界卫生组织的监测空白。美国的全球疾病监测网络通过美国疾病控制中心或其他的世界卫生组织合作中心,将获得的病毒样本或病理特征传输给世界卫生组织的"全球流感监测网络"(Global Influenza Surveillance Network,GISN),因此,美国国防部的"全球新发传染病监测和应对系统"被认为是对全球疾病监测系统的一项主要贡献。[41]

总之,美国国防部充分利用其海外医学实验室在传染病研究方面出色的专业知识,通过与世界卫生组织的合作,不但强化了美国军事部门的全球疾病监测能力,而且提升了其海外生物实验室与其他合作伙伴合作的合法性和可信度。

二、开展"医疗稳定行动"

"稳定行动",是指"使用武装力量来维持、恢复或创造一种秩序,以使一个法治政府能够在这种秩序下有效发挥作用"。[42]"稳定行动"(stability operations)一词最早出现于 1966 年美国的军事文件中。当时的美国陆军参谋长约翰逊将军(Gen. Johnson)将"稳定行动"描述为陆军的一个主要任务,亦即"使用武装力量来维持、恢复或创造一种秩序,以使一个法治政府能够在这种秩序下有效发挥作用"。[43] 2005 年 11 月 28 日,国防部发布题为"军事部门支持稳定、安全、过渡以及重建行动"的政策指南。该文件将"稳定行动"确立为美国国防部的一个"核心军事使命","稳定行动""应当与战斗行动一样被明确置于优先解决的地位,将其纳入所有国防部的活动之中"。[44] 这是美国军事行动使命的一个明显的转变和发展,也是国防部首次将以前定义的"国家建设"(nation-building)行为,例如基础设施重建和人道主义赈灾等,置于与传统的战斗行动同等的优先地位。2009 年,美国国防部发布《稳定行动指南》,明确了"稳定行动"的定义,即指"美国配合其国家力量的其他手段,在本国本土之外开展的各种军事使命、任务和行动,目的在于为维持或重建一个安全的环境,提供必要的政府服务、急需的基础设施重建以及人道主义援助"。[45] 美国军事部门非常重视通过开展卫生活动来实现其"稳定行动",亦即"医疗稳定行动"(Medical Stability Operations)。"医疗稳定行动"是指以医疗卫生为手段,通过支持东道国(host nation)的卫生能力建设,以增加东道国政府的合法性,从而促进东道国的稳定。[46] 实际上,运用医疗资源来实现对外政策目标并非新事物。例如在殖民地时期,法国军事卫生部门通过提供卫生援助,极大地促进了法国在阿尔及利亚成功的殖民政策。在殖民主义时期曾经征服摩洛哥的法国将军于贝尔·利奥泰(Hubert Lyautey)就将卫生当作反叛的工具:"如果医生理解其作用的话,那么医生就是我们进行权力渗透和平叛行动的最有效的力量。"[47]二战之后,随着各个殖民地掀起独立战争,殖民地军事部门依然将向当地民众提供医疗援助当作一种反叛战略。例如,在阿尔及利亚独立战争期间,法国军事卫生部门成为阿尔及利亚南部沙漠地区提供医疗援助的唯一组织。法国军事卫生部门与当地民众建立了良好的关系,以至于在 1962 年阿尔及利亚独立后还一直驻扎在当地,直到 1976 年撤出该国。

2010 年,美国国防部发布《稳定行动的军事卫生支持》,确立了"医疗稳定行动",亦即通过发挥国防部的医疗资源来促进"稳定行动",指导军事卫生系统"在当地、国外或美国民事专业人员无法帮助当地民众建立、重建和维护卫生部门能力的任务时,帮助他们实现上述目标"。[48]该文件认为,"稳定行动""应当被明确贯彻和整合到所有军事卫生系统的活动之中,其中包括军事方针、组织、教育培训、演习、后勤保障、领导力提升、人员配置,以及规划等"。[49]

"9·11"事件之后,鉴于非洲许多国家形势动荡以及诸多恐怖主义组织与"基地"组织有千丝万缕的联系,非洲成为美国军事部门稳定行动的焦点区域。2002 年,美国首先在吉布提成立"非洲之角联合行动任务部队"(the Combined Joint Task Force-Horn of Africa),"非洲之角联合行动任务部队"在东非地区通过军民联合行动,以打击极端主义和建立伙伴关系国家以及促进区域安全能力。其相关"医疗稳定行动"包括帮助该区域国家建立、维修诊所和医院,以及为当地民众提供医疗保健服务等。美国非洲司令部也通过其"跨撒哈拉反恐伙伴关系"(Trans-Sahara Counterterrorism Partnership),在西部北非地区为当地民众提供医疗保健服务。[50]伊拉克战争之后,美国国防部也在伊拉克开展了大量"医疗稳定行动",例如美国军事医疗部门帮助伊拉克政府重建当地卫生系统、培训助产士以及强化公共卫生能力建设等。上述行动"不但会起到赢得民心的战术性效果,而且也有助于获得医疗情报,提升民众对当地政府提供必要的服务能力的认知"。[51]此外,美国南方司令部以及太平洋司令部也分别在中美洲、南美洲和亚太地区开展"医疗稳定行动"。例如,美国部署海军医疗船"舒适号"(USNS Comfort),连续多月在上述区域的 12 个国家展开医疗行动;美国海军"怜悯"号

(USNS Mercy)医疗船也分别在 2004 年的南亚大海啸、2005 年巴基斯坦大地震和 2010 年海地大地震等人道主义危机中提供了受灾地急需的卫生援助。美国参谋长联席会议前任主席迈克尔·马伦(Michael Mullen)在谈到美国海军的"医疗稳定行动"时认为,"该项行动任务会继续增加,为人们的生活带来变化;从长远来看,将会对我们的全球反恐战争产生重要影响"。[52]美国中部战区司令部也在阿富汗提供医疗服务,开展卫生系统重建活动;国防部的"防务安全合作局"(the Defense Security Cooperation Agency)通过其"海外人道主义、灾难和民事援助"(the Overseas Humanitarian, Disaster, and Civic Aid)账户,帮助许多亚洲国家开展卫生项目。

三、开展军事卫生合作,强化与其他国家的伙伴关系

美国军事部门参与全球公共卫生活动的另外一个重要路径就是通过开展卫生外交和合作,以强化美国与其他国家的伙伴关系。美国军事部门通过开展全球卫生外交,利用其强大的医学卫生资源,强化与其他国家的军事卫生合作,从而促进与其他国家的伙伴关系。卫生外交在当代国际关系中发挥着越来越重要的作用。因此,美国的军事卫生资源越发被用于其外交政策之中,以扩展美国在全球的"朋友圈"。实际上,卫生对外交政策的作用可以追溯到 19 世纪。例如,当时尼罗河谷的牧师医生在为民众提供医疗服务的同时,也担任这些城邦国家的大使。[53]2007 年,来自 7 个国家的外交部长联合发表《奥斯陆宣言》,强调卫生在外交政策中的作用:"我们相信,卫生问题是我们当今时代最为重要、也被广泛忽视的一个长期的外交政策问题。"[54]无论是在安全合作能力建设方面,还是在灾难应对方面,卫生议题都是一个行之有效且富有伦理意义的构建国家伙伴关系的平台。[55]

美国国防部通过开展卫生外交,大力拓展与其他国家的伙伴关系。"对外援助不是馈赠,也不是慈善,而是对一个强大的美国和一个自由的世界的投资;对外援助改善了人们的处境,使他们更愿意与我们携手合作。"[56]美国军事部门通过外交实施的卫生援助也是为了拓展与其

国家的合作伙伴关系。例如,美国海军的海外生物研究中心积极开展相关活动,促进与其战略利益相关的国家的伙伴关系。例如,美国海军医疗研究第二实验室(NAMRU-2)指挥官罗伯特·菲利普斯(Robert Phillips)成功研制并推广了治疗霍乱的"海军疗法"(the Navy Way),极大地降低了菲律宾、印度尼西亚、韩国、泰国以及马来西亚等国的霍乱患者的死亡率。该实验室通过开展传染病研究和改善疾病监测,增加对美国伙伴国家的传染病暴发援助,以促进美国在太平洋战区的利益,改善美国在该区域的外交活动。[57]

为了开展与越南的伙伴关系,美国国防部在 2000 年之后开始重新开放与越南的合作。美国与越南的合作从美国空军领导的太平洋天使(US Air Force-led Pacific Angel)和美国海军领导的太平洋伙伴关系(US Navy-led Pacific Partnership)活动开始,合作的主要内容以患者护理为主,随着双方关系的发展,合作内容增加了知识交流和培训。2015年,国防部的全球卫生参与项目开始支持越南为联合国维和行动提供医疗能力的计划。美国与英国合作,通过为越南提供训练和装备,支持越南发展远征医疗能力。2018 年,在美国的支持下,越南向南苏丹部署了联合国二级医院力量。[58]

在"印亚太"地区,为了支持区域性的战区安全合作(Theater Security Cooperation),美国陆军区域卫生太平洋司令部(the U.S. Army Regional Health Command)运用 10 个直接通报单位,其中包括三军医学中心(Tripler Army Medical Center)、公共卫生司令部(Public Health Command)以及第 18 医疗指挥中心(Medical Command)等,开展了诸多卫生活动。[59]例如美国在"印亚太"地区主导的"太平洋天使行动",是由印度—亚洲—太平洋地区的多个国家联合展开的人道主义救援行动。"太平洋天使行动"包括一般健康、牙科、眼科、儿科、理疗和工程项目,以及各种人道主义救援赈灾事务专家交流。该行动不但提高了参与国在人道主义救援和赈灾方面的能力,同时为该地区提供所需的医疗卫生服务;更为重要的是,美国通过承担经常性的联合人道主义援助任务,开展人道和民事援助(humanitarian and civil assistance)和军民事务(civil-military operations),帮助太平洋地区需要援助的国家,以建立伙伴关系,打造伙伴国家的医疗和民事援助能力,展示美国对伙伴国家援助其国民的努力的承诺。2016 年 6 月,美国印太空军司令部与柬埔寨军队联合举行"太平洋天使"人道主义军事演习。该演习通过交流和强化突发公共卫生事件和灾难应急方面的专业知识,不仅提升了部队在维护和平和人道主义救援方面的能力,而且促进了美国和柬埔寨之间的双边关系。正如美国印太司令部公开声明所示,"该项行动不但明确表达了美国对亚太地区的承诺,而且凸显了美国对于和柬埔寨之间关系发展的重视"。[60]

"军队因其硬实力而产生权力,因为军队开展了广泛的人员交流、联合训练以及援助项目,所以也可以产生重要的软实力。"[61]美国海外生物实验室在东道国获得广泛认可,并促进了伙伴关系的建立和维系。甚至东道国在面临动荡局势和困难时,美国海外实验室依然正常运转。例如在埃及与以色列之间爆发的"六日战争"期间以及随后美国与埃及长达 7 年的外交关系中断期间,海军医疗研究第三实验室(NAMRU-3)成为美国唯一在埃及存在的部门。在 20 世纪 80 年代末期和 90 年代初期秘鲁发生内乱期间,美国海军通过其在秘鲁的海军医疗研究第六实验室(NAMRU-6)依然保持其在秘鲁的存在,为当地政府卫生官员和军事合作伙伴提供关于疫情暴发应对培训等,从而促进两国的伙伴关系。

第五节　美国军事部门全球公共卫生参与的特点

美国军事部门在全球公共卫生活动领域的有效参与离不开与其他相关部门的密切合作。军事部门在全球公共卫生领域的持续深度介入离不开国家安全战略的指导。上述两个方面也呈现出美国军事参与全球公共卫生活动的特点:部门协调方面的"一体化"和指导原则方面的"安全化"。

一、部门协调"一体化"

总的来说,在全球公共卫生活动领域,美国国防部在部门协调方面的"一体化"主要体现在两个方面：部门协作"一体化"和军民融合"一体化"。

首先，国防部与其他政府部门之间的"全政府"（whole-of-government）路径。"军队应当与其他美国政府部门积极开展协调，以追求战区安全合作；充分利用联合部队开展人道主义援助和赈灾活动，解决伙伴国家的需求。"[62]由于美国政府诸多部门参与全球公共卫生活动，因此为了确保美国全球公共卫生外交政策的一致性，提升美国全球公共卫生外交的整体效果，相关部门之间的协调就显得至关重要，这种一体化的"全政府"卫生参与路径，通过协调各部门之间在卫生相关方面的政策与活动，有效地避免部门之间的资源重叠和政策折冲，促进了部门之间行动的一致性。例如，国防部与国务院在全球公共卫生活动领域开展了几个方面密切的协调与合作。第一，国防部帮助设计和执行PEPFAR，特别是在开展与外国军方伙伴关系的相关活动方面；国防部派遣其"艾滋病防御项目"官员作为代表，参加国务院"全球艾滋病协调员办公室"召集的 PEPFAR 工作组。第二，根据美国《对外援助法》，国防部与国务院合作，共同决定和分配国防部的"防务安全合作局"（Defense Security Cooperation Agency）账户资助的人道主义援助项目；此外，国防部防务威胁削减局（the Defense Threat Reduction Agency）的合作生物接触削减项目与国务院的"合作威胁削减办公室"（Office of Cooperative Threat Reduction）的生物安全接触项目合作，共同制定和实施世界范围的生物威胁削减活动。第三，国务院向国防部的各个作战司令部派遣一定数量的代表，其中包括从事卫生工作的代表。军队的联络官员被派遣到美国国际开发署民军合作办公室，以协调海外的发展和防御活动。美国国际开发署也派代表到美国海军战区总部，参与战区安全合作协调活动。

此外，美国国防部防务威胁削减局的"合作生物接触削减项目"与国务院、美国国际开发署、疾控中心等部门合作，支持发展中国家的公共卫生能力建设。例如，在格鲁吉亚，国防部与国际开发署和疾病控制中心合作，帮助建立新的鲁格中心（Luger Center），中心目前是格鲁吉亚最先进的生物医学实验室，成为独联体区域乃至全球公共卫生机构的合作枢纽之一,"鲁格中心将会扩展对格鲁吉亚以及该区域的传染病知识的了解,促进国际科学外交,帮助诸如世界卫生组织和世界动物卫生组织(World Organization for Animal Heath)等国际组织实现其使命"[63]。2013 年,美国国防部与美国疾控中心开展合作,帮助越南和乌干达等国家强化其公共卫生能力。2015 年,为了实施"全球卫生安全议程"(Global Health Security Agenda),美国国防部与国际开发署、国务院以及疾病控制中心组成跨部门代表团,在 17 个国家参加"全球卫生安全议程"启动会议。[64]

其次,军民融合的"一体化"政策。"民事部门和军事部门必须开展合作来实现全球疾病控制。"[65]在全球公共卫生参与方面,美国军事医疗部门与非政府组织的关系得到极大提升。例如,诸多民间非政府组织和高校的医疗专家定期参加美国海军的海上医疗活动。"一体化的军民合作对于稳定行动的成功至关重要,无论是实施还是支持稳定行动,国防部应该准备好与其他相关美国部门和机构、外国政府和安全部队、全球和区域性国际组织、国内外非政府组织以及私有部门和个人密切合作"。[66]美国军事部门开展的医疗稳定行动也与非政府部门开展了大量合作。例如,在 2013 年海地遭受严重地震灾害后,美国国防部立刻派出海军舒适号医疗船,与非政府组织展开密切合作,非政府组织的志愿者随船帮助赈灾,帮助当地政府开展有效的公共卫生系统重建。[67]

二、指导原则的"安全化"

传统定义安全的最主要因素是军事冲突或使用武力的可能性,而巴里·布赞(Barry Buzan)否定了这种安全理解。他提出的"安全化"理论认为,"实际上,没有什么既定的安全,当一个事物被视为安全问题时,它就是安全问题"。[68]也就是说,"安全化"理论的内容与安全的定义密切相关。概而言之,"安全化"就是掌握安全话语的施动者,经过"话语行为"渲染,把一个问题作为最高优先权提出来,通过对该威胁的集体反应和认同而贴上"安全"标签,"这样施动者就可以要求一种权利,以便通过非常措施应对威胁"。[69]卫生问题本来不属于传统安全领域,然而美国日益将卫生问题当作一个安全议题加以应对,即从国家安全的视角应对卫生问题。例如,1999 年克林顿政府首次将艾滋病称作对美国国家安全的一个"存在性威胁",在美国推动下,2000 年 1 月 10 日的联合国安理会专门讨论了艾滋病对非洲和平与安全、国际安全的影响,成功地启动了艾滋病问题的"安全化"。近年来,美国情报部门已经发布诸多关于传染病和全球公共卫生问题具有的国家安全含义的报告。[70]美国历年发布的《国家安全战略》都阐述了卫生问题对国家安全的含义。例如,2010 年《国家安全战略》认为,"美国追求一种综合的全球公共卫生治理战略;在促进全球公共卫生方面,美国拥有一种道义和战略利益"。[71]

作为美国国家安全利益的重要实施部门,美国国防部也将"安全化"作为其全球公共卫生参与的指导原则,也就是说,美国国防部的全球公共卫生参与以国家安全为导向,成为美国国家安全战略的"赋能器"(enabler)。总的而言,美国国防部的全球公共卫生活动主要集中在全球疾病监测网络和生物反恐两个方面,而这两个方面充分体现了国防部全球公共卫生参与的"安全化"导向。

首先,美国国防部构建了全球疾病监测网络,为国家安全加上"再保险"。随着非典、埃博拉以及禽流感等复发和新发传染病的频发,如何能够对暴发于海外的传染病进行早期监测,从而在这些传染病扩散到本土之前,使美国有足够的时间采取必要的应对之策,就成为国防部的一个优先事项。显而易见,完善的全球疾病监测计划将为美国国家安全设置一道重要的防线。"遏制致命性疾病在起源国的扩散对美国的国家安全利益至关重要";[72]"在面临疫情暴发时,全球公共卫生监测体系作为一种起到稳定作用的力量而促进美国国家安全"[73]。2002年,在国会通过《全球疾病监测法》后,国防部迅速行动,利用其在海内外的生物实验室,在全球层面对生物实验室、个人以及疾病暴发事件进行追踪和评估,建立"全球新发疾病监测和应对系统"。美国军事部门"发现、确诊以及明确一种病原体的来源将使美国政府能够更好地应对疾病暴发事件,明确这些疾病暴发事件是自然暴发还是人为导致;因此,我们(国防部)正在扩大生物威胁削减项目,以建立一个全球疾病监

测和应对网络".[74]

其次,美国国防部越来越重视以公共卫生为手段,开展生物反恐。"9·11"事件之后爆发的"炭疽"恐怖袭击使得美国政府对潜在的生物恐怖威胁日益感到担忧。[75]尽管美国还没有遭受过生物恐怖活动导致的大规模伤亡事件,但是美国的专家和决策者认为,恐怖主义组织一直在试图发展这种能力。[76]经美国中央情报局调查,"基地"组织曾经招募两位人员来发展生物武器。[77]但是,"基地"组织最终还是"因为缺乏成功获得生物武器的科学技术而放弃研制生物武器"[78]。尽管如此,生物反恐已上升为美国国家安全重要议程。2002年,美国国会通过《公共卫生安全和生物恐怖预备和应对法》,强调公共卫生手段在生物反恐中的重要性。[79]实际上,早在1998年,美国就有生物武器专家认为,"新发传染病和生物恐怖主义的出现,使得公共卫生和国家安全合二为一"。[80]特朗普政府2017年公布的《国家安全战略报告》也认为,"生命科学领域的进步促进了卫生、经济和社会发展,同时也为那些存有害人之心的行为体打开了方便之门,那些一心想拥有生物武器的国家行为体有可能研发更为先进的生物武器,那些心存恶意的非国家行为体也可能会获得这种能力"。[81]因此,美国国防部的公共卫生系统也走上了以国家安全为导向的生物反恐前线。正如曾经担任美国参谋长联席会议主席的迈克尔·马伦所言,美国军事部门的"医疗稳定行动""从长远来看,将会对我们(美国)的全球反恐战争产生重要影响"。[82]

第六节 美国军事部门全球公共卫生参与的动机

毋庸置疑,美国军事部门通过构建全球传染病监测网络,开展"医疗稳定行动"和卫生外交合作,在一定程度上促进全球公共卫生状况的改善,特别是促进了与其有伙伴关系的国家的公共卫生能力建设。但是,这只是美国军事部门全球公共卫生参与的一个副产品而已。"大多数将卫生问题界定为一个安全和战略问题的话语都是由发达国家的机构、决策者和分析家所提出,他们关切的只是疾病如何影响到他们的利益,而非其政策如何影响全球疾病负担。"[83]在"安全化"原则指导下的美国军事部门全球公共卫生参与更是如此。美国军事部门全球公共卫生参与的利他结果充其量是一种外溢效应,其主要出于服务于其国家安全和霸权护持的利己动机。

一、美国军事部门的全球公共卫生参与服务美国国家安全

"国防部的卫生行动已经越发成为促进美国国家安全利益的工具。"[84]正如美国国防部负责卫生事务的助理国务卿托马斯·麦卡弗里(Thomas McCaffery)在2018年伦敦举办的"医疗支持行动"会议上所言,"全球公共卫生安全是美国国家安全必不可少的一部分"。[85]美国军事部门在全球疾病监测领域的"安全化"路径表明,其在全球疾病监测网络建设方面的努力,并非为了改善全球公共卫生状况,而主要是为了促进美国国家安全。[86]正如美国国会参议员杰西·赫尔姆斯所言,"《全球疾病监测法》的一个意图就是抗击恐怖主义和强化美国国家安全"。[87]美国国防部建立"全球新发传染病监测和反应系统"以及在世界各地运营诸多生物医学实验室,也主要是因为"在面临疫情暴发时,全球传染病监测系统作为一种起到稳定作用的力量而促进美国国家安全"[88]。"9·11"事件之后爆发的炭疽恐怖袭击使美国意识到,生物恐怖主义将对国家安全构成威胁。因此,美国军事部门也越发重视运用卫生资源,来应对潜在的生物恐怖威胁。例如,国防部启动了受威胁驱动的(threat-driven)生物防御项目和受情报驱动的(intelligence-driven)全球公共卫生安全措施。前者主要是如何保护美国军事人员免受敌方使用生物武器攻击的威胁;例如,国防部在2007年发起"变革医学技术"(the Transformational Medical Technologies)项目,以更好应对和保护战斗人员免受新发的、转基因的以及来源不明的生物威胁制剂的袭击;[89]后者主要是通过在全球层面对生物实验室、个人以及疾病暴发事件进行追踪和评估,来实现生物武器军备控制和反恐。例如,国防部帮助格鲁吉亚重建和扩展其传染病实验室网络,支持肯尼亚和乌干达提升其实验室生物安全,以防生物实验室制剂落入恐怖分子手中或被滥用。[90]

二、美国军事部门的全球公共卫生参与服务于其霸权护持战略

霸权周期理论认为,霸权的兴衰是一种必然,而霸权护持也成为霸权国的必然现实选择。[91]霸权国会利用和控制各种资源,以维持有利于霸权国的国际权力结构。进入 21 世纪以来,伊拉克战争、金融危机以及金砖国家等新兴经济体的崛起,美国霸权的影响力和合法性受到严重挑战。美国中央情报局在 2000 年发表的报告称,"传染病有可能加剧大国为了控制稀有国家资源的斗争,从而影响到美国国家安全"。[92]然而在当今时代,霸权护持无法仅仅依赖武力,通过先发制人战争来实现"强性"霸权护持也存在极大的风险。因此,美国军事部门的全球公共卫生参与成为美国实现"软性"霸权护持的重要方式之一。美国国家情报理事会在 2008 年发布的报告认为,全球卫生是一个富有成效的外交领域,其中包括缓和与对手的关系、消除美国与发展中国家的紧张关系。[93]为了应对中国在亚太地区的快速崛起,美国战略中心开始向"印亚太"(Indo-Asia-Pacific)地区转移,美国军事部门在该区域的卫生投资也逐渐加大。自 2018 年以来,美国军事部门与印亚太区域国家开展了一系列行动,促进全球卫生安全领域的军事和民事能力的融合。为了促进与区域内国家的伙伴关系的正式化,美国印亚太战区司令部与澳大利亚国防部在 2023 年 7 月联合举办了首次印太卫生安全联盟(the Indo-Pacific Health Security Alliance)会议。

2004 年南亚大海啸之后,美国国防部启动了"太平洋伙伴关系"(Pacific Partnership),开始每年派遣太平洋海军舰队展开人道主义任务,通过与太平洋区域的各国政府、军队以及人道主义救援和非政府组织合作,共同执行救援行动,以加强各国共同协作的能力和关系。2012年,美国国防部在"太平洋伙伴关系"计划框架下,与印度尼西亚、菲律宾、越南、柬埔寨等国开展联合行动,为上述国家民众提供公共卫生服务。这也是美国在亚太地区实施的有史以来规模最大的年度人道主义援助行动,共有 16 个国家参与,包括马来西亚、印度尼西亚、菲律宾、越南等国家。2015 年 9 月,美国与越南共同主办以"全球公共卫生合作"

为主题的首届亚太军事卫生交流会议,以庆祝美越两国关系正常化20周年。为了提升与缅甸的关系,美国国会2015年通过《国家防御授权法》,允许与缅甸在医疗与卫生标准促进、人道主义援助和赈灾等方面开展军事合作。[94]双方军事医疗部门重点针对当地高发的抗药性疟疾(Artemisnin-Resistant Malaria,ARM)的应对开展了合作。"美国和缅甸之间的任何专业军事合作必须要推动强化两国全面关系这一目标。"[95]美国在印亚太区域与其他国家开展的卫生合作致力于双方关系的加强,从而为美国在该区域的霸权护持打造战略支点。美国军事部门在伊拉克开展的"医疗稳定行动"也同样出于维护美国在中东地区的霸权。

第七节 美国全球公共卫生活动的
军事参与所带来的问题

非典、埃博拉、禽流感以及新冠病毒等新发和复发传染病的频发表明,世界各国在卫生安全领域日益相互依赖,也充分凸显在公共卫生领域建立人类命运安全共同体的重要性和紧迫性。例如在2017年2月召开的慕尼黑安全会议上,卫生安全被列为三个圆桌论坛讨论的主题之一。[96]其他国家军事部门也日益接入全球公共卫生活动。再如,为了抗击2016年爆发的"寨卡"(Zika Virus)危机,巴西部署了22万陆军、海军和空军军事人员参与疫情应对,这也是该国历史上最大规模的军事动员。[97]美国军方也积极开展全球公共卫生外交,深度介入全球公共卫生活动,因为"全球公共卫生外交是美国安全议程的一个支柱"。[98]然而,"美国军队是美国政治利益的一个工具,因此美国军队在全球公共卫生领域的参与也是一种政治行为"[99]。也就是说,美国军事部门的全球公共卫生参与虽然在一定程度上促进了全球公共卫生治理的发展,但是其目的并非将公共卫生外交当作一种改善全球健康的工具,而是将其视作国家安全的"赋能器"。例如,美国为了顺利地从法国手中夺得巴拿马运河的开凿权和管辖权,在将来牢牢控制这条战略要道,美国军事医学部门在疟疾和黄热病的控制方面加大投入,解决了上述传染病的控制问题。[100]美国军事部门"安全化"的全球公共卫生参与政策和军民一体化的做法也给全球公共卫生活动带来一定的问题。

一、美国军事部门基于国家安全的全球公共卫生参与凸显美国国家安全目标和全球公共卫生发展之间的张力

这种将国家安全目标置于全球公共卫生和发展目标之上的做法，将有碍于全球健康促进的实现，因为安全并非对全球健康促进的承诺，而是有关自利。"全球公共卫生治理战略的导向应当是满足医疗需求，而不是满足国内安全或外交政策需求。"[101]将卫生问题界定为安全问题，将会扭曲卫生优先事项，资源和关注点将不会集中在那些更为急迫的卫生需求。"将具体的卫生问题（特别是流行病）界定为全球公共卫生风险，从而建立全球疫情情报系统和研发医学应对措施，更有利于促进美国和其他高收入国家的利益，而非促进广大贫穷国家的卫生利益。"[102]正如有专家所言，"具有讽刺意义的是，美国使用医疗船来实现政治目标的做法，事实上可能有损于发展领域采取的卫生行动，给这些卫生行动带来更重的负担。"[103]以全球传染病监测网络为例，全球传染病的有效监测和应对取决于世界各国特别是广大发展中国家的公共卫生能力建设。《国际卫生条约》（2005）规定，各成员国有义务在 2012 年之前建立和维持必要的核心能力，以监测、风险评估、通报和应对公共卫生风险和突发事件。然而到 2015 年 11 月，世界卫生组织 193 个成员国中只有 65 个国家达到核心能力的最低要求。[104]美国国防部通过在海外建立医学实验室，打造有效的全球疾病监测网络，对于许多发展中国家来说虽然起到了传染病暴发预警的作用，然而这些发展中国家当前所面临的更严峻的挑战是，如何解决药品匮乏问题和其他应对监测信息所需要的资源问题。鉴于发展中国家面临更紧迫的现实关切，与疾病监测网络相比，发展中国家急需的是卫生技术转让和能力建设。[105]"解决大多数全球公共卫生问题不应当是基于国家安全的考量。"[106]美国军事部门的全球公共卫生参与模式不应当只满足其"硬安全"要求，还需要最终认识到广大发展中国家更高的优先问题，即"软安

全"或发展诉求。

毋庸置疑,美国军事部门的医疗稳定行动使得受援国受益,然而,至于医疗维稳行动在多大程度上促进了当地卫生的发展,美国国防部却很少开展系统评估。这就表明,美国军队关注的并不是如何通过医疗稳定行动来促进卫生发展,而是通过展示美国的善意形象来应对美国在海外的负面认知问题。正如美国小布什总统的顾问卡伦·休斯(Karen Hughs)坦言,美国海军开展的医疗外交使命并不只是提供医疗保健,还要"以高调的方式来开展"。[107]

在全球公共卫生活动领域,对安全的过度强调将会使其优先议程有利于发达国家,同时限制了发展中国家解决其卫生问题时的资源利用。因此,有必要防止卫生资源被用来解决安全优先事项。在很多国家,生物武器问题不是优先解决的问题,那些遭受严重疾病负担的发展中国家尤其如此。然而美国军事部门的全球公共卫生活动,不管是全球传染病监测网络还是生物反恐措施,其"基于安全逻辑之上的全球公共卫生倡议并没有将高风险的民众群体置于优先地位,也没有解决受援助的发展中国家的社会脆弱性"。[108]

此外,美国的生物防御项目也带来致命生物制剂扩散的风险。2001年,为了在确保其生物研究项目的安全性方面落实个人问责制,美国军事部门实施了一项新的"生物确保项目"(biological surety program)。美国军事部门从其核武器安全确保项目(nuclear surety program)借用了这个概念,并将其运用于生物防御研究项目。然而,美国使用"生物确保"这一术语的做法遭到广泛批评,因为该概念源于其核武器项目。既然美国实施了"生物确保项目",那么此举有双重含义:一是美国实施了生物武器项目,这样就违反了《禁止生物武器公约》,二是美国军方的生物学家的目标是研制进攻性的生物武器,而非研究生物安全防御。[109]

为了开展生物反恐,美国军方生物实验室也发起了生物防御项目,这样就加剧了生物制剂泄露的可能,从而使得生物恐怖主义的风险陡增。"大规模杀伤性武器扩散和恐怖主义预防委员会"曾经警告:"美国不应当如此担忧恐怖分子会成为能够制造生物武器的生物专家,而应当更多关切生物专家可能会成为恐怖分子。"[110]美国生物防御项目的发展已经增加了来自内部的风险,即生物专家可能会出于恶意目的而扩散自己掌握的生物制剂知识和接触病原体。实际上,这种风险已有先例。例如,美国中央情报局针对"9·11"事件之后的炭疽恐怖袭击的调查结果显示,美国陆军传染病医疗研究所(该研究所是美国军方主要生物防御研究部门)的一名生物科学家实施了2001年的炭疽袭击。[111]目前,美国有1 300多所生物防护(bio-containment)实验室,14 000多名生物实验室工作人员可以接触到这些致命性生物制剂和病毒。[112]尽管美国本土的生物安全4级(BSL-4)实验室有着良好的安全记录,美国军方海外的生物安全4级实验室曾经发生过致命的实验室感染事件,并导致实验室外人员的间接感染。[113]因此,美国的生物防御项目无疑将带来潜在的生物制剂扩散风险。

二、美国军事部门在卫生领域的人道主义参与对东道国的人道主义援助产生不利的影响

实际上,关于军事部门是否应当担当人道主义救援使命,或者军事部门是否能够真实体现人性化、中立以及独立等传统的人道主义的价值观,已经有学者做了论述。[114]非政府组织是人道主义援助的重要力量,而美国将对外援助的发展、政治和军事目的整合在一起的做法,为如何协调与非政府组织的发展合作带来难以克服的障碍。美国威尔逊国际研究中心学者弗雷德里克·比尔克勒(Frederick Burkle)认为,"美国军队开展的人道主义项目本质上都是政治性的"。[115]美国国防部在全球公共卫生领域开展的人道主义行动亦然。"使用军队开展人道主义行动,在军事、政治和法律方面都并非中立。"[116]世界卫生组织主导的全球公共卫生小组(the Global Health Cluster)认为,"人道主义行动不应当被用来促进安全和政治议程"。[117]而美国军事部门的全球公共卫生参与恰恰主要是为了实现其政治和安全目标,"美国军事部门的全球公共卫生参与必须最终服务于美国国家军事战略,即为美国的军事优先事项提供战略指南"。[118]其所开展的"医疗稳定行动"、生物反恐和

全球传染病监测活动概莫能外。

以美国在阿富汗和伊拉克开展的医疗稳定行动为例,美国军事部门与当地的非政府组织和个人合作开展卫生领域人道主义援助,结果也将这些非政府组织和个人置于反政府组织的攻击目标的境地。2011年,美国在巴基斯坦追捕本·拉登的过程中,军事部门为了对位于伊斯兰堡附近阿伯塔巴德地区的本·拉登疑似藏身处进行监控,雇用了一名巴基斯坦外科医生,让他出面在阿伯塔巴德免费注射乙肝疫苗,通过注射疫苗获得当地居民的 DNA 样本,再与本·拉登死去的妹妹的 DNA 进行对比,以此来确认本·拉登藏身该处。这项秘密行动暴露后,活跃在巴基斯坦境内的激进分子针对国外医务工作者特别是疫苗接种人员实施了一连串报复袭击,多个国际救援组织不得不从该国撤出工作人员。仅仅在 2011 年 12 月,就有 8 位疫苗接种工作人员遭到武装分子的杀害。联合国不得不暂停在巴基斯坦的脊髓灰质炎根除活动,而在巴基斯坦每年有 15 万儿童死于这种只要接种疫苗就可以预防的疾病。[119]巴基斯坦也因此成为 3 个没有根除脊髓灰质炎的国家之一(另外两个国家是阿富汗和尼日利亚)。美国军事部门这种以公共卫生活动来掩护其军事行动的做法在公共卫生界引起强烈不满。2013年 1 月,包括哈佛大学、约翰·霍普金斯大学等 12 所有公共卫生学院的美国大学的校长联合上书奥巴马总统,抗议美国安全部门的这种做法,认为美国军事部门"这种情报收集方法带来严重后果,影响了公共卫生领域的工作"[120]。总之,美国军事部门在卫生方面与非政府组织和个人合作的方法,使得军事部门活动和人道主义卫生援助工作之间的界限变得模糊起来,结果导致当地的卫生和人道主义活动变得混乱,以至于非政府组织的医疗人员也成为被攻击的对象。"哪怕是出于最善意的目的,军事卫生援助也将危及人道主义援助机构和东道国政府的工作。"[121]这种通过直接提供医疗服务来交换纯粹用于军事目的的情报的做法,不但有违于伦理,也与国际人道主义原则背道而驰。

本 章 小 结

"军队不但因其硬实力而产生权力,而且可以产生重要的软实力,因为军队开展了广泛的人员交流、联合训练以及援助项目。"[122]美国军事部门的全球卫生外交活动更是如此。作为当今全球公共卫生活动领域最大的国家行为体,美国越来越重视利用其军事卫生资源来应对全球公共卫生安全危机。美国的全球公共卫生参与呈现出"军事化"的趋势。美国军事部门通过整合医疗卫生资源,优化机构设置,充分发挥优势,促进全球传染病监测网络建设,来促进国家安全,服务于其霸权护持战略,这些都充分体现了美国在全球公共卫生参与的部门协调"一体化"和指导原则"安全化"理念,也就是说,美国军事部门的全球公共卫生参与是一种基于国家安全的路径(national security-based approach)。美国军事部门利用卫生资源强化与其他国家的伙伴关系,并通过开展"医疗稳定行动",来追求美国在当今国际体系中的"软性"霸权护持。

毋庸置疑,美国军事部门的全球公共卫生参与在一定程度上提升了全球公共卫生状况,在全球传染病监测体系建设和生物反恐方面的努力无疑会降低当前国际社会面临的生物安全风险,美国军事部门的全球公共卫生参与也有明确的人道主义目标,"但是其之所以这样做的一个主要目的是促进美国的安全"。[123]事实上,"解决大多数全球公共卫生问题不应当是基于国家安全的考量"。[124]因为这种基于国家安全和政治目标之上的全球公共卫生活动扭曲了当今全球公共卫生问题中的优先事项,与整体上基于发展路径的(development-based approach)全球公共卫生活动有着潜在冲突。事实上,全球卫生的可持续发展取决于广大发展中国家公共卫生能力的加强。"国家安全至上"的全球公共卫生治理战略难以在国家安全目标和全球公共卫生目标之间达成平衡,对于全球公共卫生的可持续发展并无裨益。美国军事部门的全球公共卫生参与中的军民融合也危及了民间组织在全球公共卫生活动中的中立地位,从而不利于民间组织在全球公共卫生活动中更好地发挥作用。甚至有专家认为,美国"全球卫生的军事化正在带来负面影响"。[125]"军事部门和其他全球卫生行为体的不同之处就在于,国际军事行动主要是出于防御和安全的考虑,而非出于人道主义和卫生公平的考虑。"在当今公共卫生安全全球相互依赖的背景下,有效的全球公共卫生活动最终取决于发展中国家的公共卫生能力建设。"美国军事部门已经在卫生外交的外衣下重新命名其人道主义项目。"[126]这种以人道主义之名,行国家安全和战略政治利益之实的做法,并没有从源头上致力于改善全球公共卫生能力建设这一关键而薄弱的环节。正如有专家在2017年举办的慕尼黑安全会议上所言,"外国军事部门的卫生外交活动可能会促进卫生体系的加强,特别是在低收入国家和那些军事部门是民众卫生服务主要提供者的国家,但是,军事部门并非一个合适的卫生服务提供者",[127]美国的军事部门亦不例外。

注释

1. Joshua Michaud, et al., "Militaries and Global Health: Peace, Conflict, and Disaster Response," *Lancet*, Vol.393, Issue.10168, 2019, p.276.

2. Thomas Cullison, Charles Beadling, Elizabeth Erickson, "Global Health Engagement: A Military Medicine Core Competency," *Joint Force Quarterly*, No.80, 1st Quarter 2016, p.55.

3. "全球公共卫生安全议程"是美国在2012年2月主导和发起的多边卫生国际合作与援助机制,旨在现有全球公共卫生安全机制基础上,通过加强各国的公共卫生能力建设,以有效地预防、发现和应对由新发传染病和生物恐怖导致的全球公共卫生安全威胁。到2018年2月,共有64个国家加入该机制。详见 https://www.ghsagenda.org/about。

4. U.S. Department of Defense, *2023 Biodefense Posture Review*, Washing D. C., 2023.

5. The White House, *National Security Strategy 1994*, Washington D.C., July 1994, p.9.

6. The White House, *National Security Strategy 2006*, Washington D.C., 2006, p.13.

7. The White House, *National Security Strategy 2015*, Washington D.C., 2015, p.2.

8. Ibid., p.14.

9. The White House, *National Security Strategy 1994*, Washington D.C., July 1994, p.18.

10. The White House, A *National Security Strategy for a New Century*, Washington D.C., December 1999, p.3.

11. Ibid., p.13.

12. The White House, *National Security Strategy*, Washington D.C., 2002, p.vi.

13. The White House, *National Security Strategy 2006*, Washington D.C., 2006,

p.23.

14. Ibid., p.48.

15. Ibid., p.22.

16. The White House, *National Security Strategy 2010*, Washington D. C., pp.48—49.

17. Ibid., Washington D.C, 2010, p.39.

18. The White House, *National Security Strategy 2006*, Washington D.C., 2006, p.44.

19. The White House, *National Security Strategy 2010*, Washington D.C., 2010, p.24.

20. The White House, *National Security Strategy 2017*, Washington D.C., 2017, p.8.

21. 其他两项分别是:应对大规模杀伤性武器威胁;强化边界控制和移民政策。详见 The White House, *National Security Strategy*, Washington, 2017, p.8。

22. 其他两个优先行动分别是支持生物医学创新;提升应急能力。详见 The White House, *National Security Strategy*, Washington, 2017, p.9。

23. The National Military Strategy of the United States of America, 见 https://www.army.mil/e2/rv5_downloads/info/references/NMS_Feb2011.pdf。

24. Glendon Diehl, et al., "Measures of Effectiveness in Defense Engagement and Learning (MODEL): Conceptual Study Design," *Lancet*, Vol.381, S39, 2013, https://www.thelancet.com/action/showPdf?pii=S0140-6736%2813%2961293-3.

25. The National Military Strategy of the United States of America, 见 https://www.army.mil/e2/rv5_downloads/info/references/NMS_Feb2011.pdf. p.15。

26. Secretary of Defense Message (DTG 152052z May 13), "Policy Guidance for DoD Global Health Engagement," May 15, 2013.

27. U.S. Congress, *Biodefense Strategy Act*, 114th Congress., 2d session., 2016. S. Rep. https://www.congress.gov/congressional-report/114th-congress/senate-report/306/1114-306, https://www.congress.gov/114/crpt/srpt306/CRPT-114srpt306.pdf.

28. Office of the Under Secretary of Defense for Policy, *DoD Instruction 2000.30*, *Global Health Engagement (GHE) Activities*. July 12, 2017, https://fas.org/irp/doddir/dod/i2000_30.pdf.

29. American Congress, National Defense Authorization Act for Fiscal Year 2013, Sect 715, https://www.congress.gov/bill/112th-congress/house-bill/4310.

30. 其他两个领域包括:开展人权、武装冲突法律、军队的民事控制、法治及其他法律事务方面的咨询、教育和培训;举办有关防务机构改革方面的教学和工作坊。详见 H.R. 4435 Howard P, "*Buck*" McKeon National Defense Authorization Act for Fiscal Year *2015*, 113th Congress (2013—2014), https://www.congress.gov/bill/113th-congress/house-bill/4435。

31. Roy M. Macleod, *Science and the Pacific War: Science and Survival in the Pacific*, *1939—1945*, Dordrecht: Kluwer Academic Publishers, 1999, p.58.

32. The White House, *Fact sheet: Biden-Harris administration ANNOUNCES expansion of global health security partnerships and releases annual progress report*, 2022, 见 https://www.whitehouse.gov/briefing-room/statements-releases/2022/11/29/fact-sheet-biden-harris-administrationannounces-expansion-of-global-health-securitypartnerships-and-releases-annual-progress-report/。

33. US Department of Defense, *Memorandum of Understanding between the Office of the Assistant Secretary of Defense for Nuclear, Chemical and Biological Defense Programs and the Office of the Assistant Secretary of Defense for Health Affairs*, July 12, 2012.

34. James Peake, Stephen Morrison, Michell Ledgerwood, and Seth Gannon, *The Defense Department's Enduring Contribution to Global Health: The Future of the U.S Army and Navy Overseas Laboratories*, Washington, DC: CSIS, June 2011, p.VIII.

35. 这些实验室分别包括:美国海军医学研究第二实验室(U.S. Naval Medical Research Unit No.2)(夏威夷),该实验室主要负责东南亚国家的传染病监测;美国海军医学研究分队第三实验室(U.S. Naval Medical Research Unit No.3)(埃及开罗);美国海军医学研究第六实验室(秘鲁利马)。其中夏威夷是美国海军医疗研究分队第二实验室(NAMRU-2)临时所在地,第二实验室自1970年起设在印度尼西亚,后来由于美国政府要求印度尼西亚政府给予实验室所有美方工作人员外交豁免权以及两国之间的其他矛盾,美国海军被迫将该实验室临时迁移至夏威夷。

36. Jeffrey B. Warner, "To Enable and Sustain Pacific Air Forces' Theater Security Cooperation as a line of Operation," *Air & Space Power Journal*, January-February 2015, p.93, https://apps.dtic.mil/sti/tr/pdf/ADA622596.pdf.

37. MAJ Jeffrey Gambel, CAPT Richard Hibbs, JR., "U.S. Military Overseas Medical Research Laboratories," *Military Medicine*, Vol.161, No.11, 1996, pp.638—645.

38. Col Martin Ottolini, MAJ Mark Burnett, "History of Military Contributions to the Study of Respiratory Infections," *Military Medicine*, Vol.170, No.4, 2005, pp.66—70.

39. 该系统是美国国内外各军事调查单位的一体化网络,被授权对传染病的监测、调查和适当应对提供支持。

40. Jeremy Sueker, et al., "Influenza and Respiratory Disease Surveillance: The US Military's Global Laboratory-based Network," *Influenza and Other Respiratory Viruses*, Vol.4, No.3, 2010, p.159.

41. James Peake, Stephen Morrison, Michelle Ledgerwood and Seth Gannon, *The Defense Department's Enduring Contribution to Global Health: the Future of the U.S. Army and Navy Overseas Laboratories*, Washington, DC, Center for Strategic and International Studies, June 2011.

42. Andrew James Birtle, *U.S. Army Counterinsurgency and Contingency Operations Doctrine: 1942—1976*, Washington D.C.: Center of Military History, 2006, p.421.

43. Ibid.

44. Department of Defense, "Stability Operations," Department of Defense Directive, Washington D.C. 2005, p.2, https://fas.org/irp/doddir/dod/d3000_05.pdf.

45. US Department of Defense, *Instruction on Stability Operations*, 3000.05, September 16, 2009, https://www.esd.whs.mil/Portals/54/Documents/DD/issuances/dodi/300005p.pdf?ver=2019-01-28-141537-720#:~:text=It%20is%20DoD%20policy%20that,proficiency%20equivalent%20to%20combat%20operations.

46. MAJ Jay B. Baker, MC USA, "The Doctrinal Basis for Medical Stability Operations," *Military Medicine*, Vol.175, No.1, 2010, p.14.

47. Alex De Waal, "Militarizing Global Health", *Boston Review*, Nov 11, 2014.

48. US Department of Defense, *Department of Defense Instruction (DODI) 6000.*

16，*Military Health Support for Stability Operations*，17 May 2010，pp.1—2，http：//www.esd.whs.mil/Portals/54/Documents/DD/issuances/dodi/600016p.pdf.

49. Ibid.，p.1.

50. US Government Accountability Office，*Combating Terrorism：Actions Needed to Enhance Implementation of Trans-Sahara Counterterrorism Partnership*，July 31，2008，见 http：//www.gao.gov/products/GAO-08-860。

51. COL Edward C，Michaud Ⅲ，MAJ Gail Lynne Maxwell，"Medical Capacity Building Efforts in Northern Iraq 2009—2010，" *Military Medicine*，Vol.177，No.6，2012，p.676.

52. United States Southern Command，*Admiral Mullen：Missions like Comfort's Build Future Relationships*，*Trust*，June 19，2007，见 http：//www.southcom.mil/AppsSC/news.php?storyId=472。

53. John S. Badeau，"Diplomacy and Medicine，" *Bulletin of the New York Academy of New York*，Vol.46，No.5，1970，pp.303—312.

54. Celso Amorim，Phillippe Douste-Blazy，Hasan Wirayuda，et al.，"Oslo Ministerial Declaration-Global Health：a Pressing Foreign Policy Issue of Our Time，" *Lancet*，Vol.369，No.9570，2007，pp.1373—1378.

55. Richard Downie，ed.，*Global Health as a Bridge to Security：Interviews with U.S. Leaders*，Center of Strategic and International Studies，September 2012.

56. 转引自丁绍彬：《美国国家安全战略调整与对外援助变革》，载许嘉、陈志瑞：《取舍：美国战略调整语版权护持》，社会科学文献出版社 2014 年版，第 197 页。

57. Naval Medical Research Center，Naval Medical Research Unit 2，http：//www.med.navy.mil/sites/namru2pacific/Pages/default.aspx.

58. U.S. Department of State，*US security cooperation with Vietnam fact sheet*，2023，见 https：//www.state.gov/u-s-security-cooperation-with-vietnam/。

59. LTC DerekLicina，et al.，"Establishing a Predictable Military Global Health Engagement Funding Authority，" *Military Medicine*，Vol.181，2016，p.1397.

60. Susan Harrington，"Pacific Angel 16-2 Concludes with Closing Ceremony，" *U.S. Pacific Air Forces*，June 21，2016，http：//www.pacom.mil/Media/News/News-Article-View/Article/805564/pacific-angel-16-2-concludes-with-closing-ceremony/.

61. Joseph Nye，"Public Diplomacy and Soft Power，" *The Annals of the American Academy of Political and Social Science*，Vol.616，2008，p.106.

62. U.S Department of Defense，*National Military Strategy*，Washington：D.C.，2011，p.14.

63. "Luger Applauds Openning of Nunn-Lugar Bio-threat Laboratory in Tbilisi，George，" March 17，2011，https：//www.foreign.senate.gov/press/ranking/release/lugar-applauds-opening-of-nunn-lugar-bio-threat-laboratory-in-tbilisi-georgia.

64. Daniel J. Brencis，et al.，"CDC Support for Global Public Health Emergency Management，" *Emerging Infectious Diseases*，Vol.23（Suppl.1），2017，p.186.

65. David Blazes and Kevin Russell，"Joining Forces，" *Nature*，Vol.477，2011，p.395.

66. Department of Defense Instruction 3000.05，"Military Support for Stability, Security, Transition, and Reconstruction Operations，" November 28，2005，p.3，https：//fas.org/irp/doddir/dod/d3000_05.pdf.

67. Terbush James，Miguel Cubano，"DOD and NGOs in Haiti—A Successful Part-

nership," *World Medical and Health Policy*, Vol.4, No.2, 2012, pp.1—6.

68. ［英］巴里·布赞、奥利·维夫等主编:《新安全论》,朱宁译,浙江人民出版社2003年版,第 13 页。

69. 同上书,第 36 页。

70. 详见 National Intelligence Council, *The Global Infectious Disease Threat and Its Implications for the United States*, National Intelligence Estimate, 2000; National Intelligence Council, *The Next Wave of HIV/AIDS: Nigeria, Ethiopia, Russia, India, and China*, 2002; National Intelligence Council, *SARS: Down but still a Threat*, Intelligence Community Assessment, 2003; National Intelligence Council, *Strategic Implications for Global Health*, 2008。

71. The White House, *National Security Strategy*, Washington, 2010, p.8.

72. Rex Tillerson, "Remarks at the Grand Challenges Annual Meeting," October 4, 2017, https://www.state.gov/secretary/remarks/2017/10/274635.htm.

73. Carleton J. Phillips, Anne M. Harrington, Terry L. Yates, Gary L. Simpson, and Robert J. Baker, *Global Disease Surveillance*, *Emergent Disease Preparedness*, and *National Security*, Texas Tech University, 2009, p.1.

74. U.S. Department of Defense, *Quadrennial Defense Review*, Washington D.C., February 2010, p.36.

75. 关于美国政府对生物武器威胁关切的讨论,详见 Jeanne Guillemin, *Biological Weapons: The History of State-Sponsored Programs and Contemporary Bioterrorism*, New York: Columbia University Press, 2005; Susan Wright, "Terrorists and Biological Weapons: Forging the Linkage in the Clinton Administration," *Politics and the Life Sciences*, Vol.25, Nos.1—2, 2006, pp.57—115; Milton Leitenberg, *Assessing the Biological Weapons and Bioterrorism Threat*, Carlisle Barracks, Pa.: Strategic Studies Institute, U.S. Army War College, 2005; Greg D. Koblentz, *Living Weapons: Biological Warfare and International Security*, Ithaca, N.Y.: Cornell University Press, 2009。

76. Rolf Mowatt-Larssen, "Al Qaeda Weapons of Mass Destruction Threat: Hype or Reality? A Timeline of Terrorists' Efforts to Acquire WMD," Belfer Center for Science and International Affairs, Harvard Kennedy School, January 2010.

77. George Tenet, Bill Harlow, *At the Center of the Storm: My Years at the CIA*, New York: Harper Collins, 2007, pp.278—279.

78. William Rosenau, "Aum Shinrikyo's Biological Weapons Program: Why Did It Fail?" *Studies in Conflict and Terrorism*, Vol.24, No.4, 2001, p.296.

79. U.S. Congress, *H.R. 3448 — Public Health Security and Bioterrorism Preparedness and Response Act of 2002*, Washington D.C., 2002.

80. Christopher F. Chyba, *Biological Terrorism*, *Emerging Diseases and National Security*, New York: Rockefeller Brothers Fund, 1998. p.5.

81. The White House, *National Security Strategy*, Washington D.C., 2017, p.9.

82. United States Southern Command, *Admiral Mullen: Missions like Comfort's Build Future Relationships*, *Trust*, June 19, 2007, http://www.southcom.mil/AppsSC/news.php?storyId=472.

83. Alan Ingram, "The New Geopolitics of Disease: Between Global Health and Global Security," *Geopolitics*, Vol.10, No.3, 2005, p.538.

84. Thomas R. Cullision, Charles W. Beading, Elizabeth Erickson, "Global Health Engagement: A Military Medicine Core Competency," *Joint Force Quarterly*, No.80,

1st Quarter 2016，p.55.

85. The Military Health System，*In it together：Fighting global health threats takes partnerships*，April 12，2018，https：//health.mil/News/Articles/2018/04/12/In-it-together-Fighting-global-health-threats-takes-partnerships.

86. Philippe Calain，"From the Field Side of the Binoculars：a Different View on Global Public Health Surveillance，" *Health Policy Plan*，Vol.22，No.1，2007，p.19.

87. US Congressional Record，August 01，2002，p.S8025，http：//www.thomas.gov/cgi-bin/query/R?r107：FLD001：S58023.

88. Carleton J. Phillips，Anne M. Harrington，Terry L. Yates，Gary L. Simpson，and Robert J. Baker，*Global Disease Surveillance*，*Emergent Disease Preparedness*，*and National Security*，Texas Tech University，2009，p.1.

89. Department of Defense，Transformational Medical Technologies Initiative（TM-TI）-OUSD（AT&L）FY 2007，https：//fas.org/biosecurity/resource/documents/dod_2007_transformational_medical_technologies_initiative.pdf.

90. Glenn Hess，"Biosecurity Efforts Expanded to Africa，" *Chemical and Engineering News*，Vol.89，No.5，April，2011，pp.30—32.

91. Charles P. Kindleberger，*The World in Depression*，*1929—1939*，Berkeley：University of California Press，1973，p.28.

92. National Intelligence Council，*The Global Infectious Disease Threat and its Implications for the United States*，Washington D.C.，2000，p.5.

93. National Intelligence Council，*Strategic Implications of Global Health*，Washington D.C.，Dec 2008.

94. H.R. 4435-Howard P.，*"Buck" Mckeon National Defense Authorization Act for Fiscal Year 2015*，113th Congress（2013—2014），https：//www.congress.gov/bill/113th-congress/house-bill/3979/text.

95. Thomas R. Cullison，*Military Health Engagement：Advancing the U.S.-Myanmar Relationship*，Center for Strategic and International Studies，April 2016，p.4.

96. 另外两个分别为网络安全和能源安全，详见 Munich Security Conference 2017 Agenda，https：//www.securityconference.de/fileadmin/MSC_/2017/Sonstiges/170218_MSC2017_Agenda.pdf。

97. Jonathan Watts，"Zika Virus Command Center Leads Biggest Military Operation in Brazil's History，" *The Guardian*，Mar 30，2016.

98. COL Roberto N. Nang，Keith Martin，"Global Health Diplomacy：A New Strategic Defense Pillar，" *Military Medicine*，Vol.182，Issue.1—2，January/February，2017，p.1460.

99. Col Edwin K. Burkett，"Foreign Health Sector Capacity Building and U.S. Military，" *Military Medicine*，Vol.177，March 2012，p.298.

100. Alexandra Minna Stern，"The Public Health Service in the Panama Canal：a Forgotten Chapter of U.S Public Health，" Public *Health Reports*，Vol.120，No.6，2005，pp.675—679.

101. Richard Horton，"Offline：Global Health Security—Smart Strategy or Naïve Tactics，" *The Lancet*，Vol.389，2017，p.892.

102. Colin Mcinnes，Anne Romer-Mahler，"From Security to Risk：Reframing Global Health Threats，" *International Affairs*，Vol.93，Issue.6，2017，p.1329.

103. Derek Licina，"Hospital Ships Adrift? Part 1：A Systematic Literature Review

Characterizing UN Navy Hospital Ship Humanitarian and Disaster Response，2004—2012，" *Prehospital and Disaster Medicine*，2013，Vol.28，No.3，p.237.

104. World Health Organization，"Report of the Review Committee on the Role of the International Health Regulations（2005）in the Ebola Outbreak and Response，" 13 May 2016，p.18，http：//apps. who. int/gb/ebwha/pdf＿files/WHA69/A69＿21-en. pdf? ua＝1.

105. D.R. Welling，J.M. Ryan，D.G. Burris，N.M. Rich，"Seven Sins of Humanitarian Medicine，" *World Journal of Surgery*，Vol.34，No.3，2010，pp.466—470.

106. Harley Feldbaum，U.S. *Global Health and National Security Policy*，Washington D.C. April 2009，p.8.

107. Robert Little，"Feel-Good Diplomacy，" The Baltimore Sun，October 28，2007，见 http：//articles. baltimoresun. com/2007-10-28/news/0710280216＿1＿hospital-ship-medical-care-haiti。

108. Julia Smith，"A Critique of the Response by Global Health Initiatives to HIV/AIDS in Africa：Implications for Countries Emerging from Conflict，" *International Peacekeeping*，Vol.20，No.4，2013，p.537.

109. National Science Advisory Board for Biosecurity，*Enhancing Personnel Reliability among Individuals with Access to Select Agents*，Washington D.C.，May 2009，p.4.

110. Commission on the Prevention of Weapons of Mass Destruction and Terrorism，*World at Risk*，New York：Vintage Books，2008. p.11.

111. National Science Advisory Board for Biosecurity，*Enhancing Personnel Reliability among Individuals with Access to Select Agents*，Washington D.C.，May 2009.

112. US General Accounting Office，*High-Containment Laboratories：National Strategy for Oversight is Needed*，GAO-09-574，Washington D.C.：GAO，September 2009，p.20.

113. David Heymann，R. Bruce Aylward and Christopher Wolff，"Dangerous Pathogens in the Laboratory：From Smallpox to Today's SARS Setbacks and Tomorrow's Polio-free World，" *Lancet*，May 15，2004，pp.1566—1568.

114. 相关论述请见 F. Weissman，Military Humanitarianism：A Deadly Confusion，2004，http：//www. msf. org/sites/msf. org/files/old-cms/source/actrep/2004/pdf/essay-mil-human.pdf；N.M. Serafino，*The Department of Defense Role in Foreign Assistance：Background*，*Major Issues and Options for Congress*，Congressional Research Service，Washington D.C.，2008；N. Bristol，"Military Incursions into Aid Work Anger Humanitarian Groups"，*Lancet*，Vol.367，No.9508，2006，pp.384—386；V. Wheeler，A. Harmer，*Resetting the rules of Engagement：Trends and Issues in Military-Humanitarian Relations*，London，UK，Humanitarian Policy Group，Overseas Development Institute，2006；沈鹏、周琦：《美国人道主义援助的演变与趋向》，《外交评论》2014 年第 2 期，第 93—113 页。

115. Frederick M. Burkle，"Throwing the Baby Out with the Bathwater：Can the Military's Role in Global Health Crises Be Redeemed?" *Prehospital and Disaster Medicine*，Vol.28，No.3，2013，p.197.

116. The Editorial，"National Armies for Global Health，" *The Lancet*，Vol. 384，October 25，2014，p.1477.

117. World Health Organization，*Global Health Cluster Position Paper：Civil-Mil-*

itary Coordination during Humanitarian Health Action, Geneva, 2011, p.1.

118. Col Edwin K. Burkett, MAJ Dana Perkins, "U.S. National Strategies and DoD Global Health Engagement," *Military Medicine*, Vol.181, June 2016, p.507.

119. Les F. Roberts, Michael VanRooyen, "Ensuring the Public Health Neutrality," *The New England Journal of Medicine*, Vol.368, March 2013, p.1073.

120. Lena H. Sun, "CIA: No More Vaccination Campaigns in Spy Operations," *The Washington Post*, May 19, 2014.

121. Eugene Bonventre, Lt Col Valerie Denux, "Military Health Diplomacy", in Thomas Novotny, et al., eds., *21st Century Global Health Diplomacy*, Singapore: World Scientific Publishing Co. Pte Ltd, 2013, p.204.

122. Joseph Nye, "Public Diplomacy and Soft Power," *The Annals of the American Academy of Political and Social Science*, No.616, 2008, p.106.

123. Richard Horton, "Offline: Global Health Security—Smart Strategy or Naïve Tactics," *the Lancet*, Vol.389, 2017, p.892.

124. Harley Feldbaum, *U.S. Global Health and National Security Policy*, Washington D.C. April 2009, p.8.

125. J. Michaud K. Moss J. Kates, *The U.S. Department of Defense and Global Health*, Kaiser Family Foundation, September 2012, p.1.

126. Frederick M. Burkle, "Throwing the Baby out of the Bathwater: Can the Military's Role in Global Health Crisis Redeemed?" *Prehospital and Disaster Medicine*, Vol.28, No.3, 2013, p.197.

127. Health Security Roundtable, "Avoiding Another Failed Outbreak Response: Addressing Areas Outside State Control and Hard to Reach Populations," 2017 Munich Security Conference, Feb 17, 2017, p.2, https://www.chathamhouse.org/sites/files/chathamhouse/events/2017-02-17-msc-roundtable-report.pdf.

第四章

特朗普政府的全球公共卫生治理战略

随着经济全球化背景下全球疫情的反复出现和生物技术的不断扩散,公共卫生安全领域的人类命运共同体日渐成形。全球新冠疫情危机表明,世界各国已成为"因病相依"的全球命运共同体。"全球公共卫生安全命运共同体"这一观念不再是一个空洞的说教,而是一个基于流行病学的事实。鉴于美国在生物技术创新领域的全球霸权地位,特朗普政府全球公共卫生治理中的单边主义和"美国至上"思维无疑对全球公共卫生安全形势构成重要影响。特朗普政府上台之初,公共卫生安全并不是其政策优先关注事项。有美国学者认为,"特朗普政府或许对当今的全球公共卫生治理体系构成了最大的挑战"。[1]美国全球公共卫生安全战略事关美国生物安全和世界卫生安全体系。特朗普政府陆续发布的《国家生物防御战略》(The National Biodefense Strategy)和《全球卫生安全战略》(Global Health Security Strategy)等相关战略文件,充分反映了特朗普政府全球公共卫生政策的目标和思路。

第一节 特朗普政府《国家生物防御战略》的
背景、特点和动因

2018年9月,特朗普政府首次发布《国家生物防御战略》,标志着特朗普政府生物安全政策的出台。该战略性文件是特朗普政府《国家安全战略》在生物安全领域的具体延伸,也是美国历届政府有关生物安全议题最系统、最全面的阐述。特朗普政府《国家生物防御战略》的出台不但反映美国政府针对当前全球公共卫生形势发展的必然应对逻辑,也标志着特朗普政府对其以往美国生物安全治理政策的革新。正如特朗普在该战略发布时所言,实施《国家生物防御战略》"代表了美国应对生物安全威胁的一个新方向"。[2]该战略明确美国生物防御政策的跨部门协调治理机制,采用一体化的生物威胁应对路径,以促进美国国家安全,同时通过强化生物科技创新,巩固美国在生命科学领域的全球领导地位,促进美国经济发展。

一、特朗普政府生物安全战略出台的背景

特朗普政府发布的《国家生物防御战略》开宗明义地指出,"管理生物安全风险,是美国的一项至关重要的利益"。[3]特朗普政府生物安全战略的出台是美国的国家利益使然。简言之,这是美国政府跨党派共识综合反馈的结果,也是美国面临的生物安全威胁形势发展和国内生物安全治理机制的必然发展逻辑。

(一) 生物安全方面的跨党派共识

国会两党之争一直存在于美国的各项议题政策的制定中。民主党和共和党在最高法院大法官任命、移民政策、医改政策、枪支控制等方面完全以党派属性来划分立场,这也就是长久以来美国政治中存在的政党极化问题。这种政党极化现象亦被称为"参议院综合征"(Senate Syndrome),[4]其主要表现为共和党和民主党之间的"意识形态极化和政党竞争加剧"。[5]然而,这种党派政治极化现象在美国的生物安全政策制定方面近年来却从未出现过。也就是说,就生物安全政策立法一直是美国的两党共识。例如自从美国遭受"9·11"恐怖袭击以来,反生物恐怖和全球卫生安全领域政策的制定已经超越党派之争,成为美国历届政府都不容回避的主要政策议题。正如参议员克里斯·孔斯所言,"尽管我们(美国)的政治充满了分裂和功能紊乱,但是我们在全球卫生安全领域的投资却一直得到了两党支持和国会的参与"。[6]从小布什政府的 PEPFAR 到奥巴马政府的"全球卫生安全议程",从"总统疟

疾倡议"到"全球卫生倡议"均是如此。

此外,美国诸多由共和党人和民主党人组成的跨党派智库也非常重视生物安全战略研究。例如早在 2011 年,美国跨党派智库大规模杀伤性武器研究中心(the WMD Center)发布的战略报告就认为,为了保护美国免受生物恐怖威胁,美国需要拥有在生物恐怖袭击发生后的有效应对能力,因此美国应该尽快制定一个全面的生物安全威胁应对战略。[7]此外,参议院还就生物安全议题提出跨党派的议案,例如参议院跨党派的卫生、教育、劳工和养老委员会(Health, Education, Labor and Pensions Committee)在 2018 年 5 月共同起草了《2018 疫情和全风险应对以及促进创新法》(Pandemic and All-Hazards Preparedness and Advancing Innovation Act)草案,以促进美国防备和应对生物恐怖袭击和自然暴发疫情的能力。[8]在 2016 年底,国会通过了《2017 财政年国防授权法》(*National Defense Authorization Act for Fiscal Year 2017*),该法敦促特朗普政府在 2017 年 3 月 1 日之前制定一项国家生物防御战略,要求国防部、卫生与公众服务部、国土安全部以及农业部"共同制定一项国家生物防御战略及其相关实施计划,该战略应该包括生物防御政策的审议与评估、做法、项目与倡议等"。[9]总之,正是在共和党和民主党两党共识的支持下,进入 21 世纪以来美国政府通过了诸多有关生物安全战略政策的文件。(见表 4.1)

表 4.1　新世纪以来美国发布的部分有关生物安全的战略文件

标　　题	发布日期	具体内容
《公共卫生安全与生物恐怖主义预防和应对法》(Public Health Security and Bioterrorism Preparedness and Response Act)	2002 年 6 月 12 日	制定生物恐怖主义和突发公共卫生事件的防备程序
《美国领导抗击艾滋病、结核病和疟疾法》(U. S. Leadership Against HIV/AIDS, Tuberculosis, and Malaria Act)	2003 年 5 月 6 日	拨款 150 亿美元用于预防、治疗艾滋病、结核病和疟疾,其中主要款项用于"总统防治艾滋病紧急救援计划"

（续表）

标　题	发布日期	具体内容
《第九号国土安全总统指令:美国农业和食品防御》（Homeland Security Presidential Directive 9[HSPD-9]: Defense of United States Agriculture and Food)	2004 年 1 月 30 日	制定国家政策,以来防御农业和食品系统受到恐怖袭击、主要灾害事件以及其他突发情况的影响
《第十号国土安全总统指令:21 世纪的生物防御》（Homeland Security Presidential Directive/HSPD-10: Biodefense for the 21st Century)	2004 年 4 月 28 日	明确预防、保护和降低生物事件的作用和责任;确立国家生物防御体系的 4 个主要领域或支柱
《第十八号国土安全总统指令:应对大规模杀伤性武器的医学反制措施》（Homeland Security Presidential Directive/HSPD -18: Medical Countermeasures against Weapons of Mass Destruction)	2007 年 1 月 31 日	制定相关政策,以应对生、化、放射性和核武器等大规模杀伤性武器构成的挑战,满足医学应对措施需求
《第二十一号国土安全总统指令:公共卫生与医学应对》（Homeland Security Presidential Directive/HSPD-21: Public Health and Medical Preparedness)	2007 年 10 月 18 日	实施和扩展《第 10 号国土安全总统指令》中的 4 个生物防御支柱
《应对生物威胁的国家战略》(The National Strategy for Countering Biological Threats)	2009 年 11 月 23 日	为支持《第 10 号国土安全总统指令》提供一个规划框架;明确各联邦机构在实施生物防御战略中的责任
《国家生物监测战略》(National Biosurveillance Strategy)	2012 年 7 月 31 日	确立美国政府强化生物监测的路径
《国家生物防御战略》(The National Biodefense Strategy)	2018 年 9 月 8 日	确立美国综合的国家卫生防御战略

资料来源:笔者根据美国政府近年来出台的相关生物安全政策归纳而成。

（二）美国面临的生物安全威胁

美国防务科学理事会(the Defense Science Board)前任主席乔治·波斯特(George Poste)认为,"就国家安全而言,20 世纪将作为物理学的世纪而被记忆,21 世纪将作为生物学的世纪而被铭记"。[10]进入 21

世纪,尤其是"9·11"事件以来,美国面临的生物安全形势并不乐观,传染病疫情不断,新技术被滥用,生物恐怖风险增加,实验室生物安全漏洞颇多。越来越多的美国专家还认为,随着生物科技的发展,现有的生物安全形势和生物防御体系正变得岌岌可危。在当前恐怖主义威胁日益加大的情况背景下,"恐怖分子获取并使用生物武器的可能性增大"。[11]早在 2002 年,小布什政府就认为,"生物恐怖是美国的真正威胁,恐怖主义集团力图获得生物武器,我们应对国家面临的这种真正的威胁,并为将来的突发事件做好准备,非常重要"。[12]特朗普于 2017 年 6 月 30 日签署《确保美国农业与食品法》(Securing our Agriculture and Food Act),亦即《反农业恐怖法》,该法强调,"确保美国食品、农业和兽医系统安全,免受生物恐怖与高危突发事件的威胁"。[13]特朗普政府认为,"国家或非国家行为体使用或扩散生物武器,对美国的国家安全、人民、农业和环境构成重大挑战"。[14]由此可见,反生物恐怖可能是特朗普政府生物安全新政策的基本出发点或一项重要内容。此外,新世纪以来暴发的"非典""埃博拉"以及"禽流感"等新发和复发传染病也使得各国在生物安全方面相互依赖。"哪怕是发生在世界上最偏远的地方传染病暴发事件,也会快速地扩散到各个大洲大洋,直接影响到美国人民的健康、安全和繁荣。"[15]美国政府意识到建立起生物安全防线的重要性和紧迫性。正如特朗普政府在其发布的《国家安全战略报告》认为的那样,"在当今这个相互连接的世界上,下次生物恐怖事件并不是一个是否会发生的问题,而是一个何时会发生的问题"。[16]"在这个快速变化的世界上,美国必须准备好应对自然疾病暴发事件、高危病菌意外事件以及那些妄想使用生物制剂来造成伤害的对手所构成的威胁。"[17]总之,美国在生物安全领域面临的存在性威胁是《国家生物防御战略》出台的重要原因之一。

(三) 美国生物安全集权化管理机制的缺位

随着生物安全风险的加大,针对自然暴发的传染病威胁和潜在的生物恐怖威胁,美国建立了一系列预防应对措施和监管机制。例如,小布什政府颁布《21 世纪生物防御》行政令等一系列法律文件,初步建立了美国生物安全治理体系的框架;奥巴马政府发布 2009 年《应对生物威胁的国家战略》等政策性文件。然而,相关政策法规的层出不穷导致美国生物安全治理体系的混乱。在小布什政府时期,美国的生物防御战略主要由各个单一的内阁级的部门和机构来实施。尽管各部门和机构之间有协调,但是这种跨部门协调并没有机制化,也没有一个常设集权机构来负责管理。由美国前任高级官员组成的跨党派智库机构生物防御蓝带委员会(The Blue Ribbon Study Panel on Biodefense)在 2015 年 10 月发布的《生物防御的国家蓝图》(A National Blueprint for Biodefense)认为,常设集权机构的缺位是美国生物防御政策的一个治理缺陷(governance shortfall),并对当时美国的生物防御战略提出严厉批评,认为美国的生物防御计划"没有集中的领导,没有综合的国家生物防御战略计划"。[18]

在生物安全战略的实施方面,尽管奥巴马政府吸取了小布什政府的教训,由国家安全委员会来主导实施过程,要求各个部门同步制定相关规划,然后通过国家安全委员会协调的各部门规划,由政府的管理和预算办公室(Office of Management and Budget)根据规划的生物防御的优先事项来分配资源,然而这种职能交叉和政出多头的现象后来证明,"这种治理结构低效复杂,难以管理"。[19]奥巴马任上的美国总统科技顾问委员会(The President's Council of Advisors on Science and Technology)在任期最后的评估报告中也指出,"美国政府应对生物威胁的思维和组织方式需要变化,以来反映和应对快速发展的生物安全图景"。[20]因此,美国政府内部有关国家生物安全治理体系变革的呼声日益高涨。正如特朗普政府的首席国土安全顾问托马斯·博塞特(Thomas Bossert)在 2017 年 7 月召开的年度阿斯彭安全论坛(Aspen Security Forum)上所言,"作为一个国家,我们(美国)还从未制定过一个综合的生物防御战略,我们急需一个生物防御战略"。[21]

二、特朗普政府生物安全战略的特点

特朗普政府上台伊始,尽管处理美国的贸易政策和移民政策是美国政府的工作重点,但是生物安全议题也逐渐进入特朗普政府的政治议程。正如特朗普在其 2018 年发布的政策备忘录中所言,"本届政府的工作重点就是强化美国防御任何健康威胁和安全威胁,其中包括那些由自然暴发疾病构成的威胁"。[22]在 2017 年 9 月召开的联合国大会上,特朗普强调"全球卫生安全议程"的重要性,将美国发起的"全球卫生安全议程"视为美国在全世界促进更好的健康和机会的重要项目之一。[23]在其《美国应该如此》(*The American We Deserve*)一书中,特朗普将生物武器带来的风险与核武器相提并论,并且认为,重大生物恐怖事件的爆发只是一个时间问题。[24]特朗普政府对生物安全问题的重视促使其变革美国生物安全治理体系。与其前任相比,特朗普政府的生物安全战略主要有以下两个方面的新内容。

(一)生物安全治理体系改革:生物安全战略实施机构的集权化

生物防御是一个国家问题,需要在最高政府层面落实集权领导。然而长久以来,美国一直缺乏集权化的生物安全治理协调机制,结果在生物安全治理方面导致跨部门之间的协调困难。特朗普上台后,在国内政策制定方面先破后立。"特朗普把削减规制作为其国内政策议程的重心。"[25]具体在生物安全政策领域,特朗普意欲破除和削减往届政府制定的各种相互交叉而纷繁杂乱的生物安全政策。此外,特朗普个人也具有集权化行事风格。正如专家所言,"特朗普政府将在行政方面带来更大的集权"。[26]因此,美国生物安全战略实施机构的集权化也是特朗普政府生物安全治理政策变化的必然结果。实际上,早在 2010年,美国"大规模杀伤性武器研究中心"发布的报告就认为,美国应该动员"全国家"(whole of nation)生物威胁应对能力。[27]美国智库机构"生物防御蓝带委员会"在 2015 年 10 月发布的报告甚至建议由副总统来负责统筹美国的生物防御政策。[28]尽管以前几任政府在生物防御方面实现了部分集权,但是都没有明确一个具体的部门或个人,以其职责来确保联邦政府作为一个整体,从战略上致力于整合生物防御的共同目标。特朗普政府的生物安全战略则改变前任政府的生物安全治理架构,由卫生与公众服务部部长来负责该执行该战略,并设置了一个专门的实施部门来帮助监督战略的实施,将责任和权威集中在一个单一的部门,实现了美国生物安全战略实施机构的集权化。

在特朗普政府之前,美国卫生与公众服务部很少承担过美国的生物防御政策的跨部门协调职责。卫生与公众服务部甚至无法有效地领导美国其他行政部门来制定一个国家流感战略,遑论责任更广的生物防御战略。制定流感战略本来是在 1977 年由总统卡特授予当时的卫生、教育和福利部(Department of Health, Education and Welfare),在 1980 年美国成立的卫生与公众服务部随后承担了该项职责。然而 2000 年沃克·布什政府上台后,鉴于卫生与公众服务部在跨部门协调方面存在的困境,随后将该项职责从卫生与公众服务部剥离,最终由白宫负责协调在 2005 年和 2006 年分别制定出台《国家流感战略》(the National Strategy for Pandemic Influenza)和《国家流感战略实施计划》(the Implementation Plan for the National Strategy for Pandemic Influenza)。

奥巴马政府上台之后,国会根据 2006 年通过的《疫情和全风险应对法》(the Pandemic and All-Hazards Preparedness Act),授权卫生与公众服务部的"准备和应对助理部长"(Assistant Secretary for Preparedness and Response)来负责生物威胁应对的跨部门协调。此外,国会还有意授权"准备和应对助理部长"担当国家生物防御项目的领导角色,尽管该法仅仅局限于生物防御项目中的准备和应对部分。在 2014 年爆发的埃博拉危机中,"准备和应对助理部长"参与了埃博拉危机管理,例如负责监督美国的"公共卫生突发医疗应对措施计划"(the Public Health Emergency Medical Countermeasures Enterprise)和管理埃博拉疫情应对的部分预算,然而,奥巴马政府并没有授权"准备和应对助理部长"来负责所有埃博拉危机应对的协调工作,而是专门任命一位独立于所有部门和机构的协调人。因此,"准备和应对助理部长"并无权力来领导生物防御项目的跨部门活动。

为了应对生物安全事件,促进国土安全,美国国土安全部也曾经获得总统或国会授权,以领导和协调跨部门活动。例如 2009 年美国暴发

"猪流感"(Swine Flu)疫情之后,由于当时的卫生与公众服务部部长提名还没有得到国会确认,该疫情应对的跨部门协调职责由公众国土安全部部长临时负责。在"猪流感"疫情应对期间,由于国土安全部的领导和跨部门协调效果欠佳,因此相关工作随后由白宫接管。

美国国家安全委员会也在一定程度上参与到美国的生物防御政策制定之中。自 1947 年 7 月美国国家安全委员会成立以来,至少有一位委员会成员来处理或多或少的生物防御政策问题。首位在国家安全委员会正式阐述生物防御政策的官员是来自美国卫生与公众服务部的公共卫生服务局(Public Health Service)医疗总长(Surgeon General)助理。在 2000 年大选中,这个针对生物防御政策而设置的职位被撤销。"9·11"事件以及随后发生的炭疽生物恐怖袭击,使得白宫意识到应对炭疽恐怖袭击以及生物防御等问题的重要性。因此,2002 年,总统国土安全助理(Assistant to the President for Homeland Security)汤姆·里奇(Tom Ridge)在新成立的国土安全理事会(the Homeland Security Council)设立了生物防御办公室,该办公室有"总统特别助理"(a Special Assistant to the President)和另外 3 位全职的专业人员组成。奥巴马政府上台之后,将国土安全理事会合并到国家安全委员会之中,并且撤销了生物防御办公室,转而将各种生物安全职能分置于国家安全委员会之中。2014 年美国出现埃博拉患者之后,奥巴马政府专门任命一位"埃博拉特使"(Ebola Czar)来协调美国政府各部门的相关政策应对。奥巴马政府根据某个生物防御议题而设置"特使"的做法属于政治任命,因此可不经过参议院来确认,这种临时性职位具有不可持续性。尽管"特使"一职可能比其他白宫内阁成员享有更高的级别(profile),但是它并不具有制度化的(institutionalized)职位,其权限仅集中在某项特定的政策,因此缺乏充分的权威来做出必要的政策调整。因此,"美国需要制定一个'全政府'的生物安全战略,从而减少冗余,确保生物安全政策的可持续性"。[29]

鉴于美国生物安全治理体系中存在的职责不分、核心协调机制缺位以及生物安全政策政出多门等客观原因,以及特朗普本人的集权情结等主观原因,特朗普政府的生物安全防御战略通过实行集权化,重塑了政策协调机制,明确生物防御政策由卫生与公众服务部来牵头组织实施:"《国家生物防御战略》由总统来领导,国家安全委员会(总统国家安全事务助理)负责协调,卫生与公众服务部部长负责日常牵头组织实施协调工作,该机制将会继续评估如何有效地实现《国家生物防御战略》的目标。"[30]几乎其他所有美国行政部门和机构都参与美国政府的生物防御战略:"为了确保一个一体化的、综合的应对路径,所有部门利益攸关方,其中包括联邦政府、州政府、地方政府、私有部门以及国际伙伴等,应当相互协调并参与生物防御活动,在生物事件的甄别、预防、应对以及疫情恢复等方面发挥作用,以支持更广泛的生物防御计划。"[31]因此,美国生物安全政策有效实施的关键就在于如何做好部门间协调。为了实施其生物安全防御战略,特朗普政府还成立了内阁级的"生物防御指导委员会"(Biodefense Steering Committee),卫生与公众服务部部长担任委员会主席,成员包括国务卿、国防部长、司法部长、农业部长、退伍军人事务部长、国土安全部长以及环境保护署长。总之,特朗普政府的生物安全防御战略极大地完善了美国生物安全治理结构中的组织领导体系,提升了部门间的协同治理,避免了美国在生物安全治理领域中的职能交叉和政出多头。

(二)生物安全威胁的统筹治理:生物安全威胁应对的一体化

特朗普政府发布的《国家生物防卫战略》,是美国政府首次对蓄意生物武器攻击、意外生物灾难和自然暴发的流行病疫情等各类生物安全威胁进行统筹考虑。也就是说,特朗普政府的《国家生物防御战略》是一个针对生物战争、生物恐怖、自然暴发疾病以及致病制剂意外暴露等对国家安全威胁的一体化应对战略。特朗普在发布美国《国家生物防御战略》当日,在推特上宣称:"本人采取行动,以强化生物威胁的防御;这是联邦政府历史上首次出台应对全部生物威胁范围的《国家生物防御战略》。"[32]

进入21世纪以来,随着"非典""禽流感"以及"埃博拉"等新发和复发传染病的出现,美国政府越发重视生物安全。在 2003 年美国爆发"炭疽恐怖袭击"后,如何抵御潜在的生物恐怖威胁也逐渐进入美国政府的优先议程。在小布什和奥巴马政府时期,美国的生物威胁应对基本上是"两条腿走路",分别在公共卫生应对和国家安全两条战线同时展开。例如,小布什政府虽大力推动生物防御和全球卫生项目,但总体上而言,上述两个方面相互孤立。小布什政府的生物防御计划几乎完全针对国内面临的生物恐怖威胁;其全球卫生议程则主要集中在艾滋病、禽流感以及其他传染病疫情的应对方面,例如 PEPFAR、"总统疟疾倡议"以及"全球抗击艾滋病、结核病和疟疾基金"等。奥巴马政府上台后,为了应对公共卫生安全威胁,卫生与公众服务部于 2009 年 12 月发布《美国国家卫生安全战略》[33];2011 年 10 月,卫生与公众服务部又发布首份《全球卫生战略》(The Global Health Strategy)报告。[34] 显而易见,上述奥巴马政府的两个战略报告都是从公共卫生的角度来阐述其生物安全政策;与此同时,为了应对潜在的生物恐怖威胁,奥巴马政府又发布《应对生物威胁的国家战略》。该报告开宗明义地指出,"各种经济、政治和宗教极端势力已经催生了试图危害自由社会的极端思想,一些极端分子热衷于制造和使用生物武器,以攻击我们及我们的盟友"。[35] 显而易见,小布什政府和奥巴马政府并没有采取一体化的生物安全政策,将公共卫生安全应对和生物恐怖应对合二为一。

特朗普政府另辟蹊径,采取了一体化的生物安全战略,将传染病疫情威胁与生物恐怖威胁统一整合到生物防御战略之中。其发布的《国家生物防御战略》报告认为,"强化国家生物防御系统将会有助于保护美国及其海外的伙伴免遭生物安全威胁,不管这种威胁是来自蓄意的生物武器攻击、意外的生物灾难和自然暴发的疫情等"。[36] 实际上,早在 1998 年,美国生物武器专家克里斯托弗·希巴(Christopher Chyba)就认为,"新发传染病和生物恐怖主义的出现,使得公共卫生和国家安全合二为一"。[37] "维护生物安全必须既解决生物武器带来的挑战,又要解决传染病带来的挑战。"[38] 奥巴马政府上任伊始,美国"军控和防扩散中心"(Center for Arms Control and Non-Proliferation)还建议奥巴马政府

"强化国家、地区和国际层面关于传染病暴发的监测和应对能力,无论是自然暴发疾病还是人造疾病"。[39]但奥巴马政府并未采取上述建议。特朗普政府则改弦更张,将传统的公共卫生威胁与生物恐怖威胁应对进行整合。例如,特朗普政府《国家生物防御战略》的第一个目标就指出,"要确保生物防御决策中的情报新分析、预测和风险评估";"提供及时的情报分析和信息来发现和评估当前以及潜在的国家和非国家行为体构成的生物威胁;对那些影响美国国家安全和美国海外利益的疾病疫情要提供战略预警,评估其潜在的影响,其中包括评估其潜在的关联影响(例如经济、社会和政府影响)";[40]"美国政府在国内外采取措施,确保美国及其盟友免受自然暴发疾病、蓄意生物武器攻击、意外生物事故造成的威胁"。[41]

(三) 生物防御战略目标和路径:美国优先、单边主义

特朗普政府发布的 2017 年《国家安全战略》认为,"美国的国家安全战略奉行美国优先原则"。[42]特朗普在 2018 年 9 月 25 日召开的第 73 届联合国大会上声称:"我们拒绝全球主义的思维。"[43]基于完全的自利之上,特朗普政府将单边主义奉为圭臬。特朗普政府退出《巴黎气候协定》、联合国教科文组织以及万国邮政联盟等多边机制的做法,便是其单边主义的具体例证。即便是在全球相互依赖的卫生安全领域,特朗普依然奉行单边主义战略。特朗普政府的《国家生物防御战略》也反映了其单边主义思维。

特朗普政府与奥巴马政府在应对生物安全威胁方面的一个最重要的区别就是,奥巴马政府重视多边主义,特朗普政府则是美国利益至上的单边主义,这种区别特别体现在特朗普政府的《国家生物防御战略》和奥巴马政府的《应对生物威胁的国家战略》的实现目标方面(见表 4.2 和表 4.3)。奥巴马的生物安全战略突出国际合作和多边主义的重要性,不管是应对公共卫生威胁还是生物恐怖主义均是如此。其生物安全战略的两个主要目标完全集中在多边合作层面:一是促进全球卫生安全;二是变革关于生物威胁的国际对话。[44]另外 5 个目标也都具有多边含义,例如,强化生命科学研究规范以防止其被滥用、加强双重用途

表 4.2　特朗普政府《国家生物防御战略》的五个目标

目标一	落实风险意识,以使其贯穿于生物防御计划的决策过程。美国将在战略层面树立风险意识:通过分析和研究,来甄别蓄意生物武器攻击、意外生物灾难和突发流行疫病等风险;通过监测,来发现和辨别生物威胁和预测生物风险
目标二	确保生物防御计划能力,预防生物威胁事件。美国将努力预防自然疾病的暴发与扩散,将生物实验室发生意外生物事件的机率最小化。美国将通过强化生物安全,防止敌对的行为体出于恶意目的来获得或使用生物物质、设备或技术,采取"全政府"路径来应对大规模杀伤性武器恐怖主义
目标三	确保生物防御战略准备,以降低生物事件的影响。美国将采取措施降低生物事件的影响,其中包括维持一个具有活力的国家科技基地来支持生物防御
目标四	快速反应,限制生物事件的影响
目标五	在生物事件发生之后,快速恢复社区、经济和环境

资料来源:The White House, *The National Biodefense Strategy*, Washington D.C., September 2018。

表 4.3　奥巴马政府《应对生物威胁的国家战略》的七个目标

目标一	促进全球卫生安全
目标二	强化安全和负责任的行为规范
目标三	及时而准确地发现当前和新发风险
目标四	采取合理措施,降低生物技术被滥用的可能
目标五	扩展美国预防、归因和明确生物威胁的能力
目标六	与所有利益攸关方开展有效的沟通
目标七	变革生物威胁的国际对话

资料来源:The White House, *National Strategy for Countering Biological Threats*, Washington D.C., November 2009。

研究的监管以及提升合作伙伴调查生物安全事件的能力等。关于生物安全,奥巴马政府发布的 2010 年《国家安全战略》报告也强调了多边主义的重要性:"通过促进全球卫生安全和强化安全和负责任的行为规范,对当前和潜在的风险进行及时而精确的监测,采取合理措施以来降低利用生物武器的可能性、扩展我们预防、追踪和抓捕那些攻击实施者的能力,与所有利益攸关者进行有效的沟通,帮助变革关于生物威胁的国际对话,我们将与国内和国际伙伴携起手来,共同保护免受生物威胁。"[45]

反观特朗普政府《国家生物防御战略》报告列出的目标,可以发现其对国际合作、全球卫生等多边主义的话语语焉不详,甚至只字未提。"卫生安全意味着在我们的国土和海外利益面临生物威胁时,照顾好美国人民。"[46]正是基于美国卫生安全优先的指导原则,特朗普政府试图通过单边主义的手段,追求美国卫生安全利益最大化。正如其《国家生物防御战略》所示,"该战略引入了单一的协调美国政府跨部门的努力和所有相关活动,以保护美国人民免受生物威胁"。[47]

三、特朗普政府生物安全战略的深层次动因

毋庸置疑,特朗普政府的《国家生物防御战略》通过优化美国的生物安全治理架构,强化集权化的领导和各内阁部门之间的协同合作,促进美国的卫生安全。有关生物防御政策,美国最初的计划是由国防部来牵头制定。例如,美国《2017 财政年度国防授权法》中有关国家生物防御战略的实施授权部分就明确表示:"国防部部长、卫生与公众服务部部长、国土安全部部长、农业部部长应当共同制定一份国家生物防御战略和相关实施方案,上述各部部长应当每两年一次审议和修改国家生物防御战略。"[48]然而经过将近两年的酝酿,特朗普政府将美国生物防御战略的牵头实施部门的地位赋予美国卫生与公众服务部,而非国防部,从机制安排上来看,主要是为了保护美国公民健康,从而将生物安全议题"去安全化了"(de-securitized)。美国生物防御战略实施牵头机制安排上的"去安全化"(de-securitization)并没有改变美国通过实施生物安全战略来追求国家安全利益的本质。此外,特朗普政府还力图通过实施新的生物安全战略来实现美国在生物科技创新领域的领导权。总之,特朗普政府将生物防御战略实施牵头部门调整到美国卫生与公众服务部,只不过是为美国追求国家安全利益和生物科技领导权的政策披上了公共卫生的外衣。正如在 2018 年 3 月约翰·霍普金斯大学卫生安全研究中心的专家一语道破的那样,"美国全球卫生安全战略应当

明确,美国的全球卫生安全投资直接服务于美国的国家安全和经济"。[49]

(一)美国卫生与公众服务部牵头主导的生物防御战略是为了追求国家安全

毋庸讳言,美国历届政府发布的《国家安全战略》报告是美国国家安全政策制定的指导原则。特朗普政府的《国家生物防御战略》实际上是其 2017 年发布的《国家安全战略》在生物安全领域的翻版。该战略在其前言中就明确指出,"《国家生物防御战略》与 2017 年的美国《国家安全战略》相辅相成"。[50]言外之意,尽管美国新的生物防御战略由卫生与公众服务部牵头实施,但是特朗普政府《国家生物防御战略》主要服务于美国国家安全战略的深层次动因并未改变。

特朗普政府的《国家安全战略》报告将"生物威胁和疫情应对"与防御大规模杀伤性武器相提并论,并将其作为保障美国边界和领土安全的三个支柱之一。[51]国土安全顾问托马斯·博塞特甚至认为:"我们需要密切关注以下事实:我们可能会遭受毁灭性的流感疫情或国际炭疽攻击。"[52]为了应对生物威胁,特朗普政府的《国家安全战略》报告确立以下优先事项:在源头发现和遏制生物威胁,"我们将会与其他国家合作,早期发现和控制疾病暴发事件,以来防止疾病的扩散";提升突发事件应对能力,"我们将在国内强化突发事件应对能力和一体化的协调体系,以快速甄别疾病暴发事件,实施公共卫生遏制措施,限制疾病的扩散"[53]。特朗普政府的《国家安全战略》报告还认为,"生命科学领域的进步促进了卫生、经济和社会发展,同时也为那些存有害人之心的行为体打开了方便之门,那些一心想拥有生物武器的国家行为体有可能研发更为先进的生物武器,那些心存恶意的非国家行为体也可能会获得这种能力"。[54]"那些(对美国)有敌意的国家和非国家行为体试图获得大规模杀伤性武器(包括生物武器),其带来的危险日益增加。"[55]

特朗普政府将其《国家安全战略》中的"生物威胁和疫情应对"和生物恐怖威胁等重大生物安全议题都纳入《国家生物防御战略》,并制定了更具可操作性的相关应对措施。针对前者,《国家生物防御战略》要求"确保国内与国际生物监测和情报共享系统之间的协调,并能够及时开展生物事件的预防、发现、评估、应对和恢复";"使用多部门的路径,促进生物监测信息在联邦政府和州、地方、领地以及部落生物监测项目,以及其他用来调查生物威胁和生物意外事件的联邦项目之间的协调";"强化外国政府和国际机构的能力和承诺,以迅速而透明地甄别、确认和汇报生物威胁和生物意外事件"。[56] 防范国家和非国家行为体获得和使用生物武器也是美国《国家生物防御战略》的重要内容之一。随着生物技术的全球扩散,发展生物武器的主要障碍,例如病毒株的可获得性、可武器化的技术以及传送技术等,都基本被消除。因此,生物袭击发生的潜在风险日益增加。特朗普的国家安全顾问约翰·博尔顿(John Bolton)认为,生物武器是"是穷人的核武器,因此生物武器对恐怖分子格外有吸引力"。[57] 为了防范潜在的生物袭击,《国家生物防御战略》要求"遏制、发现、削弱、阻断、拒绝和防止国家和非国家行为体追求、获得或使用生物武器、相关材料及其传送工具的企图";[58] "强化《禁止生物武器公约》(1975 年)和《联合国安理会第 1540 号决议》以及其他防止国家和非国家行为体发展、获得或使用生物武器、相关材料及其传送工具的标准和规范"。[59] 显而易见,特朗普政府《国家生物防御战略》中的疫情应对和生物武器风险防范议程,都是出于国家安全利益的考量。

(二) 特朗普政府的《国家生物防御战略》意图追求美国生物科技创新的世界霸权地位

长期以来,美国一直处于科技创新的世界前沿。然而随着世界新兴大国对科技领域的重视,美国越发认为其科技霸权地位受到挑战。因此,"为了维持我们的竞争优势,美国必须将那些对于经济发展和安全至关重要的新兴技术发展置于优先地位"。[60] "在一个战略竞争日益加剧的时代,美国必须采取措施,在科技创新方面领先中国,而非仅仅是限制其科技发展。"[61] 特朗普政府首席科学顾问凯尔文·德勒格迈尔(Kelvin Droegemeier)认为,保持美国在全球科技的领导地位"是特朗普政府毫不动摇的工作重心".[62]因此,生物科技创新已经成为美国与其他大国的竞技场。

特朗普政府力图通过实施《国家生物防御战略》,维护美国在生物科技创新领域的霸权和领导地位,从而促进美国的战略经济发展。实际上,特朗普政府的《国家安全战略报告》的三个优先事项之一便是支持生物医学创新;"知识产权体系是生物医学工业的基础,我们将通过强化知识产权体系,以保护和支持生物医学创新。"[63]特朗普政府的《国家生物防御战略》也开宗明义地指出,"美国的繁荣越来越依赖于蓬勃发展的生命科学和生物科技创新".[64]特朗普政府希望通过升级美国生物防御系统,以使美国占据生物科技发展制高点。"在生命科学领域,我们致力于通过国家生物防御计划来促进创新";[65]"强化生物防御系统将同时会这有助于美国在前沿医疗应对措施、生物传感器及诊断、生物监测信息技术等领域打造创新打基地,促进美国生物医学工业的发展".[66]《国家生物防御战略》强调,"美国一直是科技创新的领导者,生命科学领域不断的研究和发展对于美国人民美好的未来必不可缺".[67]特朗普政府通过加大生物科技领域的投资,以实现生物科技创新和生物防御系统相互赋能。"确保一个具有活力和创新性的国家科技基础,来支持生物防御";"通过具有勃勃生机的科技和工业基地,为美国领导的生物防御赋能;支持美国在新兴科技领域的投资,并发挥美国领导力"[68]。此外,特朗普政府还希冀通过提升美国的生物防御系统,来"强化美国预防工业间谍以及其他削弱美国生物防御体系的行动的能力".[69]

随着生物科技日新月异的发展和生物安全事件层出不穷,生物安全整体上已成为国家安全的一个重要维度。生物安全防御已成为世界各国(特别是大国)的重要政策领域。无论是小布什政府基于"防御"视角的《21世纪生物防御战略》,还是奥巴马政府基于"安全"视角的《应对生物威胁国家战略》,都是异曲同工、一脉相承,反映了生物安全政策在美国国家安全政策中日益显性的地位。然而,在新生物科技革命形势下,美国原有的生物安全防御体系面临挑战。正如在特朗普政府上台前夕美国"总统科技顾问委员会"所发布的报告认为,"美国当前的生物防御组织架构并不能确保美国在生物威胁的预测、准备和应对拥有必要的领导地位"。[70] 长期以来,美国一直是生物科技重大创新的主要发源地,但是伴随其他世界大国对生物科技领域的日益重视,美国的领导地位受到挑战。因此,奉"美国优先"为圭臬的特朗普政府提出新版《国家生物防御战略》,是美国生物安全政策的自然优化和逻辑发展。

通过实施生物安全治理机制的集权化和生物安全威胁应对的一体化,奉行"美国优先"和"单边主义"的理念,特朗普政府力图对美国的生物安全治理体系开展根本性变革。其《国家生物防御战略》的出台反映了美国在以下两个方面的日益担忧:传染病疫情和生物恐怖所构成的国家安全威胁、美国在生命科技领域的世界主导地位面临其他大国的挑战。通过实施新的《国家生物防御战略》,特朗普政府希冀在促进总体国家安全和维持美国生物科技创新的世界领导地位方面实现一箭双雕。特朗普政府的《国家生物防御战略》由美国卫生与公众服务部而非国防部来牵头实施,这从表面上来看体现了特朗普政府生物威胁治理的"去安全化",但是美国通过《国家生物防御战略》追求其传统的国家安全利益和生物科技战略优势的实质并没有改变。"生物防御计划的透明度程度已经成为当代生物安全政策中最具有争议性的问题之一。"[71] 鉴于"新的生物科技发展和不透明的生物防御活动将会造成或加剧(传统)安全风险"[72],美国的生物防御项目可能会是生物进攻项目。在其他国家看来,特朗普政府的《国家生物防御战略》可能会加剧国家间的"生物安全困境",从而不利于全球公共卫生安全合作。

第二节　特朗普政府的《全球卫生安全战略》

2019 年 5 月 9 日,特朗普政府发布《全球卫生安全战略》,标志着特朗普全球公共卫生安全政策的正式出台。特朗普声称:"这是第一部真正意义上的全球卫生安全战略。"[73] 该战略与特朗普政府的《国家安全战略》(2017 年)和《国家生物防御战略》(2018 年)相呼应,共同构成美国的全球公共卫生安全战略框架。《全球卫生安全战略》以应对传染病威胁为核心,呈现出以国家安全为导向和以"全政府"为路径的特点,充分反映了特朗普政府的"负担分担"(burden-sharing)、"美国优先"和反多边主义的思维。特朗普政府以"美国优先"为原则和以国家安全为导向的《全球卫生安全战略》固然会促进美国的国家安全,但是与全球公共卫生安全的实现之间存在张力。

一、特朗普政府《全球卫生安全战略》出台的动因

应对传染病带来的安全威胁是特朗普政府《全球卫生安全战略》出台的一个客观动因。虽然全球公共卫生议题并不是特朗普政府最初的优先议程,但是支持全球公共卫生项目一直是美国共和、民主两党的共识。特朗普政府的《国家生物防御战略》关乎全球公共卫生安全问题,但对于如何通过内部协调机制落实已有的相关国家战略却语焉不详。因此,制定一个更加明确的全球公共卫生安全战略,也是特朗普政府的主观需要。

(一) 特朗普政府应对美国面临的传染病威胁的客观要求

《全球卫生安全战略》是特朗普政府应对美国面临的传染病威胁的客观要求。"如果历史已经让我们学会了什么,那么就是将会有另外一次致命的全球疫情。"[74]任何国家在潜在的传染病威胁面前都没有理由保持乐观,传染病也一直是美国面临的安全威胁。

首先,传染病对美国人民的生命安全构成威胁。在过去 100 年中,世界上暴发过 4 次严重的流感疫情,最具有毁灭性的一次发生在1918—1919 年期间。这次横扫世界的大流感被称为"全球性世纪瘟疫",造成全球至少 5 000 万人死亡,其中包括 67.5 万美国人。[75]由于国际旅行和贸易日益频繁,传染病这种本来就不尊重国界的"劣品"(bads)得以快速地在全球传播。早在 1992 年,美国医学研究所发布的《新发感染:美国卫生的微生物威胁》报告认为,由于日益增加的全球联系,传染病对美国国家安全构成威胁。[76] 2000 年,美国情报委员会发布的《全球传染病威胁及其对美国的含义》报告认为:"传染病将会危及美国民众,威胁到美国部署在海外的武装部队,恶化那些美国拥有重要利益的国家和地区的社会和政治稳定状况"。[77]根据美国疾病控制与预防

中心的统计,从 2019 年 10 月 1 日到 2020 年 2 月 15 日,流感在美国造成 28 万至 50 万人住院,1.6 万至 4.1 万人因流感死亡。[78]

其次,传染病的快速传播对美国经济构成威胁。美国是贸易大国。全球传染病的传播不仅造成大量人员伤亡,还会导致对美国服务和出口的需求减少,危及美国的经济和就业。"传染病威胁会危及生命,撕裂经济、旅行、贸易和食物供应";"传染病暴发不尊重边界,将会快速危及美国人民的健康、安全和繁荣;加强全球公共卫生安全和管理传染病暴发风险,是美国的国家安全利益"。[79]有研究认为,如果在中国、印度、印度尼西亚、马来西亚、泰国、越南、老挝和柬埔寨 8 个国家暴发大规模传染病,美国出口损失将高达 58 亿美元,并将造成 130 万美国人失业。[80]然而在潜在的传染病威胁面前,包括美国在内的国家并没有做好充分应对大规模传染病的准备。2019 年 10 月,约翰·霍普金斯卫生安全中心发布首个评估全球 194 个国家的全球公共卫生安全水平的"全球卫生安全指数"(Global Health Security Index)。指数显示,如果给全球卫生安全基于 100 分为满分进行评分的话,每个国家的平均得分仅为 40.2 分;包括美国在内的任何一个国家,在应对重大传染病疫情方面的资源和能力并不完全充足。[81]因此,鉴于在全球公共卫生安全领域面临的存在性威胁,出台一部指导美国全球公共卫生政策的纲领性文件就成了特朗普政府的客观需求。

(二) 制定《全球卫生安全战略》是特朗普政府的主观需要

在全球公共卫生政策领域,美国共和、民主两党存在高度共识。正如有学者所言,"美国政府以两党共识的形式,极大地提升了全球公共卫生在政治议程中的地位"。[82]小布什政府时期的"总统防治艾滋病紧急救援计划"和奥巴马政府的"全球卫生倡议"均是这种共识的体现。布什因其在全球公共卫生领域的贡献,在非洲甚至被称为"全球公共卫生总统"(Global Health President)。[83]因此,尽管特朗普在执政初期并不重视全球公共卫生问题,但是在两党共识的推动下,也有意在事关美国利益的全球公共卫生安全领域有所作为。在 2017 年召开的联合国大会上,特朗普声称:"美国将继续在人道主义方面领导世界,通过'总统防治艾滋病紧急救援计划''总统疟疾倡议'和'全球卫生安全议程',我们已经在全球公共卫生领域投资,创造了促进全球健康的机会。"[84]在联合国大会期间,特朗普在与非洲国家领导人举行的午餐会上指出,"没有健康,我们不可能有繁荣;我们会在重要的卫生倡议方面继续合作"。[85]在2017年《国家安全战略》报告中,特朗普政府将"生物威胁和疫情应对"与防御大规模杀伤性武器相提并论,并将其作为保障美国边界和领土安全的三个支柱之一。[86]特朗普政府2018年《国家生物防御战略》中认为,"哪怕是发生在世界上最偏远地方的传染病暴发事件,也会快速地扩散到各个大洲大洋,直接影响到美国人民的健康、安全和繁荣"。[87]从上述话语和政策文件来看,特朗普政府主观上也有意将应对全球传染病纳入其政策领域。

在奥巴马担任总统时,美国积极参与全球公共卫生安全治理,强化卫生体系建设,促进传染病应对方面的研究和治疗项目。美国在甲流、埃博拉以及寨卡疫情危机中都发挥了关键作用。奥巴马政府在政治最高层面发挥美国在全球公共卫生方面的领导力,发起了"全球卫生安全议程"。[88]奥巴马政府承诺拨款10亿美元,在49个国家通过为期5年的"全球卫生安全议程"来开展全球公共卫生活动。[89]特朗普政府上台后,很多政策都呈现出"去奥巴马化"的特征,例如,废除奥巴马政府推动的国内医疗改革方案、退出《跨太平洋伙伴关系协定》(Trans-Pacific Partnership Agreement)和关于全球气候变化的《巴黎协定》,等等。然而,对于奥巴马发起的"全球卫生安全议程,"特朗普政府不仅完全继承,而且还将其作为推行美国全球公共卫生合作的主要平台。

二、特朗普政府《全球卫生安全战略》的主要内容

特朗普政府《全球卫生安全战略》进一步明确美国如何预防、发现和应对国内外的传染病威胁,成为特朗普政府前期发布的《国家安全战略》和《国家生物防御战略》在跨国传染病控制领域政策的具体化。《全球卫生安全战略》主要包括美国参与全球公共卫生安全的目标、活动的优先事项以及部门间的协调机制三个方面的内容。

(一) 美国参与全球卫生安全治理的目标

《全球卫生安全战略》认为,美国将在全球卫生安全领域追求三个相互关联的目标。首先,加强伙伴国家的全球公共卫生安全治理能力。"实现全球公共卫生安全,需要所有国家加强传染病的预防、发现和应对。"[90]早在1998年,美国国际开发署发布的《减少传染病威胁》报告认为,等待疾病暴发然后再加以应对只是最后一招,第一道防线应该是在国外暴发的传染病到达美国海岸之前就采取预防措施。[91]特朗普政府的全球公共卫生安全战略主要是通过提升伙伴国家的传染病监测和应对能力,力图将美国的传染病战略防线外移,从而为美国的国家安全进行"再保险"。

其次,要求其他国家、国际组织或非政府组织对全球公共卫生安全责任进行分担。"除了美国政府的投资之外,为了开展卫生安全能力建设,美国会协调伙伴国家、多边组织和非政府部门来增加融资力度;美国会在双边、区域和多边层面,鼓励各国将卫生安全列为国家优先事项,加强它们自己的国内能力建设,这对确保捐资国之间的负担分担至关重要,只有如此国家才可以支持其领土之外的能力建设";[92]作为"全球卫生安全议程"的主导国,美国"鼓励现有成员国做出实际的政治和财政承诺,促进'全球卫生安全议程'(2024年),鼓励非成员国加入'全球卫生安全议程'(2024年),并做出具体政治和财政安排,加强全球公共卫生安全"。[93]

最后,在国内提升全球公共卫生威胁的应对能力和韧性。"美国政府将继续在本土打造更加有效的传染病预防和应对机制";"美国政府将会把过去传染病暴发事件的教训,纳入未来传染病的预防、监测和应对计划"。[94]美国力图通过完善国内的公共卫生防护网络,打造应对传染病的国防战线。2016年5月,美国通过了由15位国际评审专家组成的"联合外部评估"(Joint External Evaluation)。[95]根据评估建议,美国采取跨部门行动,弥补了国家公共卫生应对方面最紧迫的不足。特朗普政府在2018年10月颁布《卫生安全国家行动计划》(*Health Security National Action Plan*),该行动计划整合了美国各联邦政府部门或机构与《国际卫生条例》(2005)和"联合外部评估"相关的项目,以此强化美国国内应对传染病方面的公共卫生能力建设。

(二) 美国参与全球公共卫生安全治理的优先事项

根据世界卫生组织的定义,全球公共卫生安全是指,"为了将生活在跨地理区域和国际边界的民众对紧急公共卫生事件的共同脆弱性最小化,采取的预见性和反应性行动"[96]。由此可见,所有国家和区域的卫生安全都是全球公共卫生安全链条的构成部分,然而,特朗普政府的《全球卫生安全战略》却将"全球卫生安全议程"的 17 个伙伴国作为重点支持国家。[97]这些伙伴国家选择的标准之一就是要符合"美国的外交和国家安全优先标准"。[98]这样,美国就将自己的优先事项融入其全球公共卫生安全战略,两者相互促进。

世界卫生组织认为,"造成全球公共卫生安全的因素主要包括易流行的疾病、食源性疾病、意外和蓄意制造的疾病暴发、有毒化学物质的意外事件、核放射意外事件以及环境灾难等"。[99]而特朗普政府的《全球卫生安全战略》开宗明义地指出,"美国将与其国际伙伴密切合作,预防、监测和应对国内外的传染病威胁,不管这种传染病是自然暴发、无意而为或蓄意而为"。[100]这表明,特朗普政府主要聚焦于跨国传染病,并不关注那些负外部性比较弱的全球公共卫生安全决定因素,例如卫生保健、战争和冲突以及气候变化等。

(三) 美国参与全球公共卫生治理的跨部门协调机制

在全球化时代,不管一个国家如何强大,都不可能单枪匹马地应对卫生安全威胁。在全球公共卫生安全相互依赖的背景下,反多边主义的特朗普政府也不得不借助多边合作来追求美国的卫生安全。"美国将通过'全球卫生安全议程',在多边、双边和国内,领导各国提升卫生安全的优先事项;2014 年发起和 2018 年重申的'全球卫生安全议程',有助于实现一个免受传染病威胁的安全世界,不管是自然暴发的、恶意释放的,还是由于事故而导致的传染病"[101];美国将通过"全球卫生安全议程"实施其国际卫生合作战略。美国通过发挥在"全球卫生安全议程"中的主导权和话语权,按照其国家安全预期来塑造"全球卫生安全议程";其他多边机制也会成为美国追求其卫生安全战略的工具。"美国也将通过其他多边渠道,例如七国集团(G7)和二十国集团(G20),确保卫生安全成为一个全球性和领导层面的优先事项。"[102]

传染病威胁的有效应对离不开国内参与部门的密切协调和合作。2015年,奥巴马政府在国家安全委员会内部设立了一个常设机构"流行病预防和应对理事会"(Pandemic Prepareness and Response Directo-rate),负责协调各部门的传染病威胁应对措施,在国土安全部也设立了专门负责卫生安全事务的顾问。然而,2018年5月,在国家安全顾问约翰·博尔顿的建议下,特朗普下令撤销国家安全委员会中所有与全球公共卫生安全相关的部门,其中包括"流行病预防和应对理事会";国土安全部的卫生安全架构也被撤销,因此,在国家安全委员会内部,没有专门的部门来监督和协调传染病的预防和应对措施。特朗普政府也因此备受批评。甚至有全球公共卫生安全专家认为,"如果美国面临传染病威胁,美国的应对措施将会受国家安全顾问的反全球主义和特朗普总统对科学的无知所支配"。[103]

特朗普政府的《全球卫生安全战略》重新确立美国国内在全球公共卫生政策方面的部门间协调机制,明确规定美国的全球公共卫生安全政策由国家安全委员会来统筹协调。"国家安全委员会幕僚根据2017年4月4日颁布的《国家安全总统备忘录》规定的程序,协调和审议全球公共卫生政策和疫情应对,为政策一体化的顺利实施提供战略支持。"[104]该战略规定,"国家安全委员会官员担任'全球卫生安全议程跨部门审议委员会'主席,并定期召集各部门和机构来协调政策和项目,保证'全球卫生安全议程'的实施和外交参与"。[105]

三、特朗普政府《全球卫生安全战略》的特点

巴里·布赞在1998年出版的《安全:一种新的分析框架》一书中认为,安全是可以进行再定义的,安全不但是一种认知,更是一种"言语行为"(speech acts),"实际上,没有什么既定的安全,当一个事物被视为

安全问题时,它就是安全问题".[106]当掌握话语权的施动者,经过"话语行为"渲染,把一个问题"贴上国家安全的标签"或"界定为国家安全问题",那么这个问题就成了国家安全问题,所有相关的应对政策也将以国家安全为导向。特朗普政府的《全球卫生安全战略》主要用国家安全的术语界定美国面临的传染病威胁,并实施以国家安全为导向的全球公共卫生政策。有效的全球公共卫生政策离不开各部门之间的协调。特朗普政府采用"全政府"[107]路径,实现其全球公共卫生安全政策的一致性。

(一) 以国家安全为导向的全球公共卫生安全战略

特朗普政府的《全球卫生安全战略》充斥了国家安全的逻辑,成为美国《国家安全战略》和《国家生物防御战略》中关于传染病控制政策的指导原则,三者殊途同归,共同促进美国的国家安全利益。为了应对传染病威胁,特朗普政府在 2017 年发布的《国家安全战略》报告中将"在源头发现和遏制生物威胁"确立为优先事项。"我们将与其他国家合作,早期发现和控制疾病暴发事件,防止疾病的扩散。"[108]《全球卫生安全战略》则提出,"提升全球公共卫生安全,早期发现和遏制传染病暴发事件是我们《国家安全战略》的一个核心信条"。[109]

美国积极推进"全球卫生安全议程",一个重要原因就是为了通过帮助其他国家提升传染病监测能力,在世界各地建立一个针对传染病的早期预警系统,从而打造有效的全球传染病监测体系,为美国国家安全"再保险"。"在面临疫情暴发时,全球公共卫生监测体系作为一种起到稳定作用的力量而促进美国国家安全。"[110]美国国防部是美国推动"全球卫生安全议程"的一个重要部门。国防部在"全球卫生安全议程"框架下主要发挥以下作用:首先,帮助实施和协调与国防部相关且与"全球卫生安全议程"和其他全球公共卫生安全目标相一致的项目和活动,特别是在传染病监测、生物安全、与外国军事部门或民事部门开展的能力建设活动,通过美国政府"公共卫生突发医疗应对措施项目"(Public Health Emergency Medical Countermeasures Enterprise)开展的研发活动等。其次,与国外军事部门合作,就"全球卫生安全议程"以及全球公共卫生治理战略需求和优先事项进行协作和沟通,增加军事部门在"全球卫生安全议程"多边倡议中的代表性,就军事部门和军民合作在全球公共卫生安全中的作用制定相关全球规范。最后,与美国国际开发署的"海外赈灾办公室"(Office of Foreign Disaster Assistance)或美国卫生与公众服务部的"防御与应对助理部长"协调,提供后勤援助和支持。

除了建构全球传染病监测网络之外,美国国防部在全球传染病监测网络和美国的流感应对战略中也发挥了主导作用,这也充分反映了特朗普政府全球公共卫生政策的国家安全导向。2019年9月19日,特朗普在《实现美国流感疫苗现代化来促进美国国家安全和公共健康的行政令》中表示,"美国的政策是提升流感疫苗企业的现代化,以防在流感病毒扩散时能够非常灵活而有效地应对和量产,这之所以成为美国的公共健康和国家安全优先事项,是因为流感可能会伤害美国的利益,例如造成大规模的伤亡、军事行动中断、重创经济等"。[111] 根据该行政令,美国组建了"国家流感疫苗工作组"(National Influenza Vaccine Task Force),由国防部长和卫生与公众服务部部长共同担任组长。除了两位组长之外,工作组成员还包括来自国防部、司法部、农业部、退伍军人事务部、国土安全部、美国食品和药品管理局、疾病控制中心以及国立卫生研究院等行政部门或机构的高级官员。美国国务院、管理和预算办公室、国家安全委员会以及经济顾问委员会等部门官员可以参加工作组的任何会议和讨论。国防部在该工作组的主要职责包括,指导开展疫苗效果的流行病学研究,以便更好地了解当前专利流感疫苗的临床效果;同卫生与公众服务部合作,调查那些能够有助于开展下一代流感疫苗的其他免疫保护手段。

(二)以"全政府"为路径的全球公共卫生安全政策

作为美国《国家安全战略》在卫生安全领域的纲领性文件,《全球卫生安全战略》"通过发挥诸多不同的联邦政府部门、机构和资助渠道,采取'全政府'路径追求卫生安全"。[112]特朗普政府"将在国内强化突发事件应对能力和一体化的协调体系,快速甄别疾病暴发事件,实施公共卫生遏制措施,限制疾病的扩散"[113]。此举不仅有利于提升美国全球公共卫生政策的整体效果,并且避免了部门之间的资源浪费和政策相互矛盾,从而有利于更好地实现美国的卫生安全政策目标。特朗普政府实施的"全球卫生安全议程",使"美国意识到运用跨部门路径来预防、发现和应对传染病威胁的重要性和价值"。[114]2018 年 11 月 4 日,"2024 全球卫生安全议程"部长级会议在印度尼西亚召开,特朗普政府为了表示美国对全球公共卫生安全的承诺,派遣了由多部门参与的代表团与会,其中包括国家安全委员会、卫生与公众服务部、国务院、国防部、农业部和国际开发署等部门。[115]"美国将会持续通过多部门参与的形式,扩大美国在'2024 全球卫生安全议程'中的作用。"[116] 作为"全球卫生安全议程跨部门评估理事会"(GHSA Interagency Review Council)主席,国家安全委员会官员定期召集包括来自国防部、国务院、卫生与公众服务部、国土安全部、商务部及其他各部门助理部长或更高级别的官员,协调相关政策和项目,优化全球卫生安全议程的实施和相关外交合作。总之,特朗普政府以"全政府"路径实施其全球公共卫生安全政策,有助于提升相关部门之间的政策协调效果。

四、《全球卫生安全战略》的特朗普思维

特朗普政府的《全球卫生安全战略》主要以跨国传染病防控的应对为核心目标,以其主导的"全球卫生安全议程"为实施平台,促进美国整体的国家安全。该战略充分体现了特朗普政府的"负担分担"思维、"美国优先"思维和反多边主义思维。

(一)"负担分担"思维

全球公共卫生安全从某种意义上讲具有明显的全球公共产品性质。"全球公共产品国际任务组"(International Task Force on Global Public Goods)秘书处将传染病控制列为六类全球公共产品之首。[117]在全球公共卫生安全的提供中,"搭便车"行为是一种难以避免的现象。实际上,大国提供"全球公共产品"的动机也主要服务于本国利益而非

"公益"。然而特朗普政府上台后,要求其他国家承担更大的责任。特朗普上任后发布的首份有关预算的文件明确表示,"改革美国的人道主义援助政策,让其他国家承担更多";[118]"我的2018年预算蓝图就是,削减对外援助,将美国的安全和幸福放在优先位置,让世界上其他国家承担其份额"。[119]

特朗普认为美国在全球公共卫生安全维护方面付出太多,要求其他国家投入更多资源,承担责任,分担负担。美国国际开发署署长马克·格林(Mark Green)在谈到特朗普政府2021财年预算草案时声称:"美国是全球公共卫生援助领域的一个骄傲的领导者,但是我们确实希望其他的捐助方贡献更多。"[120]《全球卫生安全战略》也反映了特朗普政府"负担分担"思维。"美国鼓励多边组织和国际金融机构承诺投资来促进全球公共卫生安全;美国通过双边和区域外交,鼓励新的伙伴国家对全球公共卫生安全的承诺;与东道国伙伴一起,强化卫生安全能力建设方面融资和项目的可持续性"。[121]特朗普政府通过"全球卫生安全议程"加强伙伴国家的传染病监测系统和能力,主要是为了即时搜集海外的传染病暴发信息,从而御传染病威胁于国门之外。实际上,"国外疾病暴发方面情报的搜集主要服务于发达国家"。[122]美国也不例外,其以强化全球公共卫生安全应对能力为旗号,不过是通过在别国建立监测系统,促进美国国家安全的借口而已。因此,特朗普政府的"负担分担"思维,实质上也是要求其他国家为美国的国家安全买单。

(二)"美国优先"思维

特朗普在其就职演讲中声称:"从今天起,本政府将会唯美国优先。"[123]美国的全球公共卫生政策充斥着"美国优先"的思维,主要体现在《全球卫生安全战略》只关注传染病控制问题,而不关注像母婴健康、清洁的饮用水、艾滋病、慢性病等全球公共卫生发展援助传统项目。在特朗普看来,"卫生风险是那些立刻就威胁到美国边境安全的风险"。[124]毫无疑问,只有跨国传染病才会构成这种风险。实际上,特朗普在就职前就让其副手在国务院和国防部做以下问卷调查:"总统防治艾滋病紧急援助计划是否值得大量投资? 该项目还有资格成为一个庞大的国际项目吗?"[125]其言外之意是,特朗普意图削减美国的艾滋病援助项目。特朗普在入主白宫三天后,在发布的"关于墨西哥城政策的总统备忘录"中规定,任何接受美国政府全球公共卫生项目资助的民间组织不得提供有关堕胎的服务、咨询和倡议。[126]

新机制主义认为,包括预算安排在内的机制安排,是价值观的反映。[127]特朗普政府的预算草案也反映了"美国优先"的思维。美国将"通过全球卫生安全议程,保护美国免受传染病威胁"。[128]2020 年 2 月13 日,在国际社会全力抗击新型冠状病毒肺炎(COVID-19,简称新冠肺炎)疫情之时,特朗普政府提交的 2021 年财政预算草案大幅度削减对全球公共卫生项目的资助,要求将全球公共卫生项目预算从 2020 年的 91 亿美元削减至 2021 年的 60 亿美元,然而为了支持 2019 年 9 月19 日发布的《实现美国流感疫苗现代化促进美国国家安全和公共健康的行政令》,2021 财年预算草案在"强化流感疫苗和卫生安全"这一具体项目的预算反而增加了 9 500 万美元。[129]2020 年新冠肺炎疫情暴发后,美国最初并没有对其他遭受疫情灾害的国家开展任何实质性的援助行动,然而,随着疫情对美国构成的威胁日益严重,2020 年 2 月 24日,特朗普政府要求国会批准 18 亿美元的紧急预算开支,以应对新冠肺炎疫情的扩散,因为"特朗普政府相信,为了采取措施应对疫情在美国的恶化,有必要筹集额外的联邦资源"。[130]在当今全球公共卫生安全相互依赖的时代,这种狭隘的本国利益至上而罔顾全球利益的思维,并不能使国家获得真正的卫生安全。有专家认为,"将全球公共利益置于最后,特朗普正在侵蚀美国在世界的地位,使得美国人越来越不健康和安全"。[131]

(三) 反多边主义思维

世界卫生组织是全球公共卫生治理领域最重要的多边组织,特朗普政府的《全球卫生安全战略》对此却鲜有提及。特朗普声称:"我们拒绝全球主义的思维。"[132]其提交的 2021 财年预算草案明确表示:"本预算将削减或者停止资助那些结果不清晰或者对美国国家安全利益没有直接影响的组织和项目。"[133]在世界卫生组织竭尽全力帮助国际社会抗击新冠肺炎疫情之时,该财政预算草案却要求削减对世界卫生组织6 500万美元的支出,与上年度相比,削减幅度高达50%。[134]美国之所以削减对世界卫生组织的支出,美其名曰"为了提升问责性和效率",并且认为,相比通过多边组织,美国对其他国家的直接援助能够更好地"应对具体疾病和卫生危机"。具有讽刺意义的是,美国同时将直接对外援助的全球公共卫生项目预算削减了30%。[135]2020年4月14日,特朗普更进一步,宣布暂停向世界卫生组织缴纳会费。[136]特朗普的反多边主义思维还表现在其对世界卫生组织相关规范建议和信息的充耳不闻和质疑。新冠肺炎疫情暴发后,世界卫生组织建议各国不要采取过度的限制措施,然而特朗普政府却将发布国际旅行禁令作为疫情防控的主要手段。2020年3月3—5日,在世界卫生组织发布新冠病毒致死率为3.4%之后,特朗普却声称:"我认为3.4%真的是一个假数字。"[137]难怪有学者认为,"特朗普应对病毒疫情的原则是固执的国家主义"。[138]

第三节　特朗普政府的全球公共卫生安全战略对世界公共卫生安全体系的影响

2019年底暴发的新冠肺炎疫情肆虐全球,造成全球性恐慌;截至2023年1月,新冠疫情在全球造成670万人死亡,在美国造成110万人死亡。[139]新冠肺炎疫情已然成为人类面对的共同挑战。任何国家都是全球公共卫生安全网络中的一个节点。不管一个国家多么强大,都要采取负责任的态度来合作促进全球公共卫生安全体系建设。世界卫生组织总干事谭德塞(Tedros Adhanom Ghebreyesus)指出,"任何国家都不应侥幸以为本国不会有病例,这可能是致命错误,是致人死命的严重错误;这种病毒不分国界,不分种族或民族,也不分一个国家的国内生产总值或发展水平"。[140]美国本是当今全球公共卫生安全领域最重要的利益攸关者之一,然而,囿于特朗普"负担分担""美国优先""反多边主义"思维,《全球卫生安全战略》对全球公共卫生安全体系构成严峻挑战。

一、侵蚀全球公共卫生安全体系建构必需的国际政治合作基础

世界卫生组织《组织法》开宗明义地指出,"各民族之健康为获致和平与安全之基本,须赖于个人与国家间之通力合作",[141] 在公共卫生安全领域,国家之间的关系是共赢而非竞争。这种非竞争性也决定了全球公共卫生安全体系就是一种全球公共产品。作为世界性大国,中美两国在公共卫生安全方面曾经开展了卓有成效的合作,共同致力于全球公共卫生公共产品的提供。

王缉思教授把中美间的公共卫生合作归入中美关系中的功能性问题。[142] 中美两国建交后开展了一系列公共卫生合作。1979 年 6 月 2 日,中美两国第一次签署《中美卫生科技合作议定书》。2008 年 12 月 5 日,中美两国在第五次经济战略对话会议上签署《中华人民共和国卫生部和美利坚合众国卫生与公众服务部关于医学及公共卫生科学技术领域合作议定书》。2016 年 11 月 25 日,为了提升非洲大陆整体公共卫生安全水平,加强公共卫生安全能力,中美两国又签署《中华人民共和国商务部、国家卫生和计划生育委员会和美利坚合众国国际开发署、卫生与公众服务部、疾病预防控制中心关于共同支持非洲疾病预防控制中心谅解备忘录》,共同帮助非洲国家建立非洲疾病预防控制中心,力图弥补全球公共卫生安全体系中的薄弱环节。[143]

然而特朗普政府上台后,无论是其发布的《国家安全战略》报告,还是最新的 2021 年预算草案;无论是其挑起的中美贸易冲突,还是提出的"印太战略",都将中国列为美国首要的战略竞争对手和被遏制的对象,对中国采取全面遏制和防范的战略,任何议题都被特朗普纳入外交"工具箱"。因此,美国将全球公共卫生议题"工具化",以此服务于对华遏制外交战略。"全球公共产品的最优提供需要一个运作良好和开放的政治谈判协商程序来进行全球公共产品的决策。"[144] 美国对华敌对的姿态使得中美之间通过卫生合作提供全球公共卫生公共产品的目标成为泡影,从而侵蚀了全球公共卫生安全体系建构必需的国际政治合作基础。在中国全力抗击新冠肺炎疫情之际,美国不但隔岸观火,甚至

表达出趁火打劫之意。美国商务部部长在 2020 年 1 月 31 日表示,疫情"将有助于加速工作岗位回流北美,其中可能部分回流美国,疫情将促使美国企业重新考虑涉华业务的供应链等风险问题"。[145]疫情期间,还有官员炮制"制造业回流论"。特朗普政府贸易顾问彼得·纳瓦罗(Peter Navarro)表示,美国要从中国"召回"4 家口罩生产商,他甚至还要求"所有美国的医药公司全部撤离中国"。[146]这种"中美经济脱钩论"害人害己。正如经济学家保罗·克鲁格曼(Paul Krugman)所言,"在当今世界,任何撕裂进口的因素,不管是关税还是病毒,都会推高生产成本,因此,如果有病毒严重撕裂了中国生产供应链,那么对美国经济的影响将会是特朗普政府贸易战的一个极端版本,只是没有任何关税收入形式的补偿"。[147]

　　实际上,在新冠肺炎疫情之前,特朗普就将以国家安全为导向的《全球卫生安全战略》运用于对华政策之中。2019 年 6 月,具有美国官方背景的"美中经济与战略审查委员会"(U.S.-China Economic and Security Review Commission)发布的报告认为,"在通用药品、制药原料以及其他包括食品添加剂、生物制品和医疗器械等卫生产品方面,中国是全球最大的供应国,美国消费者日益依赖来自中国的药品,对美国构成经济和国家安全威胁"。[148]2013 年,中国企业收购了美国最大的猪肉生产商史密斯·菲尔德食品公司(Smithfield Foods),因为猪肠道膜被用于生产医疗用的肝素(Heparin),而世界用来生产肝素的猪肠80%都由中国提供,"美中经济与战略审查委员会"竟然要求美国对外投资委员会(the Committee on Foreign Investment)评估中国企业对美国构成的卫生安全和国家安全风险。[149]

　　除了将全球公共卫生议题"工具化"之外,美国政府还利用新冠肺炎疫情对中国进行"妖魔化",各种"阴谋论"在美国政界也沉渣泛起,煽动美国民众对中国的敌意,为中美在全球公共卫生安全领域的合作制造障碍。"卫生问题是深层次的政治问题,我们需要解决卫生的政治决定因素。"[150]特朗普将全球公共卫生议题"工具化"的做法,无疑侵蚀了中美合作促进全球公共卫生安全体系建构必需的国际政治基础,加剧了全球公共卫生公共产品提供中的政治失灵。

二、恶化全球公共卫生安全的融资体系

为全球公共卫生安全融资是促进全球公共卫生安全体系建设的一个重要方面。任何国家都应该是全球公共卫生安全融资体系的贡献者。特朗普政府奉行以"美国优先"思维和以国家安全为导向的全球公共卫生治理战略,不仅大幅度削减全球公共卫生项目预算,还降低国内卫生保健预算的融资力度。在全球公共卫生安全相互依赖的背景下,上述做法无疑恶化了当今全球公共卫生安全融资体系,对全球公共卫生安全体系建设构成挑战。

2017年3月16日,特朗普公布其首份《美国优先:让美国再次伟大的预算蓝图》预算草案,该草案削减卫生与公众服务部、国家卫生研究院、疾控中心以及国际开发署等与全球公共卫生项目有关部门的预算,却增加540亿美元扩充军费预算。就全球公共卫生项目而言,该预算草案计划在2018年财政年度把美国全球公共卫生活动资助削减26%,其中包括完全削减对发展中国家女性的计生项目的资助,将国际艾滋病项目援助削减17%,将抗疟疾项目资助削减11%。[151]显然,该预算以牺牲全球公共卫生安全基础能力建设为代价,满足特朗普政府的黩武主义。美国疾病控制与预防中心前主任汤姆·弗里登(Tom Frieden)认为,"鉴于全球公共卫生风险的日益增加,该预算在卫生融资方面的削减不但会危及全球公共卫生安全体系,也会增加美国人民患病和死亡的风险,推高了医疗成本"。[152]由于无视全球公共卫生安全的重要性,特朗普要"让美国再次伟大"的承诺,却可能导致"全球公共卫生不再安全"。

对世界卫生组织的应急项目融资是全球公共卫生安全融资体系的重要组成部分,因为它使得世界卫生组织能够及时帮助卫生基础薄弱的发展中国家开展突发卫生危机应对。"缺少了对世界卫生组织的资助,我们就不可能看到在疫情准备方面有大的改进,国际社会将会受到新发传染病和流感的严重威胁。"[153]然而,每逢世界卫生组织面临融资困难,特朗普习惯于雪上加霜,而不是雪中送炭。例如2018年,在世界卫生组织宣布刚果民主共和国暴发的埃博拉疫情为"国际关注的公共

卫生突发事件"之日,特朗普政府就宣布收回对世界卫生组织的 2.52
亿美元应急项目资助。[154]在新冠肺炎疫情暴发后,当世界卫生组织在
资金方面启动"战略准备和应对方案",以帮助 13 个疫情防控能力令人
担忧的非洲国家时,特朗普提交的 2021 年预算草案却将美国对世界卫
生组织的应急支出与上年度相比削减 50%。[155]2020 年 4 月 14 日,特
朗普以世界卫生组织在疫情期间严重管理不当、掩盖真实情况为由,宣
布暂停对世界卫生组织的资助。特朗普政府在全球公共卫生安全融资
体系方面的"开倒车"行为,对全球公共卫生安全构成风险。全球公共
卫生安全专家认为,"特朗普政府无疑将严重恶化在生殖健康、卫生融
资、卫生研究和全球公共卫生安全方面的问题,在一些方面为全球公共
卫生治理带来新问题"。[156]

本 章 小 结

特朗普政府的《生物防御战略》和《全球卫生安全战略》以国家安全
为导向,以"全政府"为实现路径,以美国主导的"全球卫生安全议程"为
平台,打造美国的传染病监测和防护网络。特朗普以国家安全为导向
的全球公共卫生政策为传染病防控加剧了全球卫生安全困境。原因就
在于,传染病被界定为国家安全事项,从而被置于优先解决的位置,可
能会以牺牲其他全球公共卫生问题为代价,诸如广大发展中国家面临
的药品可及性、母婴健康以及基础卫生保健等问题。特朗普政府的《生
物防御战略》和《全球卫生安全战略》只强调传染病防控,对其他重要的
全球公共卫生问题却闭口不谈。在全球公共卫生问题多元化的语境
下,应对传染病危机的国家安全路径是"弊大于利"。[157]

奉行"负担分担"思维的《生物防御战略》和《全球卫生安全战略》,
并不是为了促进真正意义上的全球公共卫生安全,而是要求国际社会
为美国国家安全承担更多责任。它关切的是跨国传染病如何影响美国
的利益,而非其政策如何为全球公共卫生安全作贡献。新冠肺炎、甲流
等疫情危机使得世界各国成为"因病相依"的命运共同体。作为一种狭
隘的民族主义宣言,"美国优先"思维与全球公共利益存在张力。特朗

普政府基于"美国优先"思维的全球公共卫生治理战略也有违于全球公共卫生安全命运共同体理念,其对全球新冠肺炎疫情防控合作的消极态度便是例证。甚至有专家认为,"特朗普已经刻意妨碍了美国的新冠肺炎疫情应对"。[158]特朗普政府的反多边主义也与全球公共卫生安全维护所需要的全球主义背道而驰。美国全球公共卫生专家劳伦斯·戈斯汀(Lawrence Gostin)认为,"特朗普的政治哲学是'建墙'和不信任国际机制,这是对责任共担和相互团结核心理念的拒绝"。[159]特朗普政府的全球卫生治理战略以国家安全和"美国优先"为导向,增加了全球公共卫生安全体系沦为"全球公地悲剧"的风险。

注释

1. Jeremy Youde,"The Securitization of Health in the Trump Era," *Australian Journal of International Affairs*,Vol.72,No.6,2018,p.545.

2. Donald Trump,"Statement from the President on the National Biodefense Strategy and National Security Presidential Memorandum," Sep 18,2018,见 https://www.whitehouse.gov/briefings-statements/statement-president-national-biodefense-strategy-national-security-presidential-memorandum/。

3. The White House,*The National Biodefense Strategy*,Washington D.C.,2018,p.i.

4. Steven Smith,*The Senate Syndrome:The Evolution of Procedural Warfare in the Modern U.S. Senate*,Oklahoma:University of Oklahoma Press,2014,p.250.

5. 金灿荣、汤祯滢:《从参议院综合征透视美国政党极化的成因》,《美国研究》2019年第2期,第147页。

6. Chris Coons,"Why Investments in Global Health Still Command Bipartisan Support",June 23,2017,见 https://www.aspeninstitute.org/blog-posts/investments-global-health-still-command-bipartisan-support/。

7. The WMD Center,*Bio-Response Report Card:21st Century Biological Threats*,Washington D.C.,2011,p.7,https://files.givewell.org/files/shallow/biosecurity/The_Bipartisan_WMD_Terrorism_Research_Center_2011.pdf.

8. U.S. Congress,*Pandemic and All-Hazards Preparedness and Advancing Innovation Act of 2018*,Sep 26,2018,见 https://www.congress.gov/bill/115th-congress/house-bill/6378/text。

9. U.S. Congress,*National Defense Authorization Act for Fiscal Year 2017*,*Section 1086*,January 4,2016,Washington D.C.,见 https://www.congress.gov/114/plaws/publ328/PLAW-114publ328.pdf.

10. George Poste,*The Impact of Life Sciences on National Security*,Speech presented at Preserving National Security:the Growing Role of the Life Sciences,Center for Biosecurity,Washington D.C.,March 3,2011,见 http://www.centerforhealthsecurity.org/our-work/events/2011_growing_role_of_lifesciences/growing_role_life_sci_conf_rpt.pdf。

11. Hans Blix, *Weapons of Terror*: *Freeing the World of Nuclear*, *Biological and Chemical Arms*, the Weapons of Mass Destruction Commission, Stockholm, 2006, p.112.

12. The White House, *President Signs Public Health Security and Bioterrorism Bill*, June 22, 2002, 见 https://georgewbush-whitehouse. archives. gov/news/releases/2002/06/20020612-1.html。

13. U. S. Congress, *Securing our Agriculture and Food Act*, Washington D. C., June 30, 2017, 见 https://www.congress.gov/115/plaws/publ43/PLAW-115publ43.pdf。

14. The White House, *The National Biodefense Strategy*, Washington D.C., 2018, p.2.

15. Ibid.

16. Ibid.

17. Ibid., p.i.

18. Blue Ribbon Study Panel on Biodefense, *A National Blueprint for Biodefense*: *Leadership and Major Reform Needed to Optimize Efforts—Bipartisan Report of the Blue Study on Biodefense*, Hudson Institute: Washington, DC, October 2015, p.3.

19. Daniel Gerstein, "Achieving the Trump Administration's National Biodefense Strategy," Oct 02, 2018, 见 https://www. realcleardefense. com/articles/2018/10/02/achieving_the_trump_administrations_national_biodefense_strategy_113854.html。

20. The President's Council of Advisors on Science and Technology, *Letter Report to the President on Action Needed to Protect against Biological Attack*, Washington D.C., Nov 16, 2016, p. 1, https://obamawhitehouse. archives. gov/sites/default/files/microsites/ostp/PCAST/pcast_biodefense_letter_report_final.pdf.

21. Jonathan Landay, "White House Developing Comprehensive Biosecurity Strategy: Official", *Reuters*, July 21, 2017.

22. Donald Trump, *Statement from the President on the National Biodefense Strategy and National Security Presidential Memorandum*, Sep 18, 2018, 见 https://www. whitehouse. gov/briefings-statements/statement-president-national-biodefense-strategy-national-security-presidential-memorandum/。

23. Donald Trump, *Remarks by President Trump to the 72nd Session of the United Nations General Assembly*, United Nations, New York, Sep 19, 2017, 见 https://www. whitehouse.gov/briefings-statements/remarks-president-trump-72nd-session-united-nations-general-assembly/。

24. Donald Trump, *The American We Deserve*, Los Angeles: Renaissance Books, 2000, p.26.

25. 张业亮:《"解构行政国":特朗普保守主义国内政策的目标》,《美国研究》2018 年第 6 期,第 56 页。

26. Zachary Callen, "Repurposing the Administrative State," *The Forum*, Vol.15, No.2, 2017, p.379.

27. The WMD Center, *Bio-Response Report Card*: *21st Century Biological Threat*, Washington D.C., 2011, p.61.

28. Blue Ribbon Study Panel on Biodefense, *A National Blueprint for Biodefense*: *Leadership and Major Reform Needed to Optimize Efforts—Bipartisan Report of the Blue Study on Biodefense*, Hudson Institute: Washington, D.C., October 2015.

29. Gregory Koblentz, "From Biodefense to Biosecurity: the Obama Administration's

Strategy for Countering Biological Threats," *International Affairs*, Vol.88, No.1, 2012, p.141.

30. The White House, *The National Biodefense Strategy*, Washington D.C., 2018, p.5.

31. Donald Trump, *Presidential Memorandum on the Support for National Biodefense*, Washington D.C., Sep 18, 2018, 见 https://www.whitehouse.gov/presidential-actions/presidential-memorandum-support-national-biodefense/。

32. Donald Trump, September 18, 2019, 见 https://twitter.com/realdonaldtrump/status/1042116488881217537。

33. U.S. Department of Health and Human Service, *National Health Security Strategy of the United States of America*, Washington D.C., December 2009.

34. U.S. Department of Health and Human Service, *The Global Health Strategy*, Washington, D.C., October 13, 2011.

35. U.S. National Security Council, *National Strategy for Countering Biological Threats*, Washington D.C.: National Security Council, November 2009.

36. The White House, *The National Biodefense Strategy*, Washington D.C., 2018, p.1.

37. Christopher F. Chyba, *Biological Terrorism*, *Emerging Diseases and National Security*, New York: Rockefeller Brothers Fund, 1998. p.5.

38. Christopher F. Chyba. , "Biological Security in a Changed World," *Science*, Vol. 293, No.5539, 2001, p.2349.

39. The Center for Arms Control and Non-Proliferation, *Reducing Biological Risks to Security*: *International Policy Recommendations for the Obama Administration*, January 15, 2009, 见 http://www.armscontrolcenter.org/assets/pdfs/biothreats_initiatives.pdf。

40. The White House, *The National Biodefense Strategy*, Washington D.C., 2018, p.9.

41. Ibid., p.3.

42. Donald Trump, *National Security Strategy*, Washington D.C., 2017, p.1.

43. *Remarks by President Trump to the 73rd Session of the United Nations General Assembly*, Sep 25, 2018, https://www.whitehouse.gov/briefings-statements/remarks-president-trump-73rd-session-united-nations-general-assembly-new-york-ny/.

44. U.S. National Security Council, *National Strategy for Countering Biological Threats*, Washington DC: National Security Council, November 2009.

45. Barack Obama, *National Security Strategy*, Washington D.C., 2010, p.24.

46. The White House, *The National Biodefense Strategy*, Washington D.C., 2018, p.i.

47. Ibid., p.1.

48. U.S. Congress, *National Defense Authorization Act for Fiscal Year 2017*, Section 1086, (a), Washington D.C., Dec 23, 2016, 见 https://www.congress.gov/114/plaws/publ328/PLAW-114publ328.pdf, p.2423。

49. Center for Health Security of Johns Hopkins University, "Summary of Key Recommendations: Meeting to Solicit Stakeholder Input on Forthcoming US Global Health Security Strategy," Washington D.C., July 30, 2018, 见 http://www.centerforhealthsecurity.org/our-work/pubs_archive/pubs-pdfs/2018/180820-us-global-health-security-strategy-meeting.pdf。

50. The White House, *The National Biodefense Strategy*, Washington D.C., 2018, p.i.

51. 其他两个方面分别为防御大规模杀伤性武器和强化边界控制与移民政策。详见

The White House, *National Security Strategy*, Washington D.C, 2017, pp.8—9。

52. Jonathan Landay, "The White House Developing Comprehensive Biosecurity Strategy: Official," *Reuters*, July 21, 2017.

53. The White House, *National Security Strategy*, Washington D.C., 2017, p.9.

54. Ibid.

55. Ibid., p.8.

56. Ibid., p.10.

57. Sarah Owermohle, *Trump Puts HHS in Charge of Defense against Biological Threats*, Sep 18, 2018,见 https://www.politico.com/story/2018/09/18/trump-hhs-bio-defense-827973。

58. Donald Trump, *The National Biodefense Strategy*, Washington D.C., 2018, p.13.

59. Ibid., p.14.

60. The White House, *National Security Strategy*, Washington D.C., 2017, p.20.

61. Michele Flournoy, Gabrielle Chefitz, "Here is How the United States Can Keep Its Technological Edge," *Foreign Policy*, Feb 25, 2019.

62. The White House, *America Leading the World in Science*, Washington D.C., April 23, 2019, https://www. whitehouse. gov/articles/america-leading-world-science-technology/.

63. The White House, *National Security Strategy*, Washington D.C., 2017, p.9.

64. The White House, *The National Biodefense Strategy*, Washington D.C., 2018, p.i.

65. Ibid., p.3.

66. Ibid., p.1.

67. Ibid., p.3.

68. Ibid., p.16.

69. Ibid.

70. The President's Council of Advisors on Science and Technology, *Letter Report to the President on Action Needed to Protect against Biological Attack*, Washington D.C., Nov 16, 2016, p.7, https://obamawhitehouse. archives. gov/sites/default/files/microsites/ostp/PCAST/pcast_biodefense_letter_report_final.pdf.

71. David P. Fidler, Lawrence O. Gostin, *Biosecurity in the Global Age: Biological Weapons, Public Health, and the Rule of Law*, California: Stanford University Press, 2008, p.90.

72. Una Becker, *Light at the End of the Tunnel? The Sixth Review Conference of the Biological Weapons Convention*, Peace Research Institute, Frankfurt, 2007, p.36.

73. The White House, *President Donald Trump is protecting the Homeland and the World from Global Health Security Threat*, Washington D.C., May 9, 2019, https://www. whitehouse. gov/briefings-statements/president-donald-j-trump-protecting-homeland-world-global-health-security-threats/.

74. Bill Gates, *The Next Epidemic is Coming, Here's How We Can Make Sure We are Ready*, April 27, 2018, https://www.gatesnotes.com/Shattuck-Lecture.

75. U.S. Center for Disease Control and Prevention, *1918 Pandemic (H1N1 Virus)*, March 20, 2019, https://www. cdc. gov/flu/pandemic-resources/1918-pandemic-h1n1.html.

76. U.S. Institute of Medicine, *Emerging Infections: Microbial Threats to Health in the United States*, Washington, D.C.: National Academy Press, 1992.

77. National Intelligence Council, *The Global Infectious Disease Threat and Its Implications for the United States*, Washington D.C., January 2000, p.5, https://apps. dtic.mil/dtic/tr/fulltext/u2/a502015. pdf.

78. 因为流感在美国大部分地区是一个不需要上报的疾病,所以该数据只是美国疾控中心的估计数字。参见 U.S. Center for Disease Control and Prevention, *2019—2020 U.S. Flu Season: Preliminary Burden Estimates*, February 21, 2020, https://www. cdc.gov/flu/about/burden/preliminary- in-season-estimates.htm。

79. The White House, *United States Government Global Health Security Strategy*, Washington D.C., 2019, p.6, https://trumpwhitehouse. archives. gov/wp-content/up-loads/2019/05/GHSS.pdf.

80. Zoe Bambery, et al., "Impact of a Hypothetical Infectious Disease Outbreak on U.S. Exports and Export-Based Jobs," *Health Security*, Vol.16, No.1, 2018, pp.5—6.

81. Center for Health Security, *Global Health Security Index: Building Collection and Accountability*, October 2019, https://www. ghsindex. org/wp-content/uploads/2019/10/2019-Global- Health-Security-Index.pdf.

82. Jeremy Youde, "The Securitization of Health in the Trump Era," *Australian Journal of International Affairs*, Vol.72, No.6, 2018, p.535.

83. Jack Chow, "The Global Health President," *Foreign Policy*, February 28, 2012, https://foreignpolicy.com/2012/02/28/the-global-health-president/.

84. The White House, *Remarks by President Trump to the 72nd Session of the United Nations General Assembly*, September 19, 2017, https://www.whitehouse.gov/briefings-statements/remarks-president-trump-72nd-session-united-nations-general-assembly/.

85. The White House, *Remarks by President Trump at Working Lunch with African Leaders*, September 20, 2017, https://www.whitehouse. gov/briefings-statements/remarks-president-trump-working-lunch-african-leaders/.

86. 其他两个方面分别为防御大规模杀伤性武器和强化边界控制与移民政策,详见 The White House, *National Security Strategy*, Washington, D.C., 2017, pp.8—9。

87. The White House, *The National Biodefense Strategy*, Washington D.C., 2018, p.2.

88. Lawrence O. Gostin, "How Will President Trump's Policies Affect Domestic and Global Health and Development?" *JAMA*, Vol.317, No.7, 2017, pp.685—686.

89. Rebecca Katz, et al., "Global Health Security Agenda and the International Health Regulations: Moving Forward," *Biosecurity and Bioterrorism: Biodefense Strategy, Practice, and Science*, Vol.12, No.5, 2014, p.231.

90. The White House, *United States Government Global Health Security Strategy*, Washington D.C., 2019, p.9.

91. USAID, *Reducing the Threat of Infectious Diseases*, Washington, D.C., 1998, p.2.

92. The White House, *United States Government Global Health Security Strategy*, Washington D.C., 2019, p.9.

93. Ibid.

94. Ibid., p.10.

95. "联合外部评估"是世界卫生组织发起的一个自愿的、合作性的和多部门参加的评估机制,该机制旨在对国家预防、监测和快速应对由自然暴发、人为制造或实验室事故泄漏所导致公共卫生风险的能力进行评估。该机制也是为了帮助各国落实《国际卫生条例》(2005)关于公共卫生核心能力建设的要求,详见 The World Health Organization,"Strengthening Health Security by Implementing the International Health Regulations(2005)," https://www.who.int/ihr/procedures/joint-external-evaluations/en/。

96. World Health Organization, *A Safer Future：Global Public Health Security in the 21st Century*, Geneva：World Health Organization, p.ix.

97. 这 17 个国家包括孟加拉国、布基纳法索、喀麦隆、科特迪瓦、埃塞俄比亚、几内亚共和国、印度、印度尼西亚、肯尼亚、利比亚、马里、巴基斯坦、塞内加尔、塞拉利昂、坦桑尼亚、乌拉圭和越南。

98. The White House, *United States Government Global Health Security Strategy*, Washington D.C., 2019, p.16.

99. World Health Organization, *A Safer Future：Global Public Health Security in the 21st Century*, Geneva：World Health Organization, 2007, pp.xi—xii.

100. The White House, *United States Government Global Health Security Strategy*, Washington D.C., 2019, p.5.

101. Ibid., p.9.

102. Ibid., p.10.

103. Laurie Garrett, "Trump is in a Coma on Public Health,"*Foreign Policy*, May 21, 2018.

104. The White House, *United States Government Global Health Security Strategy*, Washington D.C., 2019, p.22;特朗普在 2017 年颁布的《国家安全总统备忘录》中认为,"国家安全委员会负责与安全相关的活动和行政部门与机构功能的有效协调",详见 The White House, *National Security Presidential Memorandum*, Washington D.C., April 4, 2017。

105. The White House, *United States Government Global Health Security Strategy*, Washington D.C., 2019, p.22.

106. [英]巴瑞·布赞、[丹麦]奥利·维夫:《新安全论》,朱宁译,浙江人民出版社 2003 年版,第 13 页。

107. 所谓"全政府",也被称为"整体政府",指政府的各个部门通过密切的跨部门协调合作完成共同的政策目标,同时对于特定问题作出统一协调的回应。详见 Tom Christensen and Per Lagreid, "The Whole-of Government Approach to Public Sector Reform," *Public Administration Review*, Vol.67, No. 6, 2007, pp.1059—1066。

108. The White House, *National Security Strategy*, Washington D.C., 2017, p.9.

109. The White House, *United States Government Global Health Security Strategy*, Washington D.C., 2019, p.6.

110. Carleton J. Phillips, Anne M. Harrington, Terry L. Yates, Gary L. Simpson and Robert J. Baker, *Global Disease Surveillance, Emergent Disease Preparedness, and National Security*, Texas Tech University, 2009, p.1.

111. The White House, *Executive Order on Modernizing Influenza Vaccine in the United States to Promote National Security and Public Health*, Washington D.C., September 19, 2019.

112. The White House, *President Donald Trump is Protecting the Homeland and the World from Global Health Security Threat*, May 9, 2019, https://www.whitehouse.gov/briefings-statements/president-donald-j-trump-protecting-homeland-world-global-health-security-threats/.

113. The White House, *National Security Strategy*, Washington, D.C., 2017, p.9.

114. The White House, *United States Government Global Health Security Strategy*, Washington, D.C., 2019, p.22.

115. U.S. Department of Health and Human Services, *U.S. Government Participates in Fifth Annual Global Health Security Agenda Ministerial Meeting*, November 2, 2018, https://www.hhs.gov/about/news/2018/11/02/us-government-participates-in-fifth-annual-global-health-security-agenda-ministerial-meeting.html.

116. The White House, *United States Government Global Health Security Strategy*, Washington, D.C., 2019, p.9.

117. 其他五类分别是应对气候变化、强化国际金融稳定、加强国际贸易体系、实现和平与安全、知识创造。详见 Ernesto Zedillo and Tidjane Thiam, *Meeting Global Challenges: International Cooperation in the National Interest*, Washington D.C., 2006, p.xiii。

118. The White House, *A Budget for America's Future: Fiscal Year 2021*, Washington D.C., February 10, 2020, p.78.

119. The White House, *American First: A Budget Blueprint to Make American Great Again*, Washington D.C., 2018, pp.1—2.

120. The White House, *Deputy Secretary of State Stephen Biegun, USAID Administrator Mark Green, and Experts on the President's Fiscal Year 2021 Budget Request for the U.S. Department of State and U.S. Agency for International Development*, Washington, D.C., February 10, 2020, https://www.state.gov/deputy-secretary-of-state-stephen-biegun-usaid-administrator-mark-green-and-experts-on-the-presidents-fiscal-year-2021-budget-request-for-the-u-s-department-of-state-and-u-s-agency-for-in/.

121. The White House, *United States Government Global Health Security Strategy*, Washington D.C., 2019, p. 9.

122. Philippe Calain, "From the Field Side of the Binoculars: A Different View on Global Public Health Surveillance," *Health Policy and Planning*, Vol.22, No.1, 2007, p.19.

123. Donald Trump, *The Inaugural Address*, Washington D.C., January 20, 2017.

124. Sophie Harman and Sara Davies, "President Donald Trump as Global Health's Displacement Activity," *Review of International Studies*, Vol.45, No.3, 2019, p.499.

125. Helene Cooper, "Team Trump's Queries about Africa Point to Skepticism about Aid," *New York Times*, January 13, 2017.

126. The White House, *Presidential Memorandum Regarding the Mexico City Policy*, Washington D.C., January 23, 2017.

127. Vivien Lowndes and Mark Roberts, *Why Institutions Matter: the New Institutionalism in Political Science*, New York: Palgrave Macmillan, 2013, p.186.

128. The White House, *A budget for America's Future: Fiscal Year 2021*, Washington D.C., February 10, 2020, p. 79, https://www.whitehouse.gov/wp-content/uploads/2020/02/budget_fy21.pdf.

129. Ibid., p.53.

130. Erica Werner, Jeff Stein and Lena Sun, "White House Asks Congress for $1.8 Billion to Bolster Coronavirus Response," *The Washington Post*, February 25, 2020.

131. Lawrence Gostin, "American First: Prospect for Global Health," *The Milbank Quarterly*, Vol.95, No.2, 2017, p.227.

132. The White House, *Remarks by President Trump to the 73rd Session of the United Nations General Assembly*, September 25, 2018, https://www.whitehouse.gov/briefings-statements/remarks-president-trump-73rd-session-united-nations-general-assembly-new-york-ny/.

133. The White House, *A budget for America's Future: Fiscal Year 2021*, Washington D.C., February 10, 2020, p.77.

134. Robbie Gramer and Colum Lynch, "Trump Seeks to Halve U.S. Funding for World Health Organization as Coronavirus Rages," *Foreign Policy*, February 10, 2020.

135. Ibid.

136. 刘品然、孙丁:《美国将暂停向世界卫生组织缴纳会费》,新华网,http.www.xinhuanet.com//mrdx/2020-04/16/c.138982326.htm。

137. Philip Bump, "Trump's Habit of Fudging Inconvenient Numbers Enters Dangerous Territory," *The Washington Post*, March 5, 2020.

138. Peter Nicholas, "The Coronavirus Outbreak Could Bring Out the Worst in Trump," *The Atlantic*, February 18, 2020.

139. The World Health Organization, *Weekly Epidemiological Update on COVID-19*, January 19, 2023, https://www.who.int/publications/m/item/weekly-epidemiological-update-on-covid-19—19-january-2023.

140. The World Health Organization, *WHO Director-General's Opening Remarks at the Media Briefing on COVID-19*, February 27, 2020.

141.《世界卫生组织组织法》,世界卫生组织,http://www.who.int/gb/bd/PDF/bd46/c-bd46_2.pdf。

142. 王缉思:《中美利益交汇与战略互动》,《国际经济评论》2007年第4期,第9页。

143.《中美签署共同支持非洲疾病预防控制中心谅解备忘录》,http://africanunion.mofcom.gov.cn/article/jmxw/201611/20161101992158.shtml。

144. Rosalie Gardiner and Katell Le Goulven, "Sustaining Our Global Public Goods," *Economic Briefing*, No.3, 2002, p.5, https://www.unedforum.org/fileadmin/files/SF_Briefing_Papers/bp_goods.pdf.

145. Rachel Siegel, "Wilbur Ross Says China's Coronavirus will Help Bring Jobs Back to U.S.," *The Washington Post*, January 30, 2020.

146. Megan Cassella, "Break with China? Top Trump Aide Eyes an Opening with Coronavirus," February 26, 2020, https://www.politico.com/news/2020/02/26/trump-china-trade-coronavirus-117531.

147. Paul Krugman, "No, Team Trump, the Coronavirus Isn't Good for America," *New York Times*, January 30, 2020.

148. U.S.-China Economic and Security Review Commission, *Exploring the Growing U.S. Reliance on China's Biotech and Pharmaceutical Products*, Washington, D.C., July 31, 2019, p.6.

149. Ibid., p.48.

150. Ilona Kickbusch, "Tackling the Political Determinants of Global Health," *British Medical Journal*, Vol.331, No.7511, 2005, p.246.

151. Nurith Aizenman, "Trump's Proposed Budget Would Cut $2.2 Billion From Global Health Spending," *National Public Radio*, May 25, 2017, https://www.npr.org/sections/goatsandsoda/2017/05/25/529873431/trumps-proposed-budget-would-cut-2-2-billion-from-global-health-spending.

152. Michael McCarthy, "Trump Proposes Slashing Funding for Medicaid, Poverty Programs, and Medical Research," *British Medical Journal*, No.357, 2017, p.2549.

153. Lawrence Gostin, "How Will President Trump's Policies Affect Domestic and Global Health and Development," *JAMA*, Vol.317, No.7, 2017, p.686.

154. Laurie Garrett, "Ebola is Back. And Trump is Trying to Kill Funding for It," *Foreign Policy*, May 9, 2018.

155. Robbie Gramer and Colum Lynch, "Trump Seeks to Halve U.S. Funding for World Health Organization as Coronavirus Rages," *Foreign Policy*, February 10, 2020.

156. Sophie Harman and Sara Davies, "President Donald Trump as Global Health's Displacement Activity," *Review of International Studies*, Vol.45, No.3, 2019, p.500.

157. Christian Enemark, *Biosecurity Dilemmas: Dreaded Diseases, Ethical Responses, and the Health of Nations*, Washington D.C.: Georgetown University Press, 2017, p.xviii.

158. Laurie Garrett, "Trump Has Sabotaged America's Coronavirus Response," *Foreign Policy*, January 31, 2020.

159. Lawrence Gostin, "American First: Prospect for Global Health," *The Milbank Quarterly*, Vol.95, No.2, 2017, p.224.

第五章

拜登政府的全球公共卫生治理战略

世界经济论坛在 2022 年发布的《全球风险报告》认为，传染病将会成为未来 10 年全球面临的最严重的十大风险之一。[1]新冠疫情危机表明，传染病构成的全球公共卫生安全威胁具有重要的国家安全和战略含义。在此背景下，全球公共卫生安全治理已成为世界各国（特别是大国）的重要政策领域。作为全球大国之一，美国是全球公共卫生安全治理领域的重要利益攸关者。然而在特朗普入主白宫时期，美国政府在公共卫生安全治理中的政治化操作和单边主义，为全球公共卫生安全治理带来挑战。如何重整美国在全球公共卫生治理中的国际领导力和巩固美国在公共卫生安全领域的生物技术霸权地位，成为拜登政府要优先处理的重要事项。拜登政府上台伊始就发布《新冠应对和大流行防范的国家战略》(National Strategy for the COVID-19 Response and Pandemic Preparedness)和《美国大流行防范：转变我们的能力》(American Pandemic Preparedness：Transforming Our Capabilities)等公共卫生安全战略性文件。2022 年 9 月 12 日，拜登政府宣布实施《国家生物技术和生物制造倡议》(National Biotechnology and Biomanufacturing Initiative)。2022 年 10 月 14 日，美国又推出《国家生物防御战略和实施方案》(National Biodefense Strategy and Implementation Plan)。该文件开宗明义地指出，"管理生物事件的风险，无论是自然发生的、意外发生的还是蓄意发生的，都是美国至关重要的利益"。[2] 2023 年 12 月，拜登政府发布年度报告《美国政府在全球卫生安全方面的投资进展和影响》(Progress and Impact of U.S. Government Investments in Global Health Security)。[3]该报告强调美政府为加快实施《国家生物防御战

139

略》和《应对生物威胁、加强流行病防范和实现全球卫生安全实施计划》而采取的行动,其中包括扩大全球卫生安全伙伴关系、实现美国投资的成果,以及促使其他捐助者和多边伙伴采取行动。上述事关全球公共卫生安全政策文件的密集出台不但凸显了拜登政府对全球公共卫生治理的重视,也标志着美国全球公共卫生政策的体系化。拜登政府的全球公共卫生政策是历届美国政府全球公共卫生政策的延续和发展。

第一节　拜登政府全球公共卫生治理战略出台的背景

冷战之后,由于传统安全威胁的弱化,美国历届政府日益关注传染病造成的公共卫生安全威胁。不管是小布什政府的 PEPFAR 和奥巴马政府的"全球卫生倡议",还是特朗普政府的《国家生物防御战略》和《全球卫生安全战略》,都反映了美国对公共卫生安全威胁的重视。尽管"有效管理生物安全事件风险攸关美国的切身利益"[4],新冠疫情暴发后,美国面临的公共卫生安全危机和在全球公共卫生治理领域的国际领导力的式微,是拜登政府的全球公共卫生安全战略需要应对的主要问题。

一、美国面临的公共卫生安全危机和国内混乱的公共卫生安全治理体系

新冠疫情暴发后,能否有效应对新冠肺炎疫情危机是检验美国全球公共卫生治理成效的试金石。显而易见,在特朗普政府时期,新冠疫情在美国所造成的死亡人数和确诊人数的不断攀升,标志着美国国内疫情防控的逐渐失控(见图5.1)。从 2020 年 1 月 20 日美国确诊首位新冠肺炎患者,[5]到 2021 年 1 月 20 日特朗普卸任总统,美国已出现 41 万余例新冠肺炎死亡病例。[6]

在新冠疫情危机面前,美国没有体现出其作为全球公共卫生资源大国应有的资源动员能力。正如《柳叶刀》主编理查德·霍顿(Richard Horton)所言,"这场大流行表明,美国医疗保健和公共卫生系统在保

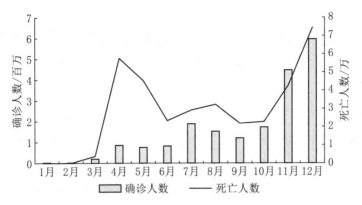

资料来源：世界卫生组织。

图 5.1　2020 年特朗普执政期间美国新冠肺炎疫情状况

护国家健康方面严重不足，在这一点上没有国家比美国更明显"。[7]拜登政府在 2021 年 9 月发布的《美国大流行防范：转变我们的能力》政策报告通过对美国未来的公共卫生威胁进行评估，认为"未来的生物安全威胁将更加严峻，我们（美国）现在还没有做好充分准备"。[8]因此，如何应对未来的公共卫生安全威胁，成为拜登政府优先考虑的问题之一。

健全的内部协调机制是有效治理公共卫生安全问题的关键。拜登政府国内面临的另一个公共卫生安全问题就是美国公共卫生治理体系的失灵。在特朗普政府执政之前，美国历届政府都重视公共卫生安全治理机制建设。无论是在内阁层面还是在与专业性的机制安排方面都体现出了有效的协调。例如，奥巴马政府针对公共卫生安全问题，设立"流行病预防和应对理事会"（Pandemic Preparedness and Response Directorate），并在国土安全部设立专门负责卫生安全事务的顾问，后来将已有的国土安全委员会合并到国家安全委员会，撤销了生物防御办公室，转而将各种生物安全职能分置于国家安全委员会，由国家安全委员会来负责协调内阁部门之间的全球公共卫生安全应对政策。这种由国家安全委员会来负责的公共卫生安全治理机制，能够有效克服公共卫生安全治理中的政出多门问题。然而，在 2018 年 5 月，在国家安全顾问约翰·博尔顿的建议下，特朗普撤销国家安全委员会中所有与公共卫生安全相关的部门，其中包括"流行病预防和应对局"（Pandemic

Preparedness and Response Directorate)。[9] 因此,在国家安全委员会没有专门的部门来监督和协调传染病的预防和应对措施。作为替代,特朗普政府授权美国卫生与公众服务部负责协调公共卫生安全应对问题,也就是说,特朗普政府对公共卫生安全治理架构做了行政降级。作为白宫内阁部门之一,无论从级别上还是从部门权力结构上来讲,卫生与公众服务部都不具备有效协调内阁部门之间公共卫生安全政策的条件。结果在面对公共卫生危机之时,美国政府内部无法有效协调疫情应对之策,反而互相推卸责任,因此难以真正实现高效的部门间协调合作。例如,2020年初卫生与公众服务部部长曾提醒白宫注意迫在眉睫的新冠疫情危机,却被其他部门官员指责为"危言耸听"。[10] 因此,如何重整国内公共卫生安全治理协调机制,也是拜登政府上台后面临的一项重要任务。

二、美国在全球公共卫生治理中的国际领导力式微

第二次世界大战后,美国利用霸权地位,在全球公共卫生安全治理领域发挥全球领导力,通过提供全球卫生公共产品(global public goods for health),促进了全球公共卫生安全治理。美国在提供全球卫生公共产品的能力和意愿赢得国际社会对其领导力的认可。无论是世界卫生组织发起的全球根除天花运动,还是2014年国际社会应对西部非洲的埃博拉疫情,都体现了美国在全球生物安全治理中的国际领导力。特别是在进入21世纪以来,美国不但将公共卫生安全纳入其国家安全战略框架,而且注重其在公共卫生安全治理中的国际领导力。例如,小布什政府在2002年发布的首份《国家安全战略》就强调:"我们会继续领导世界在降低艾滋病和其他传染病所带来的苦难方面做出努力。"[11]

然而在特朗普政府上台后,随着美国国家能力的相对衰落和"美国优先"外交理念的实施,美国在全球公共卫生安全治理领域的国际领导力日渐式微。特朗普政府的"美国优先"成为二战结束以来最接近20世纪30年代民族主义的国际政治观。特朗普政府在2017年《国家安全战略》中明确表示:"美国的国家安全战略奉行'美国优先'原则。"[12]

公共卫生安全战略是美国国家安全战略的一部分,因此,特朗普政府的公共卫生安全战略也摆脱不了"美国优先"的窠臼。特朗普政府公共卫生安全治理中的"美国优先"主义和全球公共卫生安全治理所需要的多边主义毫不兼容,对现有的全球公共卫生安全治理体系造成极大冲击。基于特朗普狭隘的国家主义观,美国提供全球卫生公共产品的意愿急剧下降。正如克劳迪娅·马约尔所言,"新冠疫情危机表明,美国的政治领导力已经出现结构性变化,美国的全球领导力不复存在,也没有美国模式为全球提供公共产品和组织全球的应对措施,美国既无意愿也无能力来发挥领导作用"。[13]例如,在新冠疫情暴发的紧要关头,特朗普以世界卫生组织应对新冠疫情不力为由,于 2020 年 4 月 14 日宣布暂停资助世界卫生组织,并于 2020 年 5 月 9 日以世界卫生组织"拒绝执行美方要求的改革"为借口,宣布美国将终止与世界卫生组织的关系。全球新冠疫情危机已成为检验特朗普政府时期美国公共卫生安全治理领导力的试金石。特朗普政府在国内糟糕的公共卫生安全治理和在全球卫生公共产品提供方面能力和意愿的弱化表明,美国在公共卫生安全治理中的国际领导力式微。正如美国学者所言,"在过去几十年中,美国的全球领导地位并非完全基于其财富和权力之上,也源自美国在国内治理、全球公共产品的提供、动员和协调全球应对危机的能力和意愿等方面的合法性,新冠疫情在上述三个方面正在考验美国的领导力,然而美国都没有及格"。[14]因此,如何重塑美国在全球公共卫生安全治理领域的国际领导力,是拜登政府出台新的全球公共卫生安全战略的重要背景之一。

第二节　拜登政府全球公共卫生治理战略的内容

拜登政府的公共卫生安全治理战略主要围绕以下三个方面展开:调整联邦政府的公共卫生安全治理机制、加大公共卫生安全领域投资和开展全球公共卫生外交。拜登政府出台的《美国大流行防范:转变我们的能力》《国家生物防御战略和实施计划》等系列政策文件(见表5.1),构成其全球公共卫生治理的战略框架。

表 5.1　拜登政府发布的生物安全政策文件

发布日期	名　　称	要点说明
2021 年 1 月	《新冠应对和大流行防范的国家战略》(National Strategy for the COVID-19 Response and Pandemic Preparedness)	明确美国应对新冠疫情的 7 个战略目标
2021 年 3 月	《临时国家安全战略指导》(Interim National Security Strategic Guidance)	将应对疫情和生物防御列为美国与国际社会合作应对的 5 项挑战之一
2021 年 9 月	《美国大流行防范：转变我们的能力》(American Pandemic Preparedness：Transforming Our Capabilities)	提升美国的大流行防范能力
2022 年 9 月	《推进生物技术和生物制造创新以实现可持续、安全和可靠的美国生物经济》(Advancing Biotechnology and Biomanufacturing Innovation for a Sustainable, Safe, and Secure American Bioeconomy)	为推动美国生物经济发展,明确美国的生物技术和生物制造创新支持政策
2022 年 10 月	《国家安全战略》(National Security Strategy)	将传染病大流行和生物防御列为美国需要合作应对的四大挑战之一
2022 年 9 月	《国家生物技术和生物制造倡议》(National Biotechnology and Biomanufacturing Initiative)	以促进美国生物技术和生物制造来强化美国生物安全供应链
2022 年 10 月	《国家先进制造战略》(National Strategy for Advanced Manufacturing)	支持美国先进生物制造倡议,促进生物经济发展
2022 年 10 月	《国家生物防御战略和实施计划》(National Biodefense Strategy and Implementation Plan)	明确美国生物防御战略的五大目标
2023 年 12 月	《全球卫生安全伙伴关系年度进展报告》(Global Health Security Partnerships Annual Report)	将全球卫生安全列为美国生物防御的关键组成部分
2024 年 4 月	《美国公共卫生安全战略》(U. S. Global Health Security Strategy)	明确美国"全政府"和基于科学的全球卫生安全强化路径;确立指导美国全球卫生安全议程的三个目标

一、调整联邦政府的公共卫生安全治理机制

针对特朗普政府时期公共卫生安全治理协调机制的混乱和失灵，拜登上任伊始就从部门间协调机制入手，通过强化机制协调效率，来改善美国的公共卫生安全治理状况。拜登政府通过对联邦政府层面的公共卫生安全治理机制进行重新配置，重塑美国的公共卫生安全治理机制。

为了扭转特朗普政府时期美国公共卫生安全治理体系存在的职责不分及核心协调机制缺位问题，拜登政府注重提升公共卫生安全协调机构的行政级别，来优化部门间协调效果，避免各内阁部门之间在公共卫生安全治理方面的政策冲突和政出多门。例如，拜登在就职当日签署行政令，宣布成立国家安全委员会全球卫生安全和生物防务局（NSC Directorate on Global Health Security and Biodefense），设置新冠疫情应对协调员一职，协调员直接向总统报告，就疫情防控相关问题向总统及各执行部门和机构提供建议。[15]拜登将公共卫生安全治理议题重新纳入美国国家安全委员会，由国家安全委员会来协调联邦政府各部门之间以及联邦政府与州政府之间的生物安全政策，强化美国公共卫生安全政策的一致性和协调性。这种由国家安全委员会负责协调的公共卫生安全机制安排，提高了公共卫生安全治理机制的权威性。拜登政府重视公共卫生安全治理中的技术主义，将白宫科技政策办公室（Office of Science and Technology Policy）提升至内阁级别，并任命生物基因科学家埃里克·兰德（Eric Lander）担任办公室主任。除了在优化联邦政府层面的公共卫生协调机制，对美国联邦政府涉及的公共卫生安全治理的具体部门内部也进行了机制调整。鉴于美国疾病控制中心（U.S. Centers for Diseases Control and Prevention）在新冠疫情应对中的不足，拜登新任命的美国疾病控制中心主任发起了部门内部的机构改革，其中包括"成立一个政府间事务办公室，以理顺与其他部门的伙伴关系"。[16]为了提升美国卫生和公众服务部的突发公共卫生安全事件应对能力，拜登还对该部门进行重组，将该部门原有的预防和应对部长助理办公室（the Office of the Assistant Secretary for Preparedness and

Response)升级为战略预防和应对局（Administration of Strategic Preparedness and Response）。[17]上述联邦政府部门之间和部门内部的机构调整是拜登政府基于美国在新冠疫情危机中所暴露出的公共卫生安全治理机制缺陷所作的反思。

世界各国在公共卫生安全领域已形成相互依赖的关系。因此，通过外交合作来推动公共卫生安全至关重要。与其前任相比，拜登在公共卫生领域相对重视国际合作，并力图通过整合国内相关机构，形成美国公共卫生外交的合力。例如，国务卿布林肯在 2022 年 12 月 13 日宣布，美国国务院计划成立全球卫生安全和外交局，"以确保有效协调系统内各部门来强化全球生物安全，应对全球卫生危机带来的日益严峻的国家安全威胁"。[18]根据该计划，"全球卫生安全和外交局"将整合现有的美国海洋、国际环境与科学事务局的国际卫生与生物防御办公室、美国全球新冠疫情卫生安全协调员、负责开展"总统防治艾滋病紧急救援计划"的美国全球艾滋病事务协调办公室等部门，美国国务院原有的全球卫生外交办公室也被纳入其中。美国公共卫生外交机构的整合有助于美国政府充分运用外交部门现有资源，推动美国就全球公共卫生议题与盟友及伙伴开展协调。

二、加大公共卫生安全领域投资

新冠疫情凸显美国在生物制造领域的脆弱性和对其他国家的依赖。拜登政府发布的《国家生物技术和生物制造倡议》认为，"在生物制造方面，美国已经太过于依赖其他国家，我们过去包括生物技术在内的关键产业的离岸外包，威胁到我们获取重要化学品和活性药物成分等材料的能力"。[19]因此，通过强化生物制造产业链来促进公共卫生安全，也成为拜登政府公共卫生安全战略的优先议程。拜登政府通过加大针对公共卫生领域的投资，保障美国公共卫生安全领域的基础设施建设和供应链，以降低对其他国家的依赖性，提升美国在公共卫生安全领域的自主性。拜登政府发布的《国家生物防御战略和实施计划》认为，"美国政府必须开展部门合作，以提升关键基础设施和供应链的韧性，特别是在有效应对生物事件最需要的基础设施和供应链方面"。[20]这充分说明拜登对公共卫生安全产业链和供应链的重视。美国商务部长吉娜·雷蒙(Gina Raimond)2022年11月30日发表演讲,认为"新冠疫情凸显美国私营部门和民众对中国过度依赖的长期风险,以及重振美国国内制造业和创新的必要性;在研发方面,我们(美国)一定会加大新兴技术领域的投资力度,比如计算机、生物技术、生物制造以及清洁能源技术等"。[21]从上述官方表态可以看出,加大生物安全领域的投资,已成为拜登政府公共卫生安全战略的重要内容。

首先,拜登政府增加公共卫生治理相关预算。拜登政府在2022年3月发布的报告认为,未来五年,美国将资助卫生与公众服务部、预防和应对助理部长办公室(The Office of the Assistant Secretary for Pre-paredness and Response)、美国疾病控制与预防中心(CDC)、国立卫生研究院(NIH)、美国食品药品监督管理局(FDA)、国务院、美国国际开发署等部门,以应对公共卫生威胁,进而服务于美国生物防御战略目标。[22]在2023年的预算中,拜登政府有关公共卫生治理的预算创历史新高,达882亿美元。[23]拜登政府发布的《国家安全战略》宣称,美国将投资20多亿美元,通过充分发挥美国生物技术和生物制造的潜力,在国内创造就业机会,加强供应链。[24]针对其上台之时的新冠疫情危机,拜登政府加大财政支持力度。例如,在2021财年,拜登政府为应对新冠肺炎疫情提供了94亿美元的紧急补充资金,相比于特朗普政府在2020年提供的12亿美元有了大幅度提升。[25]

其次,拜登政府增加对全球公共卫生治理相关国际机制的资金支持。拜登政府发布的《美国大流行防范:转变我们的能力》报告认为,美国将"支持针对卫生安全能力的可持续国际融资机制,以应对未来的流行病和后果严重的生物威胁"。[26]拜登政府把"为卫生安全和大流行防范建立和维持可持续的全球融资"作为美国生物防御战略的目标之一。[27]2021年12月,美国宣布向世界卫生组织提供2.8亿美元的捐款。[28]此外,拜登政府还加大对其他创新性的全球公共卫生安全治理机制的资助。例如,美国通过世界银行发起大流行基金(The Pandemic Fund)。截至2023年3月,美国提供的资金达到2.5亿美元,成为该基金的最大捐资国。[29] 在"新冠疫苗实施计划"（COVAX）框架下，无论是捐助资金额度还是疫苗捐助数量，美国都位列七国集团成员国之首（见图5.2和图5.3）。拜登政府通过加大对公共卫生治理领域的相关国际机制的资金支持力度，在一定程度上提升了美国在全球公共卫生安全治理中的国际领导力。

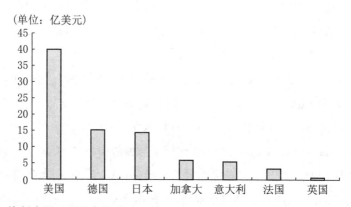

（单位：亿美元）

资料来源：GAVI官网，https://www.gavi.org/investing-gavi/funding/donor-profiles。

图5.2　七国集团成员国对COVAX的捐助额度

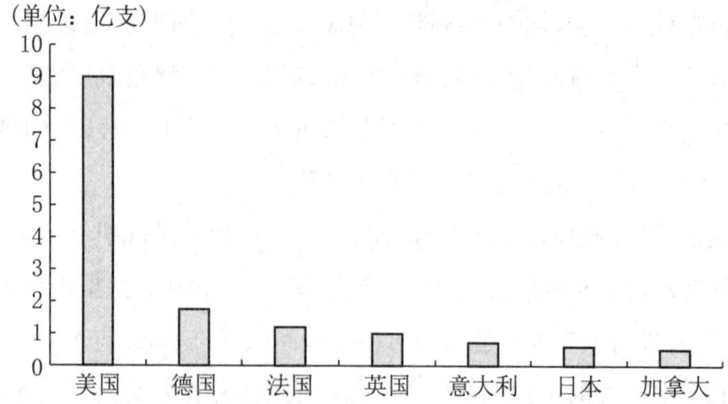

（单位：亿支）

资料来源：Our World in Data，https://ourworldindata.org/grapher/covax-donations?country=FRA~ESP~SWE~USA~CAN~NOR~NZL~GBR~DNK~CHE~ITA~DEU~PRT~BEL~European+Union~JPN~NLD~FIN~HKG~IRL~AUT~BRA~SVK~SVN~KOR~MEX~GRC。

图5.3　七国集团成员国对COVAX的疫苗捐助数量

三、开展全球公共卫生外交

公共卫生安全治理离不开国际合作。因此,基于自利,拜登政府注重通过开展公共卫生外交,来追求美国公共卫生安全和提升全球公共卫生治理国际领导力的双重外交政策目标。在 2022 年《国家安全战略》报告中,拜登政府将疫情应对和生物防御列为美国与国际社会开展合作的五项挑战之一。[30]拜登政府宣称:"我们在国内和国际层面采取措施来应对下次疫情和强化我们生物防御的机会稍纵即逝。"[31]拜登政府发布的《国家生物防御战略》报告强调,"美国必须通过与多边机构、外国政府、公共和私营部门合作伙伴以及社区合作,采取协调一致的全社会行动,加强全世界的卫生安全体系,以继续发挥积极的全球领导力"。[32]由此看来,开展公共卫生外交,已经成为美国实施全球公共卫生治理的重要路径。

首先,在双边层面,拜登政府加强与其他国家在公共卫生治理领域的伙伴关系建设。2021 年 2 月 23 日,美国与加拿大就全球大流行防范宣布新的美加伙伴关系路线图,两国承诺支持全球负担得起的新冠疫苗获取和交付,同意利用现有的大流行病防范机制和平台,来提升全球大流行防备和应对能力,促进全球卫生安全。[33]美国同欧盟也展开了广泛的公共卫生安全治理合作。2022 年 10 月 13 日,欧盟委员会和美国卫生与公共服务部签署合作协议,双方强调加强在防范和应对生物安全威胁方面的合作,其中包括疫情预警、疫苗研发平台建设、医药制造创新等内容。[34]2022 年 11 月 29 日,拜登政府宣布,"到 2025 年,美国致力于在 5 个关键领域直接支持至少 50 个国家来强化区域层面、国家层面和地方层面预防、发现和应对传染病威胁的能力"。[35]此外,拜登政府上台后,美国继续实施由美国国防部负责落实的"生物威胁削减计划"(Biological Threat Reduction Program)。该计划自 2005 年发起后,美国与乌克兰、格鲁吉亚等 30 多个国家开展生物实验室合作,帮助这些国家提升生物监测和诊断能力,以降低病原体所构成的生物安全威胁。为了促进与越南的全面战略伙伴关系,拜登在 2023 年 9 月访问越南期间,宣布未来两年美国国际开发署将对越南的援助新增 1 亿美元,并将促进越南的公共卫生体系和安全列为 4 项对越援助重点之一。[36]
2024 年 4 月发布的《全球卫生安全战略》将"通过双边伙伴关系来强化
全球卫生安全能力"列为美国三个全球卫生安全战略目标之一。[37]美国
展开的公共卫生双边合作,一定程度上修复了美国全球公共卫生安全
治理网络。

其次,拜登政府将多边主义重新嵌入公共卫生安全治理体系。拜
登政府的《国家生物防御战略和实施计划》认为,美国"强化对多边生物
安全和生物安保承诺的支持,并建立区域和全球生物安全机制,以提高
全球生物安全的规范性,其中包括与国际组织以及其他国际机制建立
有效的伙伴关系"[38]。拜登政府上述有关公共卫生治理多边路径的强
调,说明美国公共卫生治理多边主义的有限回归。拜登政府认为,"多
边合作对于有效的生物防御至关重要";[39]"在国际层面强化全球卫生
安全能力以防止地方性的生物安全事件发展成为疫情",是美国生物防
御计划的目标之一。[40]拜登政府的公共卫生多边外交可以分为以下两
个方面。

一是通过国际组织开展全球公共卫生多边合作。公共卫生治理领
域不具有单边主义的空间。因此,拜登政府上台后开始注重通过多边
国际组织来参与全球公共卫生治理。拜登政府宣称,"美国将寻求通过
伙伴关系推进生物安全治理,并加强与国际组织的合作";[41]"美国将通
过持续的政治、资金和技术支持,发挥美国的领导力,包括支持多边性
质的全球卫生安全倡议(Global Health Security Agenda),以发展、促进
和维持有效的全球卫生安全能力"。[42]基于上述政策宣誓,美国开启一
系列公共卫生安全合作。例如,美国主导在世界银行框架下成立"大流
行病预防、准备和应对金融中介基金"(Financial Intermediary Fund for
Pandemic Prevention, Preparedness and Response),为加强国家、区域
和全球层面的大流行病预防和应对能力提供资金。[43]

二是拜登政府试图推动全球公共卫生治理机制改革。拜登政府的
《临时国家安全战略指南》强调:"美国将与国际社会一道,抗击新冠疫
情和其他具有大流行可能性的传染病所构成的持续威胁,我们将领导
世界卫生组织,努力改革和加强该组织,在此过程中,我们将推动改革,

以推动联合国在应对当下疫情和防范未来流行病方面发挥作用。"[44]上述文件表明,拜登政府试图重新将多边主义拉回美国的公共卫生政策轨道。例如,美国在世界卫生组织执行委员会会议上推动《国际卫生条例》(2005)改革。为了提升世界卫生组织应对突发公共卫生事件的能力,在2022年1月举行的世界卫生组织执委会第150届会议上,美国提出针对《国际卫生条例》(2005)改革的修正案。[45]在一定程度上,正是在美国的推动下,世界卫生组织才正式启动修改《国际卫生条例》(2005)。拜登政府积极参与《大流行条约》(The Pandemic Treaty)的制定。2021年3月,世界卫生组织总干事谭德塞与包括美国在内的24个国家领导人提出缔结《大流行条约》来强化大流行的防范和应对。拜登政府对世界卫生组织关于《大流行条约》展开谈判的努力表示支持。拜登政府的新闻发言人珍·普萨基(Jen Psaki)表示:"美国致力于与世界卫生组织成员国合作,这包括制定新的国际卫生公约或其他国际文书,并达成协议来提高国际卫生条例的有效性和灵活性。"[46]同时,美国还对《禁止生物武器公约》审议大会表现出积极的态度。美国国家安全顾问杰克·沙利文(Jake Sullivan)在谈到《禁止生物武器公约》审议大会时宣称:"美国敦促审议大会克服分歧,采取紧急措施防止生物武器的开发和使用;我们(美国)决心加强《禁止生物武器公约》,并使之重新焕发活力。"[47]在拜登政府看来,"美国会继续与那些同样追求建立免于生物武器威胁的世界(a world free of biological weapons)的国家合作,同时确保合法的生物和公共卫生研究在有效的安全和安保准则下继续进行,并协助其他国家实现这一目标"。[48]拜登政府对上述全球公共卫生治理机制改革的积极态度,在一定程度上反映了拜登政府对全球公共卫生外交的重视。

第三节　拜登政府全球公共卫生治理战略的特点

拜登政府密集发布的公共卫生政策文件表明,公共卫生战略已成为拜登政府的优先议程。无论是调整国内的公共卫生治理机制,还是加大美国在全球公共卫生领域的投资以及大力开展全球公共卫生外交,都凸显了拜登政府在史无前例的公共卫生安全威胁面前展示的积极政策变化。与特朗普政府时期的全球公共卫生政策相比,拜登政府的全球公共卫生政策呈现出以下三个特点。

一、选择性的多边主义

毋庸置疑,与特朗普政府相比,拜登政府在生物安全治理方面呈现出一定程度的多边主义色彩。然而,虽然拜登政府试图重塑美国生物安全治理的多边主义传统,但是美国生物安全治理的多边主义并非真正意义上的多边主义,而是有限的多边主义。

一方面,拜登政府的生物安全外交是以美国为核心的、基于意识形态的"选择性的多边主义"。拜登政府明确表示:"没有哪个国家比美国更能驾驭未来,这样做需要我们拥抱和恢复我们的持久优势,以自信和力量开展外交,如果我们这样做,与我们的民主伙伴合作,我们将能够应对每一个挑战并超越每一个挑战者。"[49] 由此可见,美国的多边外交合作的对象是有选择性的,是以美国为核心的多边合作,而非真正的多边主义。也就是说,拜登政府所谓"多边主义"的外交带有明确的限定词。美国的多边公共卫生外交依然沿袭了美国以意识形态划线的传统逻辑。例如,拜登政府的《国家生物技术和生物制造倡议》的目标之一就是"与伙伴和盟国合作,打造繁荣而安全的生物经济,确保生物产品的开发和使用符合我们的民主道德和价值观"。[50] 也就是说,美国将生物技术和生物制造意识形态化,价值观和意识形态成为美国开展生物技术和生物制造国际合作的分野。拜登政府的《国家生物防御战略和实施计划》也认为,"加强国家生物防御有助于保护美国及其合作伙伴免受生物事件的影响,无论是自然发生的、意外的还是蓄意的"。[51] 在谈到疫情应对和生物防御时,美国《国家安全战略》报告认为,"尽管我们（美国）会通过国际机制开展全球合作,但我们还会深化与盟友合作,来推动疫情应对机制改革,如果必要的话,开展更加密切的合作来设定可供其他国家效仿的标准"。[52] 从上述文件表述可以看出,拜登政府的多边公共卫生外交并非真正的多边主义,而是基于其价值观和联盟体系基础、具有排他性的和以美国为核心的选择性的公共卫生外交。

　　另一方面,拜登政府的公共卫生外交是基于小圈子的"有限多边主义"。美国的全球公共卫生外交充斥着"小圈子多边主义"。美国注重通过"小圈子"来开展生物安全外交。例如在"四边安全对话"(QUAD)框架下,美国与印度、日本及澳大利亚四国承诺将为未来大流行做更好的准备,并将继续在新冠肺炎疫情应对和印太地区的卫生安全合作中加强协调。[53]在2022年举行的四国领导人峰会上,美国承诺通过"四边安全对话"致力于保持其在应对新冠大流行和加强全球公共卫生安全方面的全球领导地位。[54]美国还通过其他排他性小集团开展公共卫生外交。例如在七国集团框架下,美国与七国集团其他成员国开展公共卫生合作。在美国推动下,七国集团在2022年发布的领导人宣言重申"致力于合作加强全球卫生系统并加强大流行病的预防、准备和响应,并确保我们为终结新冠疫情而采取的集体投资和措施有助于加强卫生系统绩效和全球卫生安全能力的改进,包括生物安全和生物安保能力"。[55]拜登通过七国集团、四边安全对话等"小圈子"开展的公共卫生外交,并非真正的公共卫生多边主义,而是"小圈子"的有限多边主义。

二、公共卫生外交政策的地缘政治化

　　美国国家安全战略的制定主要基于地缘政治考量。公共卫生外交政策也被拜登纳入地缘政治战略轨道。例如,虽然拜登政府在2022年10月发布的《国家安全战略》报告将传染病当作世界各国面临的共同挑战,然而该报告同时认为,"这些共同挑战不是仅次于地缘政治的边缘问题,而是处于国家安全和国际安全的核心,而且必须作为地缘政治问题来对待"。[56]也就是说,美国公共卫生外交政策具有重要的地缘政治含义。地缘政治利益已经成为美国公共卫生外交政策的重要考量。

　　拜登政府发布的相关战略报告充分反映了美国全球公共卫生政策的地缘政治化。2022年10月,拜登政府在《国家生物防御战略和实施计划》中明确提出,"美国不仅要将生物安全作为国家安全的首要任务,还要处理传染病和流行病等卫生安全问题"。[57]拜登要求美国国家安全委员会来负责评估和修改每年度关于扩大全球卫生伙伴国家的建议。[58]美国每年与哪些国家建立卫生伙伴关系由美国国家安全委员会来决定,而非由负责卫生事务的卫生与公众服务部来决定。由此可见,拜登政府把全球公共卫生问题内嵌于国家安全体制,将公共卫生问题安全化和地缘政治化。此外,拜登政府还基于地缘政治的考虑,对其他国家正常的生物安全活动进行无端指责。例如,拜登政府的《国家安全战略》报告认为,"中国对美国构成最严重的地缘政治挑战"。[59]

美国的公共卫生外交地缘政治化还表现在其通过地缘政治战略平台来开展公共卫生合作。"四边安全对话"是美国基于其地缘政治设想而做出的排他性机制安排。新冠疫情暴发后,美国开始主导该平台开展公共卫生合作。2021年9月24日举行的"四边安全对话"领导人峰会宣称:"我们在新冠疫情应对方面的伙伴关系标志着'四边安全对话'已经成为具有历史意义的新焦点"。[60]2022年5月举行的"四边安全对话"发布的领导人共同声明认为,"从长远来看,我们将加强全球卫生架构和流行病预防、准备和应对,包括加强财政和卫生协调,支持长远的科学技术合作,以促进生物安全"。[61]上述峰会宣言明确了基于地缘政治的"四边安全对话"的公共卫生安全治理功能。与此同时,美国发起的极具地缘政治含义的印太战略也成为拜登提升其公共卫生安全的重要平台。例如,拜登政府在2022年发布的《美国印太战略报告》认为,美国将加强印太区域集体协作能力,以应对自然、意外或蓄意的生物威胁。[62]"拜登政府将与印太地区合作,加强卫生系统以抵御未来的冲击,推动对全球卫生安全的投资,并扩大区域平台以预防、发现和应对包括生物威胁在内的突发事件。"[63]总之,"四边安全对话"和印太战略等地缘政治架构已经成为拜登政府促进美国公共卫生安全的平台。

三、"全社会"的应对路径

与特朗普政府集权式的公共卫生安全治理路径不同,拜登政府推动公共卫生安全治理的"全社会"路径(the Whole-of-Society Approach),即通过推动市场、社会和政府协作来强化公共卫生安全治理。世界卫生组织认为,通过让私营部门、民间社会、社区和个人参与公共卫生安全治理,"全社会"路径可以加强社区抵御其健康、安全和福祉所受威胁的韧性。[64]拜登政府也非常重视生物安全治理中的"全社会"路径。美国国务卿布林肯在 2022 年 6 月召开的全球卫生安全会议上认为,"全社会路径是有效应对全球生物安全威胁的方式"。[65]拜登政府发布的相关公共卫生安全治理文件都强调了"全社会路径"在公共卫生安全治理中的重要性。例如,其《国家生物防御战略和实施计划》认为,"美国必须继续通过与多边机构、外国政府、公共和私有部门伙伴以及社区合作开展协调和全社会行动(Whole-of-Society Action),来积极展示全球领导力,从而促进全球卫生安全体系"。[66]该文件同时认为,美国"需要在国内和全球层面实施生物防御的全社会参与"。[67]

拜登政府公共卫生安全治理的"全社会"路径主要体现在两个方面。其一,拜登政府注重发挥社会层面在公共卫生安全治理中的作用。有效的公共卫生安全治理离不开广泛的社会参与。拜登政府强调社会参与对于疫情防控的重要意义。例如,拜登政府授权美国国家生物安全科学咨询董事会(National Science Advisory Board for Biosecurity)对涉及"加强版的潜在瘟疫病毒"(enhanced potential pandemic pathogens)的公共卫生安全政策框架进行评估。[68]为了应对新冠疫情,拜登入主白宫后立即发布行政令,要求人们在乘坐公共交通工具和进入美国口岸时佩戴口罩。[69]拜登发布的《新冠疫情应对和大流行防范的国家战略》强调,"要想安全地重新开放学校、商业和旅行,同时保护那些脆弱群体,促进健康公平,需要'全社会'参与疫情防控"。[70]其二,拜登政府鼓励企业参与公共卫生安全治理。在新冠肺炎疫情中,拜登政府鼓励企业参与疫情防控。为了落实公共卫生安全治理中的"全社会"路径,美国商务部、国防部和能源部赞助了与疫情防范相关的企业部门,包括商务部赞助的"国家制造生物制药创新研究所"(National Institute for Innovation in Manufacturing Biopharmaceuticals),以及国防部赞助的生物工业制造创新研究所(Bioindustrial Manufacturing Innovation Institute)。[71]总之,拜登政府通过发挥社会和企业的力量来提升公共卫生安全治理效果,体现了美国公共卫生安全政策的"全社会"路径。

第四节　拜登政府全球公共卫生治理战略的目标

拜登政府通过调整联邦政府层面的公共卫生安全治理机制、加大公共卫生安全领域投资和开展全球公共卫生外交，从国内和国际两个层面，提升美国公共卫生安全，美化美国在全球公共卫生治理中的国际形象。尽管拜登政府的公共卫生安全政策在一定程度上有助于促进全球公共卫生安全治理，但这仅仅是拜登政府公共卫生安全战略的一个副产品而已。拜登政府的全球公共卫生治理战略依然基于"美国优先"的国家主义逻辑，其公共卫生安全政策的深层次目标在于促进美国安全利益、追求美国国际领导力和护持美国生物技术的霸权地位。

一、以促进美国公共卫生安全来强化美国整体国家安全

美国的公共卫生安全政策是美国国家安全战略在公共卫生安全治理领域的具体化。拜登政府发布的《国家生物防御战略和实施计划》认为，"美国不仅将人为的生物安全事件作为国家安全的首要任务来处理，而且还将流行病和大流行预防以及全球卫生安全问题作为首要任务来处理"。[72]这充分彰显了公共卫生安全问题在拜登政府的国家安全战略中的地位。拜登政府推动美国公共卫生安全治理的目的就在于通过维护美国的公共卫生安全来促进整体国家安全。总之，"包括生物防御在内的全球生物安全已经被提升到美国国家安全思维的新高度"。[73]

为了通过加强公共卫生安全来促进美国总体国家安全，拜登政府在上台首日就启动了对美国国家公共卫生安全防范政策的全面审查，并设立了国家安全委员会全球卫生安全和生物防务总局。[74]2021年11月19日，美国国家安全顾问杰克·沙利文表示："卫生、安全和发展部门需要共同合作，以在全球范围强化生物预防和生物安全，强化相关规范来阻止生物武器的发展和使用，这一点对于我们至关重要。"[75]根据《2022财政年度国防授权预算法》(Defense Authorization Act for Fiscal

Year 2022），美国国会成立了新兴生物技术国家安全委员会（the National Security Commission on Emerging Biotechnology）。委员会负责对新兴生物技术发展如何影响国防部当前和未来的活动进行彻底审查，并向美国总统和军事委员会提交年度中期报告。[76]美国军事部门把生物技术与国家安全高度关联的做法及其在全球公共卫生安全领域的深度参与，表明拜登政府已经将公共卫生安全治理政策纳入美国国家安全战略轨道。

二、以全球公共卫生为议题来重塑美国国际领导力

特朗普政府在全球公共卫生安全治理中的"美国优先"政策和"退群"行为，使得美国的国际形象严重受损。因此，如何通过开展多边公共卫生治理合作，重塑美国在全球公共卫生治理中的国际领导力，已成为拜登政府当务之急。在第76届联合国大会上，拜登明确表示："美国将在应对当代所有挑战方面发挥领导作用。"[77]拜登政府的《国家安全战略》认为，"国际社会对美国领导力的需求空前强烈"。[78]拜登政府的《临时国家安全战略指南》凸显美国对全球领导地位的渴求。该报告认为，"我们（美国）的任务是在国内建设更好的国家和重振我们在世界的领导地位，并确保这些优势持久存在"。[79]具体到全球公共卫生领域，拜登政府力图通过开展双边和多边层面的公共卫生外交，将公共卫生治理工具化，将公共卫生治理纳入其对外政策轨道，从而追求全球公共卫生治理的领导权，进而服务于提升美国国际领导力的对外政策目标。该报告还认为，"拜登政府将努力恢复美国在全球卫生和卫生安全方面的领导地位，并建立全世界的集体防备能力，以发现和迅速遏制传染病和生物威胁"。[80]拜登政府更是宣称："自上任一年来，本届政府已经恢复美国在全球卫生领域的领导力。"[81]拜登政府还要求新成立的新兴生物技术国家安全委员会"就美国如何保持生物技术领域的全球领先地位提出建议"。[82]由此可见，全球公共卫生治理已成为美国追求其国际领导力的重要领域。

三、以发展美国生物产业经济来巩固美国生物技术霸权

全球公共卫生安全治理离不开强大的生物产业基础和生物技术能力。因此,美国非常重视其生物产业和生物经济发展。生物产业是美国的重要支柱产业之一。早在 2012 年,奥巴马政府就发布《国家生物经济蓝图》,明确美国政府发展生物经济的战略目标,即"加强研发、从实验室走向市场、减少监管壁垒、发展生物经济劳动力、促进伙伴关系"。[83]这反映出生物技术发展作为美国生物经济战略驱动力的重要性。到特朗普政府时期,美国对生物经济依旧保持高度的关注。例如,特朗普政府《2021 财政年度研究与发展优先项目》预算备忘录将美国生物经济确定为联邦研发投资的关键领域。[84]2019 年 10 月,特朗普主持召开首届美国生物经济峰会,讨论美国在生物经济的领导力、挑战和机遇。[85]这充分表明生物经济在美国政府议程中日益彰显的地位。

在全球公共卫生安全面临史无前例的挑战的背景下,拜登政府更是重视通过公共卫生政策的制定,来扩大美国的生物产业经济利益,进而来巩固美国的生物技术霸权地位。拜登政府发布的《先进制造国家战略》将"实施先进制造技术以支持生物经济"列为美国先进制造的五大目标之一。[86]拜登政府强调,其发起《国家生物技术和生物制造倡议》的主要目的之一就是"帮助美国公司继续在生物创新方面引领世界"。[87]美国商务部长吉娜·雷蒙在 2022 年 11 月 30 日发表的演讲中认为,生物技术和生物制造是未来 10 年特别重要的三类技术之一,并且宣称:"我们将进一步捍卫美国的优势,并在这些基础技术方面维持尽可能大的领先优势""美国政府启动了国家生物技术和生物制造计划,确保不会在生物技术领域重蹈半导体和电信行业的覆辙,同时借助我们在生物研发方面的领先地位,打造生物技术制造高地。"[88]美国国家情报局反情报和安全中心(the National Counterintelligence and Security Center)主任迈克·奥兰多(Mike Orlando)甚至认为,"如果美国在这些(人工智能、生物技术和量子计算)领域的霸权不复存在,那么美国超级大国的地位将黯然失色"。[89]上述关于美国生物技术和生物经济

的官方表态，无不说明美国对生物技术霸权地位的追求。

作为"市场优先"的代表性国家，美国生物产业经济是美国维持其生物技术领域霸权地位的保障和资本。拜登政府注重强化生物制造能力来促进公共卫生安全治理。拜登政府在其《先进制造国家战略》(National Strategy for Advanced Manufacturing)中强调，美国"要采取全政府方式推进生物制造，其中包括扩大国内生物制造能力、扩大相关基础设施以及增加生物制造劳动力"。[90]"美国应优先实施强有力的生物安保、生物安全和数据隐私控制，确保以生物经济来促进和保护美国的领导地位、竞争力和国家安全。"[91]《2021年生物经济研发法》旨在"提供协调一致的联邦研究计划，以护持美国在工程生物学方面的领先地位"。[92]由此可见，拜登政府已经将公共卫生安全治理、生物经济和生物制造和美国国家安全融为一体，共同促进美国在生物技术领域的国际霸权地位。

第五节 拜登政府在全球公共卫生治理中对中国的"竞赢"战略

拜登政府上台后，针对中国提出了"该合作就合作，该竞争就竞争，该对抗就对抗"的"弹性遏制战略"。[93]毋庸置疑，中美两国在公共卫生安全领域拥有共同利益，中美两国应该开展合作来共同促进全球公共卫生安全，共建人类卫生健康命运共同体。美国个别有识之士坦诚："如果不和中国合作，你不可能拥有世界一流的科技项目。"[94]然而，拜登政府在官方层面鲜见积极的公共卫生治理合作行动。尽管拜登政府将应对疫情和生物防御列为美国与国际社会合作应对的五项挑战之一，并表示："我们将欢迎中国在气候变化、全球卫生安全、军备控制以及防扩散等两国命运相互交织的领域开展合作。"[95]然而，中美两国并没有在公共卫生安全治理领域开展任何实质性合作。其中最重要的原因就是拜登将中国定位为美国最大的竞争对手。拜登政府认为"中国对美国构成了最严重的地缘政治挑战"；[96]美国将"竞赢"(outcompete)中国列为美国的三项全球优先事项之首。[97]国务卿布林肯宣称："我们能够竞赢中国。"[98]公共卫生安全也逐渐成为美国实施其"竞赢"战略的场域。美国在全球公共卫生领域对中国开展的竞争主要体现在国际制度竞争和技术经济竞争两个方面。

一、美国在全球公共卫生治理国际制度中对中国的"竞赢"战略

国际制度竞争是中美之争的重要维度。国际制度竞争关乎国家之间的利益分配、话语权和主导权。在美国将中国视为最大竞争对手的背景下,全球公共卫生治理也不可能绝缘于美国对中国的战略竞争领域。因此,为了遏制中国在全球公共卫生治理中的话语权,将美国公共卫生安全利益最大化,美国已经将其"竞赢"战略扩展到全球公共卫生治理国际制度安排领域。美国在世界贸易组织和世界卫生组织框架下推动的全球公共卫生治理制度安排的谈判,就是其在全球公共卫生治理中对中国开展"竞赢"战略的具体体现。

一方面,美国试图通过在世界贸易组织框架下针对疫苗专利权豁免问题而展开的谈判,将中国排除在相关机制安全之外。作为全球化贸易的主要规范机制,世界贸易组织协定关于药品专利的条款与全球生物安全治理密切相关。有专家甚至认为,世界贸易组织是在公共卫生安全方面最具有影响力的国际机制。[99]鉴于世界贸易组织框架下有关药品的知识产权协定对药品的可及性和可负担性具有重要影响,世界贸易组织框架下有关疫苗知识产权的问题就成为中美两国的竞争领域。

在新冠疫苗问世之后,有关新冠疫苗专利权豁免问题成了世界各国关注的重点。2020年10月,为了促进疫苗在广大发展中国家的可及性和可负担性,印度和南非向世界贸易组织提出豁免《与贸易有关的知识产权协定》(Agreement on Trade-Related Aspects of Intellectual Property Rights,TRIPS)某些条款的提议。[100]2020年5月,中国宣布新冠疫苗成为全球公共产品,以确保疫苗在发展中国家的可及性和可负担性。在有关新冠疫苗专利权豁免谈判的关键阶段,中国作为疫苗

的主要生产国和供应国,宣布将豁免新冠疫苗与贸易有关的知识产权。[101]2021年,中国商务部发言人表示:"中国支持世贸组织关于新冠疫苗的知识产权保护豁免进入磋商阶段的提议。中国一直在为发展中经济体疫苗的可及性和可负担性做出贡献,向这些国家出口了大量疫苗。中国支持有利于发展中国家抗击疫情的行动,反对的是美方提出的体现霸权心态的无理武断标准。"[102]

在拜登政府上台后不久,虽然疫苗专利权豁免的提议遭到辉瑞、莫德纳等美国新冠疫苗生产厂商的坚决反对,美国表示愿意讨论有关豁免"选项",然而美国驻日内瓦的最高贸易官员表示:"任何与新冠疫苗有关的世界贸易组织协定都必须明确排除中国能够从该交易中受益。"[103]在2022年3月,世界贸易组织总干事邀请美国、南非、欧盟和印度进行四方谈判,提出新冠疫苗知识产权豁免的方案。该方案豁免放弃生产新冠疫苗所需的成分和工艺的知识产权,然而美国同时却强调,"中国是世界第二大经济体,拥有新冠疫苗和信使核糖核酸(mRNA)技术,因此中国不需要豁免"。[104]该谈判方案还对享受新冠疫苗豁免权的国家资格做出限制,该方案要求,豁免权仅适用于那些在2021年疫苗出口量不到全球新冠疫苗出口量10％的世界贸易组织成员。[105]鉴于中国是2021年唯一一个新冠疫苗出口超过全球总出口量10％的发展中国家,美国要求的这一排他性条款显然是在针对中国。

另一方面,美国在世界卫生组织框架展开对中国的竞争。新冠疫情暴发后,世界卫生组织成为美国与中国竞争的场域。中美两国在世界卫生组织规范上的竞争影响全球生物安全治理体系变革的未来走向。在特朗普政府时期,美国宣布退出世界卫生组织。[106]特朗普政府时期的美国国家安全委员会负责反扩散和防务的高级官员安东尼·鲁杰罗(Anthony Ruggiero)甚至在《外交》杂志撰文呼吁政府支持一位来自民主国家的候选人来替换现任总干事谭德塞。[107]拜登政府上台后,美国宣布重返世界卫生组织。拜登政府将支持和强化世界卫生组织置于美国的六项全球卫生优先事项之首。[108]美国支持和世界卫生组织的目的在于增进与中国在全球公共卫生安全治理领域的话语权和规则制定权方面的竞争,以服务于美国的生物安全治理叙事和生物安全利益。

在世界卫生组织总干事谭德塞面临竞选连任时,美国成为第一个公开表示支持谭德塞作为世界卫生组织总干事候选人资格的国家。[109]拜登政府在世界卫生组织中的政治投入也获得了一定的回报。

美国在世界卫生组织中的"竞赢"战略意在遏制中国对世界卫生组织的影响力。在 2021 年 1 月参议院举行的听证会上,在被问到"如何对抗和削弱中国在世界卫生组织中日益上升的影响力"时,美国驻联合国大使托马斯·格林菲尔德(Thomas Greenfield)宣称:"我将确保美国重新夺回世界卫生组织领导力,包括支持世界卫生组织改革,我还将争取盟友和合作伙伴的支持,就任何违背美国和联合国价值观的活动向中国政府发难。"[110]作为世界卫生组织的主要规范,《国际卫生条例》(2005)就成了美国按照自身利益来塑造全球卫生治理规范的路径。在 2022 年 1 月 18 日举行的第 150 届世界卫生组织执委会会议上,美国援引《国际卫生条例》(2005)第 55 条规定"对本条例的修正可由任何缔约国或总干事提出,修正提案应该提交卫生大会审议",在加拿大、印度、日本、澳大利亚以及欧盟成员国等四十多个国家的共同支持下,正式提交了其改革《国际卫生条例》(2005)修正案草案。[111]美国提出的修正案的内容包括:允许世界卫生组织建立早期预警系统,并对那些不被认为是构成"引起国际关切的突发公共卫生事件"(Public Health Emergency of International Concerns,PHEIC)的公共卫生事件发布公共卫生警示;如果一个世界卫生组织成员国暴发了公共卫生事件,但该国拒绝合作,授权世界卫生组织发布"引起国际关切的突发公共卫生事件"和其他警示;要求那些拒绝世界卫生组织咨询的成员国解释其决定的原因;允许世界卫生组织区域主任宣布"引起区域关切的公共卫生突发事件";要求成员国允许世界卫生组织召集的调查专家就可能的"引起国际关切的突发公共卫生事件"临时进入相关地点展开调查;成立一个遵约委员会来监督和汇报全球范围《国际卫生条例》(2005)的遵守情况。[112]显而易见,上述内容有针对中国的意味。虽然第七十五届世界卫生大会没有通过美国提出的修正案议案,但是通过了美国主导的关于《国际卫生条例》第五十九条修正案的时间线的决议,把未来任何修正案的生效时间从 24 个月缩短至 12 个月。[113]美国提出的修正案草案已成为世界卫生组织修改《国际卫生条例》(2005)的重要文本,如果在2023 年召开的第七十六届世界卫生大会之前没有其他成员国拒绝或提出保留意见,那么美国提出的修正案将在第七十六届大会上进行投票表决,获得简单多数通过即可正式生效。

美国在世界卫生组织框架下还试图推动“大流行协定”的国际谈判。2021 年 3 月,世界卫生组织总干事谭德塞与包括美国在内的其他24 个国家领导人提出缔结一项新的国际条约来强化大流行防范和应对的动议。2022 年 10 月 12 日,拜登政府任命美国驻联合国前大使帕梅拉·哈玛莫特(Pamela Hamamoto)来负责“大流行协定”的谈判。无论是关于《国际卫生条例》的修订还是“大流行协定”的国际谈判,都将对全球生物安全治理架构产生深远影响。关于上述全球生物安全治理规范的制定,中国在 2021 年 11 月世界卫生组织部长级会议上表示,中方支持完善以《国际卫生条例》为核心的国际卫生法律体系,一贯致力于大流行病的防范和应对,对任何有助于加强全球团结、协调应对未来大流行病的努力和举措持开放态度。[114]鉴于世界卫生组织的主权原则和中国在世界卫生组织评定会费中的重要地位,美国要想取得世界卫生组织中对中国竞争的绝对优势并非易事。

二、美国在生物技术和生物经济领域对中国实施的“竞赢”战略

除了全球公共卫生治理国际制度之争,美国对中国的“竞赢”战略还体现在生物技术和生物经济领域。面临中国的生物技术和生物经济的快速发展,美国的“技术民族主义”倾向越发明显。美国的生物技术民族主义在其对中国的“竞赢”战略中完全被工具化。“美国当前的生物技术和生物制造战略与其对日益崛起的东亚大国(中国)的地缘政治关切紧密相关。”[115]拜登政府已经把中国看作其在生物技术领域的竞争对手,2022 年 2 月,众议院通过《2022 年美国竞争法》(America Creating Opportunities for Manufacturing, Pre-Eminence in Technology, and Economic Strength Act of 2022, COMPETES)。该法指出,美国将

加大在科技领域和供应链方面的投资,从而增加经济竞争力、供应链韧性和科学技术全球领导力,并增强应对气候危机和未来大流行的能力。[116]该法包含的一项竞争领域就是在生物技术领域。在 2022 年 9 月 14 日拜登政府举办的生物技术和生物制造峰会上,与会的国防部副部长凯瑟琳·希克斯(Kathleen Hicks)在谈及生物技术投资对国防部的意义时表示:"我们知道,像中国这样的战略竞争对手也在优先考虑这些技术。他们想取代美国的领导地位,他们想挑战我们的竞争力。"[117]美国新兴生物技术国家安全委员会委员斯蒂芬妮·比奇(Stephanie Bice)声称:"我们必须保持准备,特别是在中国继续将生物技术纳入其战略发展的时候。"美国官方的上述表态充分说明了美国在生物技术领域对中国的"竞赢"心态。

美国强调在合成生物技术领域对中国开展竞争。合成生物学是一个新兴的技术领域,旨在使生物学更易于设计,以便可以像计算机一样对生物特征、功能和产品进行编程。[118]合成生物学将对医学、制造业带来革命性变化。在《2022 年芯片与科学法》(The CHIPS and Science Act)中,拜登政府将合成生物确定为美国资助机构应该关注的主要研究领域。[119]随着近来中国在生物技术领域的发展,中国的合成生物技术引起美国的担心。[120]为了遏制中国在生物技术领域的国际竞争力,从而应对中国开发和部署生物技术对美国国家安全构成的所谓"持续威胁",美国商务部工业安全局在 2021 年 12 月宣布将 34 家中国机构和企业列入美国出口管制"实体清单",其中多数涉及合成生物技术。[121]

生物经济是美国对中国开展"竞赢"战略的另一个具体领域。美国具有重要影响力的智库"新美国安全中心"(the Center for a New American Security)在 2022 年 6 月发布的《重振生物经济和美国工业政策》报告认为,尽管美国在生物经济发展方面依然具有优势,但是面临落后于像中国这样的竞争者的风险。[122]作为全球生物制药的龙头国家,美国在生物制药领域的主导地位毋庸置疑。美国庞大的生物技术产业为美国在全球生物经济中的主导地位提供了有力的支撑。根据"美国生命科学"数据库统计,到 2023 年 4 月,美国生物技术公司的数量高达 20 210 家。[123]在 2022 年全球排名前十的跨国制药企业中,美国就占据

5 家,即辉瑞制药(Pfizer)、艾伯维(AbbVie)、强生(Johnson & Johnson)、百时美施贵宝(Bristol Myers Squibb)、默克(Merck & Co.)[124]。生物经济也是美国经济的重要组成部分,例如 2017 年,美国生物技术收入超过 4 000 亿美元,占当年国内生产总值的 2%,而且以每年 10% 的速度增长。[125]美国国家科学院在 2020 年发布的报告认为,美国的生物经济在 2016 年对美国国内生产总值的贡献比重就已超过 5%。[126]为了维持美国在生物经济领域的全球霸权地位,拜登政府的科技政策办公室在 2023 年 3 月发布了政策文件《美国生物经济和生物制造的宏大目标》,其中明确美国未来在气候变化、食品和农业、供应链、健康以及微生物的基因序列研究等交叉领域的具体目标。[127]这充分说明拜登政府对美国生物经济和生物制造产业的战略扶持。

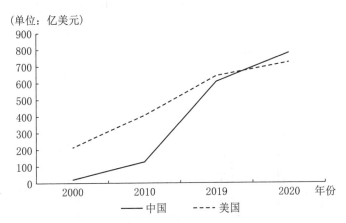

资料来源:EFPIA,"The Pharmaceutical Industry in Figures",2022,p.5, https://www. efpia. eu/media/637143/the-pharmaceutical-industry-in-figures-2022.pdf。

图 5.4　中美药物研发支出额度对比

随着中国在生物制药领域的快速发展和持续投入,中国越发被美国视为该领域的竞争对手。中国的药物研发支出额度已经在 2020 年实现对美国的反超(见图 5.4)。同时,中国生物制药市场在 2016—2020 年间市值增长 200%,在 2020 年价值高达 476 亿美元,预计 2025 年将增加到 1 117.6 亿美元,而美国制药业在 2021 年创造了 5 500 亿美元的收入,占年全球制药市场的 48%。[128]尽管美国在整体生物经济产业中独占鳌头,但是中国在制药以及其他生物技术领域的企业数量已经超越美国(见图5.5)。为了强化美国在生物制药和生物经济领域的竞争力,拜登政府先后发布《推进生物技术和生物制造创新以实现可持续、安全和可靠的美国生物经济》和《国家生物技术和生物制造倡议》等政策文件,意图通过利用国家力量来推动生物技术和生物制造在健康、气候变化、能源、粮食安全、农业、供应链韧性以及国家安全和经济安全方面的创新,在避免生物风险的前提下,实现生物技术基础能力的提升。[129] 其长远目标就在于通过进一步强化美国的生物技术创新和生产能力,来扩大美国在该领域的绝对领导地位。为了实现上述目的,在生物技术创新和制造领域打压中国也成为拜登政府的政策工具。拜登政府的生物制造政策对美国生物产业的支持前所未有。拜登政府在2022年9月15日发布行政令,要求美国外国投资委员会(Committee on Foreign Investment in the United States)考虑与生物技术和生物制造相关的供应链韧性和安全问题。[130]

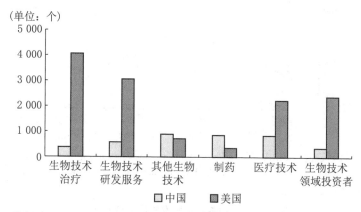

资料来源:Biotechgate, "Countries Covered," 2023, https://www.biotechgate.com/web/cms/index.php/covered_countries.html。

图5.5 中美两国生物技术企业数量对比

为了遏制中国生物技术和生物经济的发展,拜登政府还力图将生物技术问题政治化。2022年美国跨党派智库"美国新安全中心"发布的报告声称:"如果不采取适当措施,美国在其取得的创新生物技术进步方面将面临被中国超越的风险。"[131] 在拜登政府已经确立其对中国实施"竞赢"战略的背景下,生物技术科技成为继半导体芯片技术之后美国对中国开展竞争的领域。"美国对中国科技行业的封锁并不是为了打击中国的生物技术主导地位,而是为了将其扼杀在萌芽状态。"[132]拜登政府通过打压中国生物产业企业和禁止中美生物技术合作,寻求美国在生物经济领域与中国脱钩。美国生物技术和生物经济的"工具化"表明,生物安全政策已经被拜登政府纳入美国与中国展开全面竞争的轨道。可以预见,随着中美两国地缘政治竞争的日益加剧和中国在生物技术领域的不断发展,美国未来在全球公共卫生治理领域对中国的"竞赢"战略将会日益升级。

本 章 小 结

美国面临的公共卫生安全威胁、国内公共卫生安全治理机制的失调以及美国在公共卫生安全治理领域国际领导力的式微,是拜登政府的全球公共卫生安全治理战略的背景。拜登政府出台的系列公共卫生安全治理政策在一定程度上优化了美国公共卫生安全治理协调机制,也提升了美国在全球公共卫生安全治理中的国际领导力。在国内层面,拜登政府的公共卫生安全治理战略呈现出"全社会"路径的特点,在国际层面,则将其公共卫生安全治理战略地缘政治化和"小圈子"化。拜登政府公共卫生安全治理战略的上述特点,也体现了美国深层的公共卫生安全治理战略目标在于以促进美国公共卫生安全来强化美国整体国家安全、以公共卫生安全为议题来重塑美国国际领导力和以发展生物产业来巩固美国生物技术霸权。

拜登政府的《临时国家安全战略指导》明确表示:"我们的议程就是强化美国的持久优势,以使我们在与中国的战略竞争中获胜。"[133]在此背景下,美国的全球公共卫生治理政策也被内嵌于其战略轨道。美国已经在全球公共卫生安全治理领域确立了其对中国的"竞赢"战略。正如 2021 年 6 月美国参议员托德·扬(Todd Young)在国会通过拜登政府意在科技领域"竞赢"中国的《无尽前沿法》(Endless Frontier Act)时表示:"美国国家安全的当务之急,是确保美国在技术创新方面不会落后于中国,该项立法有助于确保美国在科技领域的全球领导地位。"[134]拜登政府的生物技术战略是美国"竞赢"战略在公共卫生安全治理领域的具体化。在美国对中国实施"竞赢"战略的主导基调下,中美在生物技术领域的竞争将日趋激烈。全球公共卫生安全治理领域已经成为美国与中国展开竞争的场域。无论是拜登政府的《国家生物技术和生物制造倡议》的出台,还是美国在世界卫生组织框架下推动围绕《国际卫生条例》(2005)的修改和"大流行协定"的谈判,都是美国全球公共卫生治理竞赢战略的具体体现。当然,在全球生物安全领域,中美之间还存在叙事之争。拜登政府在 2021 年要求美国情报部门调查新冠病毒的起源,并在 2023 年 3 月 20 日签署《2023 新冠病毒起源法案》(COVID-19 Origin Act of 2023)。[135]在诸多证据证明新冠病毒源自自然而不是实验室的背景下,[136]美国上述散布所谓"新冠病毒实验室泄漏"的论调就是意在谋求主导全球公共卫生安全治理叙事。

生物技术变革与安全和发展息息相关。因此,生物技术发展是中国在生物安全领域落实"统筹安全与发展"理念的重要变量。生物安全技术的发展具有广泛的外溢效应。在拜登政府对中国实施"竞赢"式的生物技术政策背景下,如何在提高中国生物安全治理体系现代化的同时,通过实现在生物技术发展领域的突破和创新来追求可持续的生物经济发展、生物安全乃至国家安全,就显得至关重要。特别是在前沿的生物技术领域,"谁先抢占技术先机和治理主动,谁就能在国际产业竞争新格局、全球产业经济大变局中占据主导地位"。[137]鉴于生物技术和生物经济发展具有的战略含义,如何应对拜登政府"竞赢"式的生物技术和生物经济政策,进而促进公共卫生安全,是非常值得进一步研究的战略性议题。就全球公共卫生安全合作而言,我国提出的"全球安全倡议"明确将"加强生物安全风险管理,促进生物科技健康发展""在《禁止生物武器公约》等框架下开展合作"以及"支持世界卫生组织在全球公共卫生治理中发挥领导作用,有效统筹、调动全球资源,共同应对包括新型冠状病毒感染在内的全球性重大传染病"等全球公共卫生安全议题列为重点合作方向,充分彰显中国在公共卫生安全治理中的合作意识和全球意识。鉴于中美两国在全球公共卫生安全治理领域举足轻重的地位，如何在双方的互动中化"竞赢"为"双赢"，将是落实"全球安全倡议"和构建人类卫生健康共同体的关键所在。

注释

1. World Economic Forum，*The Global Risks Report 2022*，Geneva：World Economic Forum，2022，p.14.

2. The White House，*National Biodefense Strategy and Implementation Plan*，October 22，2022，p.2.

3. The White House，*Progress and Impact of U.S. Government Investments in Global Health Security*，December 30，2023.

4. The White House，*National Biodefense Strategy*，September 2018，p.i.

5. Michelle L. Holshue, et al.，"First case of 2019 novel coronavirus in the United States," *New England Journal of Medicine*，Vol.382，No.10，2020，p.2.

6. World Health Organization，*United States of America：WHO Coronavirus Disease*，https：//covid19.who.int/region/amro/country/us.

7. Janice Tanne，"Report highlights 'devastating impacts' of Trump on every aspect of US health," *British Medical Journal*，Vol.372，No.439，2021，p.1.

8. The White House，*American Pandemic Preparedness：Transforming Our Capabilities*，September 2021，p.5，https：//www.whitehouse.gov/wp-content/uploads/2021/09/American-Pandemic-Preparedness-Transforming-Our-Capabilities-Final-For-Web.pdf?page=29.

9. Lina Sun，"Top White House Official in Charge of Pandemic Response Exits Abruptly," *The Washington Post*，May 10，2018.

10. Noah Weiland，Maggie Haberman，Michael D. Shear，"Coronavirus Casts Unwelcome Spotlight on Trump's Health Secretary," *The New York Times*，April 29，2020.

11. The White House，*National Security Strategy*，Washington D.C.，2019，2002，p.vi.

12. The White House，*National Security Strategy*，Washington D.C.，2017，p.1.

13. Steven Erlanger，"Another Virus Victim：The U.S. as a Global Leader in a Time of Crisis," *The New York Times*，March 20，2020.

14. Kurt M. Campbell and Rush Doshi，"The Coronavirus Could Reshape the Global Order," *Foreign Affairs*，March 18，2020.

15. The White House，*Executive Order on Organizing and Mobilizing the United States Government to Provide a Unified and Effective Response to Combat COVID-19 and to Provide United States Leadership on Global Health and Security*，January 20，2021，https：//www.whitehouse.gov/briefing-room/presidential-actions/2021/01/20/executive-order-organizing-and-mobilizing-united-states-government-to-provide-unified-and-effective-response-to-combat-covid-19-and-to-provide-united-states-leadership-on-global-health-and-security/.

16. Brenda Goodman，"CDC Announces Sweeping Reorganization," *CNN*，August 17，2022，https：//edition.cnn.com/2022/08/17/health/cdc-announces-sweeping-changes/index.html.

17. U. S Department of Health & Human Services, *HHS Strengthens Country's Preparedness for Health Emergencies*, U.S Department of Health & Human Services, July 22, 2022, https://www. hhs. gov/about/news/2022/07/22/hhs-strengthens-countrys-preparedness-health-emergencies-announces-administration-for-strategic-preparedness-response. html.

18. Antony Blinken, "Plans for a Bureau of Global Health Security and Diplomacy," *U.S. Department of State*, December 13, 2022, https://www.state.gov/plans-for-a-bureau-of-global-health-security-and-diplomacy/.

19. The White House, *Fact Sheet: Presidential Biden to Launch a National Biotechnology and Biomanufacturing Initiative*, September 12, 2022, https://www.whitehouse. gov/briefing-room/statements-releases/2022/09/12/fact-sheet-president-biden-to-launch-a-national-biotechnology-and-biomanufacturing-initiative/.

20. The White House, *National Biodefense Strategy and Implementation Plan*, Washington D.C., October 2022, p.9.

21. U.S. Department of Commerce, *Remarks by U.S.Secretary of Commerce Gina Raimondo on the U.S. Competitiveness and the China Challenge*, November 30, 2022, https://www. commerce. gov/news/speeches/2022/11/remarks-us-secretary-commerce-gina-raimondo-us-competitiveness-and-china.

22. The White House, *Fact Sheet: The Biden Administration's Historic Investment in Pandemic Preparedness and Biodefense in the FY 2023 President's Budget*, March 28, 2022, https://www. whitehouse. gov/briefing-room/statements-releases/2022/03/28/fact-sheet-the-biden-administrations-historic-investment-in-pandemic-preparedness-and-biodefense-in-the-fy-2023-presidents-budget/.

23. Ibid.

24. The White House, *National Security Strategy*, Washington D.C., October 2022, p.15.

25. KFF, "Breaking Down the U.S. Global Health Budget by Program Area", April 18, 2023. https://www. kff. org/global-health-policy/fact-sheet/breaking-down-the-u-s-global-health-budget-by-program-area/.

26. The White House, *American Pandemic Preparedness: Transforming Our Capabilities*, September 2021, p.14.

27. The White House, *National Biodefense Strategy and Implementation Plan*, October 2022, p. viii.

28. World Health Organization, *United States of America: Partner in global health*, May 19, 2022, https://www.who.int/about/funding/contributors/usa.

29. The World Bank, *The Pandemic Fund*, March 02, 2023, https://fiftrustee. worldbank.org/en/about/unit/dfi/fiftrustee/fund-detail/pppr#1.

30. 其他四项包括气候变化和能源安全、粮食安全、军备控制和防扩散以及恐怖主义,详见 The White House, *National Security Strategy*, October 2022, p.28。

31. The White House, *National Security Strategy*, October 2022, p.28.

32. The White House, *The National Biodefense Strategy and Implementation Plan*, Washington D.C., October 2022, p.8.

33. Prime Minister of Canada, *Roadmap for a Renewed U.S.-Canada Partnership*, February 23, 2021, https://pm. gc. ca/en/news/statements/2021/02/23/roadmap-renewed-us-canada-partnership.

34. European Commission，*Joint EU-US press release on strengthened cooperation in the area of health*，October 13，2022，https：//ec.europa.eu/commission/presscorner/detail/en/IP_22_6163.

35. 这五个关键领域包括扩展和强化与至少 25 个国家的伙伴关系，以发展可衡量的预防、发现和快速应对疫情威胁的能力；针对传染病监测和早期预警系统和生物安全，打造和扩大在非洲、亚洲和拉丁美洲的区域伙伴关系，其中包括多部门参与的非洲伙伴爆发应对联盟（African Partner Outbreak Response Alliance）和美国印太司令部与澳大利亚国防部的联合行动；利用美国现有双边全球卫生安全项目和世界银行最新成立的大流行基金，以在国家、区域和全球层面获得可测量的效果，并动员新的疫情防范和应对资源；支持实施世界卫生组织的联合外部评估（Joint External Evaluation）第三版，详见 The White House，*Fact Sheet：Biden-Harris Administration Announces Expansion of Global Health Security Partnerships and Releases Annual Progress Report*，November 29，2022，https：//www.whitehouse.gov/briefing-room/statements-releases/2022/11/29/fact-sheet-biden-harris-administration-announces-expansion-of-global-health-security-partnerships-and-releases-annual-progress-report/。

36. 其他三项援助重点分别是解决战争遗留问题、扩大技术熟练的劳动力和促进数字发展、促进湄公河三角洲的气候韧性农业，详见 USAID，*President Biden Announces New USAID Commitments to Vietnam*，September 11，2023，https：//www.usaid.gov/news-information/press-releases/sep-11-2023-president-biden-announces-new-usaid-commitments-vietnam。

37. The White House，*U.S. Global Health Security Strategy*，Washington D.C.，April 2024，p.11.

38. The White House，*National Biodefense Strategy and Implementation Plan*，Washington D.C.，October 2022，Annex II，pp.viii—ix.

39. The White House，*National Biodefense Strategy and Implementation Plan*，Washington D.C.，October 2022，p.9.

40. Ibid.，p.10.

41. Ibid.，p.ii.

42. Ibid.，p.vii.

43. The White House，*Fact Sheet：Biden-Harris Administration Releases Strategy to Strengthen Health Security and Prepare for Biothreats*，October 18，2022，https：//www.whitehouse.gov/briefing-room/statements-releases/2022/10/18/fact-sheet-biden-harris-administration-releases-strategy-to-strengthen-health-security-and-prepare-for-biothreats/.

44. The White House，*Interim National Security Strategic Guidance*，March 2021，p.12.

45. Congressional Research Service，*U.S. Proposals to Amend the International Health Regulations*，June 22，2022，https：//sgp.fas.org/crs/row/IF12139.pdf.

46. Patsy Widakuswara，"US Supports Creation of Global Pandemic Treaty," *VOA*，November 30，2021.

47. The White House，*Statement by National Security Advisor Jake Sullivan on the U.S. Approach to Strengthening the Biological Weapons Convention*，November 19，2021，https：//www.whitehouse.gov/briefing-room/statements-releases/2021/11/19/statement-by-national-security-advisor-jake-sullivan-on-the-u-s-approach-to-strengthening-the-biological-weapons-convention/.

48. US Department of State, *The Ninth Biological Weapons Convention Review Conference*, December 20, 2022, https://www.state.gov/the-ninth-biological-weapons-convention-review-conference/.

49. The White House, *Interim National Security Strategic Guidance*, Washington D.C., March 2021, p.23.

50. The White House, *Fact Sheet: President Biden to Launch a National Biotechnology and Biomanufacturing Initiative*, September 12, 2022, https://www.whitehouse.gov/briefing-room/statements-releases/2022/09/12/fact-sheet-president-biden-to-launch-a-national-biotechnology-and-biomanufacturing-initiative/.

51. The White House, *National Biodefense Strategy and Implementation Plan*, Washington D.C., October 2022, p.5.

52. The White House, *National Security Strategy*, October 2022, p.28.

53. The White House, *Fact Sheet: Quad Leaders' Summit*, September 24, 2021, https://www.whitehouse.gov/briefing-room/statements-releases/2021/09/24/fact-sheet-quad-leaders-summit/.

54. The White House, *Fact Sheet: Quad Leaders' Tokyo Summit 2022*, May 23, 2022, https://www.whitehouse.gov/briefing-room/statements-releases/2022/05/23/fact-sheet-quad-leaders-tokyo-summit-2022/.

55. G7 Germany, *G7 Leaders' Communiqué*, June 28, 2022, p.13, https://www.g7germany.de/resource/blob/974430/2062292/9c213e6b4b36ed1bd687e82480040399/2022-07-14-leaders-communique-data.pdf?download=1.

56. The White House, *National Biosecurity Security and Implementation Plan*, October 2022, p.6.

57. Ibid., p.2.

58. Ibid., p.vii.

59. The White House, *National Security Strategy*, Washington D.C., October 2022, p.11.

60. The White House, *Quad Joint Leaders' Statement*, September 24, 2021, https://www.whitehouse.gov/briefing-room/statements-releases/2021/09/24/joint-statement-from-quad-leaders/.

61. The White House, *Quad Joint Leaders' Statement*, May 24, 2021, https://www.whitehouse.gov/briefing-room/statements-releases/2022/05/24/quad-joint-leaders-statement/.

62. The White House, *Indo-Pacific Strategy of the United States*, Washington D.C., February 2022, p.13.

63. Ibid., p.14.

64. World Health Organization, *Governance snapshot: whole-of-society approach: the Coalition of Partners for Strengthening Public Health Services in the European Region*, 2019, p.2, https://apps.who.int/iris/bitstream/handle/10665/346033/WHO-EURO-2019-3475-43234-60595-eng.pdf?sequence=1&isAllowed=y.

65. U.S. Department of State, *Remarks at the Global Health Security Conference*, June 29, 2022, https://www.state.gov/global-health-security-conference-2022/.

66. The White House, *National Biodefense Strategy and Implementation Plan*, October 2022, p.8.

67. Ibid., p.9.

68. Global Biodefense, *U. S. Government to Conduct Sweeping Review of Biosecurity Policy Frameworks*, February 28, 2022, https://globalbiodefense.com/2022/02/28/u-s-government-to-conduct-sweeping-review-of-biosecurity-policy-frameworks/.

69. The White House, *National Strategy for the COVID-19 Response and Pandemic Preparedness*, Washington D.C., January 21, 2021, p.19.

70. Ibid., p.78.

71. The White House, *Fact Sheet: American Pandemic Preparedness Plan Annual Report*, September 01, 2022, https://www.whitehouse.gov/ostp/news-updates/2022/09/01/fact-sheet-american-pandemic-preparedness-plan-annual-report/.

72. The White House, *National Biodefense Strategy and Implementation Plan*, Washington D.C., October 2022, p.2.

73. Thomas Cullison, Stephen Morrison, *Battling Biological Threats: Complacency, Progress, or Both*, Center for Strategic and International Studies, January 20, 2023, https://www.csis.org/analysis/battling-biological-threats-complacency-progress-or-both.

74. The White House, *Fact Sheet: Biden Administration to Transform Capabilities for Pandemic Preparedness*, September 03, 2021, https://www.whitehouse.gov/briefing-room/statements-releases/2021/09/03/fact-sheet-biden-administration-to-transform-capabilities-for-pandemic-preparedness/.

75. The White House, *Statement by National Security Advisor Jake Sullivan on the U.S. Approach to Strengthening the Biological Weapons Convention*, November 19, 2021, https://www.whitehouse.gov/briefing-room/statements-releases/2021/11/19/statement-by-national-security-advisor-jake-sullivan-on-the-u-s-approach-to-strengthening-the-biological-weapons-convention/.

76. United States Senate Committee on Armed Services, *Armed Services Committees Leadership Announces Chair and Vice Chair Selections for National Security Commission on Emerging Biotechnology*, December 30, 2022, https://www.armed-services.senate.gov/press-releases/armed-services-committees-leadership-announces-chair-and-vice-chair-selections-for-national-security-commission-on-emerging-biotechnology.

77. The White House, *Remarks by President Biden before the 76th Session of the United Nations General Assembly*, September 21, 2021, https://www.whitehouse.gov/briefing-room/speeches-remarks/2021/09/21/remarks-by-president-biden-before-the-76th-session-of-the-united-nations-general-assembly/.

78. The White House, *National Security Strategy*, Washington D.C., October 2022, p.2.

79. The White House, *Interim National Security Strategic Guidance*, March 2021, p.6.

80. Ibid., p.12.

81. The White House, *Fact Sheet: The Biden Administration's Commitment to Global Health*, Washington D.C., February 02, 2022, https://www.whitehouse.gov/briefing-room/statements-releases/2022/02/02/fact-sheet-the-biden-administrations-commitment-to-global-health/.

82. Eduardo Jaramillo, "Biotech could be Next for the U.S.-China Breakup," *The China Project*, February 10, 2023, https://thechinaproject.com/2023/02/10/biotech-could-be-next-for-the-u-s-china-breakup/.

83. The White House, *National Bioeconomy Blueprint*, April 2012, p.17, https://

obamawhitehouse. archives. gov/sites/default/files/microsites/ostp/national_bioeconomy_blueprint_april_2012. pdf.

84. Executive Office of the President，*Fiscal Year 2021 Administration Research and Development Budget Priorities*，August 30，2019，https：//www. whitehouse. gov/wp-content/uploads/2019/08/FY-21-RD-Budget-Priorities. pdf.

85. The White House，*Summary of the 2019 White House Summit on America's Bioeconomy*，October 07，2019，https：//trumpwhitehouse. archives. gov/wp-content/uploads/2019/10/Summary-of-White-House-Summit-on-Americas-Bioeconomy-October-2019. pdf.

86. The White House，*National Strategy for Advanced Manufacturing*，October 2022，p.8.

87. The White House，*Fact Sheet：Presidential Biden to Launch a National Biotechnology and Biomanufacturing Initiative*，September 12，2022，https：//www. whitehouse. gov/briefing-room/statements-releases/2022/09/12/fact-sheet-president-biden-to-launch-a-national-biotechnology-and-biomanufacturing-initiative/.

88. 另外两类技术分别是计算机相关技术和清洁能源技术，详见 U.S. Department of Commerce，*Remarks by U.S.Secretary of Commerce Gina Raimondo on the U.S. Competitiveness and the China Challenge*，November 30，2022，https：//www. commerce. gov/news/speeches/2022/11/remarks-us-secretary-commerce-gina-raimondo-us-competitiveness-and-china。

89. Ellen Nakashima，"U.S. Officials Caution Companies about Risks of Working with Chinese Entities in AI and Biotech，"*Washington Post*，October 22，2021.

90. The White House，*National Strategy for Advanced Manufacturing*，Washington D.C.，October 2022，p.8.

91. Ibid.，p.8.

92. U.S. 117th Congress，*Bioeconomy Research and Development Act of 2021*，July 19，2021，p.1，https：//www.govinfo.gov/content/pkg/BILLS-117hr4521rh/pdf/BILLS-117hr4521rh. pdf.

93. 李庆四、魏琢艺：《拜登政府对华的"弹性遏制战略"》，《现代国际关系》2021 年第 5 期，第 9 页。

94. Deirdre Fernandes，"A Chinese medical researcher who was stopped with vials of medical research in his suitcase has been sent back to his country，"*The Boston Globe*，January 17，2021.

95. 其他 4 项包括气候变化和能源安全、粮食安全、军备控制和防扩散以及恐怖主义，详见 The White House，*Interim National Security Strategic Guidance*，March 2021，p.21。

96. The White House，*National Security Strategy*，Washington D. C.，October 2022，p.11.

97. Ibid.，p.27.

98. Antony J. Blinken，*Statement for the Record Before the United States Senate Committee on Foreign Relations*，January 19，2021，https：//www. foreign. senate. gov/imo/media/doc/011921_Blinken_Testimony. pdf.

99. D.T. Jamison，J. Frenk，F. Knaul，"International Collective Action in Health：Functions，and Rationale，"*Lancet*，Vol.351，No.9101，1998，p.514.

100. 相关条款主要包括《与贸易有关的知识产权协定》第二部分第 1、4、5 和 7 节与新冠病毒预防、遏制或治疗有关的条款。详见 Waiver from Certain Provisions of the TRIPS Agreement for the Prevention, *Containment and Treatment of COVID-19*, *Communication from India and South Africa*, IP/C/W/669, October 02, 2020, https://docs.wto.org/dol2fe/Pages/SS/directdoc.aspx?filename=q:/IP/C/W669.pdf.

101. The State Council of The People's Republic of China, *China makes significant contributions to WTO waiver of COVID-19 vaccine patents*, June 20, 2022, https://english.www.gov.cn/statecouncil/ministries/202206/20/content_WS62b06d9cc6d02e533532c6c6.html.

102.《商务部召开例行新闻发布会》(2021 年 11 月 25 日),中华人民共和国商务部,http://www.mofcom.gov.cn/xwfbh/20211125.shtml。

103. Bryce Baschuk, "US-China Fight May Spoil Global Deal for a Covid Vaccine-Patent Waiver," *BNN Bloomberg*, May 16, 2022.

104. Ibid.

105. World Trade Organization, *Communication from the Chairperson*, May 03, 2022, https://docs.wto.org/dol2fe/Pages/SS/directdoc.aspx?filename=q:/IP/C/W688.pdf&Open=True.

106. Michelle Nichols, "U.S. Withdrawal from WHO over Claims of China Influence to Take Effect July 2021: U.N.," *Reuters*, July 08, 2020.

107. Anthony Ruggiero, "Biden Must Move Fast to Replace WHO's Tedros," *Foreign Policy*, September 09, 2021.

108. The White House, *Fact Sheet: The Biden Administration's Commitment to Global Health*, Washington D.C., February 02, 2022, https://www.whitehouse.gov/briefing-room/statements-releases/2022/02/02/fact-sheet-the-biden-administrations-commitment-to-global-health/.

109. Peter Kenny, Elaine Ruth Fletcher, "United States Publicly Expresses Support for Director General Tedros in Second Term at WHO's Helm," *Health Policy Watch*, February 23, 2023.

110. U.S. Congress, *Nomination of Hon. Linda Thomas Greenfield to Be United States Representative to the United Nations: Hearing before the Committee on Foreign Relations*, Washington D.C., January 27, 2021, p.48, https://www.foreign.senate.gov/imo/media/doc/01%2027%202021%20Nominations%20-%20Thomas-Greenfield.pdf.

111. U.S. Mission Geneva, *Strengthening WHO Preparedness for and Response to Health Emergencies*, January 26, 2022, https://geneva.usmission.gov/2022/01/26/strengthening-who-preparedness-for-and-response-to-health-emergencies/.

112. 关于美国提出的修正案的具体内容,详见 The World Health Organization, *Strengthening WHO Preparedness for and Response to Health Emergencies*, January 19, 2022, https://apps.who.int/gb/ebwha/pdf_files/WHA75/A75_18-en.pdf。

113. The World Health Organization, *Amendments to the International Health Regulations (2005) WHA75.12*, May 28, 2022, p.3. https://apps.who.int/gb/ebwha/pdf_files/WHA75/A75_R12-en.pdf.

114.《中国代表团出席世界卫生大会第二届特别会议》(2021 年 12 月 2 日),中国国家卫健委国际合作司,http://www.nhc.gov.cn/gjhzs/s3578/202112/18216cdeb7804846b1b9effd5c052252.shtml。

115. World Bio Market Insights, *The US-China Tech War: Will Biotech be Next*, February 08, 2023, https://worldbiomarketinsights.com/the-us-china-tech-war-will-bio-

tech-be-next/.

116. The White House, *H.R. 4521-America Creating Opportunities for Manufacturing, Pre-Eminence in Technology, and Economic Strength（COMPETES）Act of 2022*, February 01, 2022, https://www.whitehouse.gov/wp-content/uploads/2022/02/HR-4521-SAP.pdf.

117. U. S. Department of Defense, *Deputy Secretary of Defense Dr. Kathleen Hicks' Remarks at the White House Summit on Biotechnology and Biomanufacturing*, September 14, 2022, https://www. defense. gov/News/Speeches/Speech/Article/3157670/deputy-secretary-of-defense-dr-kathleen-hicks-remarks-at-the-white-house-summit/.

118. Gigi Kwik Gronvall, "US Competitiveness in Synthetic Biology," *Health Security*, Vol.13, No.6, 2015, p.378.

119. Andrea Widener, "CHIPS and Science bill would boost funding," *Chemical & Engineering News*, August 04, 2022, https://cen. acs. org/policy/research-funding/CHIPS-Science-bill-boost-science/100/i27.

120. U.S.-China Economic and Security Review Commission, *2021 Report to Congress of the U.S.-China Economic and Security Review Commission*, November 2021, https://www.uscc.gov/sites/default/files/2021-11/2021_Annual_Report_to_Congress.pdf.

121. U.S. Department of Commerce, *Commerce Acts to Deter Misuse of Biotechnology, Other U. S. Technologies by the People's Republic of China to Support Surveillance and Military Modernization that Threaten National Security*, December 16, 2021, https://www. commerce. gov/news/press-releases/2021/12/commerce-acts-deter-misuse-biotechnology-other-us-technologies-peoples.

122. Ryan Fedaiuk, *Regenerate Biotechnology and U.S. Industry Policy*, Washington D.C., the Center for a New American Security, July 2022, p.1.

123. USA Life Sciences Database, *Number of Companies in the USA Life Sciences Data*, April 2023, https://www.usalifesciences.com/us/portal/stats_sectors.php.

124. Patrick Burton, "Top 10 Global Pharma Companies 2022," *Pharma Boardroom*, September 07, 2022, https://pharmaboardroom.com/articles/top-10-global-pharma-companies-2022/.

125. Rob Carlson, Chad Sbragia, and Kate Sist, "Beyong Biological Defense: Maintaining the U.S. Biotechnology Advantage", *War On The Rocks*, September 14, 2021, https://warontherocks. com/2021/09/beyond-biological-defense-maintaining-the-u-s-biotechnology-advantage/.

126. National Academies of Sciences, *Safeguarding the Bioeconomy*, Washington D.C.: The National Academies Press, 2020, p.5.

127. The White House office of Science and Technology, *Bold Goals for U.S. Biotechnology and Biomanufacturing*, Washington D.C., March 2023.

128. Veronica Salib, "Comparing Global Pharmaceutical Markets, the US, UK, and China," *Pharmanews Intelligence*, February 07, 2023, https://pharmanewsintel.com/features/comparing-global-pharmaceutical-markets-the-us-uk-and-china.

129. The White House, *Executive Order on Advancing Biotechnology and Biomanufacturing Innovation for a Sustainable, Safe, and Secure American Bioeconomy*, September 12, 2022, https://www. whitehouse. gov/briefing-room/presidential-actions/

2022/09/12/executive-order-on-advancing-biotechnology-and-biomanufacturing-innovation-for-a-sustainable-safe-and-secure-american-bioeconomy/.

130. The White House，*Executive Order on Ensuring Robust Consideration of Evolving National Security Risks by the Committee on Foreign Investment in the United States*，September 15，2022，https：//www. whitehouse. gov/briefing-room/presidential-actions/2022/09/15/executive-order-on-ensuring-robust-consideration-of-evolving-national-security-risks-by-the-committee-on-foreign-investment-in-the-united-states/.

131. Ryan Fedaiuk，*Regenerate Biotechnology and U.S. Industry Policy*，Washington D.C.，the Center for a New American Security，July 2022，p.13.

132. World Bio Market Insights，*The US-China Tech War：Will Biotech be Next*，February 8，2023，https：//worldbiomarketinsights. com/the-us-china-tech-war-will-biotech-be-next/.

133. The White House，*Interim National Security Strategic Guidance*，March 2021，p.21.

134. Todd Young，"Young Statement on CHIPS and Science Act Being Signed into Law,"August 09，2022，https：//www. young. senate. gov/newsroom/press-releases/young-statement-on-chips-and-science-act-being-signed-into-law.

135. The White House，*Statement by the President on S. 619*，*THE covid-19 Origin Act of 2023*，March 20，2023，https：//www. whitehouse. gov/briefing-room/statements-releases/2023/03/20/statement-by-the-president-on-s-619-the-covid-19-origin-act-of-2023/.

136. Jon Cohen，"Evidence Backs Natural Origin for Pandemic，Report Asserts,"*Science*，Vol.378，No.6616，2022，p.126.

137. 薛杨、俞晗之:《前言生物技术发展的安全与威胁》,《国际安全研究》2020 年第 4 期,第 156 页。

第六章

美国与世界卫生组织的互动历史

作为联合国专门机构,世界卫生组织一直是全球公共卫生治理的中心机制。自1948年成立以来,世界卫生组织通过专业标准制定、技术支持、卫生发展规划、疾病专项应对等形式推动全球公共卫生治理的协调发展,在全球公共卫生治理领域发挥了无可替代的引领作用。美国作为二战后综合国力最强大的国家,雄厚的经济和科技实力使其成为全球治理的重要参与者,在世界卫生组织的运作中,美国同样扮演了重要角色。首先,美国长期以来一直是世界卫生组织的最大供资方,其评定会费份额和自愿捐助份额均居于首位;其次,美国与世界卫生组织进行了大量技术合作,这不仅包括美国先进的生物医药知识在世界卫生组织项目中的应用,而且,美国的专业技术人员也是世界卫生组织工作团队中的重要力量。同时,对美国而言,世界卫生组织也具有很大的利用价值。通过与世界卫生组织的合作,美国加强了自身的疾病信息收集能力,并通过影响世界卫生组织的规则创建来管控疾病传播,保护美国自身的安全。[1]

2020年,新冠肺炎疫情的暴发对美国与世界卫生组织的关系形成负面冲击。4月14日,美国总统特朗普宣布暂停向世界卫生组织提供资金。7月,美国宣布将于2021年7月退出世界卫生组织。美国何以选择退出该组织?除去领导人这一极特殊的因素外,美国对待世界卫生组织的长期指导原则为何?通过一种历史的分析可以发现,美国与世界卫生组织长期以来的关系并非如其供资数据体现得那样稳定,其对世界卫生组织及该组织构建的议程的参与热情深受国家利益的影响,双方的关系因美国在不同的国际和国内环境下作出的不同的利益研判而呈现出一种曲折发展的状态。根据不同国际环境下美国对世界卫生组织不同的政策,本章将美国与世界卫生组织的关系历程大体划分为四个阶段,分别是冷战与卫生治理(1946—1978 年)、南北斗争与卫生治理(1979—1992 年)、卫生合作伙伴阶段(1993—2016 年)和特朗普政府时期(2017—2020 年)。每一阶段都有各自不同的特点,但各个阶段之间的转变并非一蹴而就,阶段之内的发展也包含着转变的趋向。分析美国世界卫生组织的历史,有助于管窥美国全球公共卫生治理战略的全貌。

第一节　美国对外政策的工具:冷战与公共卫生治理(1946—1978 年)

美国与世界卫生组织的交往始于联合国启动该组织筹备工作的1946 年,美国深入参与世界卫生组织的筹建工作,并对其职能架构产生深远影响。世界卫生组织成立之后相当长的一段时间内,美国利用其独一无二的实力和国际影响力塑造了世界卫生组织的议程,并为世界卫生组织的项目推进提供了强有力的物质和技术支持,成为世界卫生组织这一阶段最为重要的合作伙伴。在合作的总体趋势下,美国与世界卫生组织的关系也经历了从怀疑到控制再到控制力下降三个阶段。

一、世界卫生组织的创建:参与与怀疑并存(1946—1949 年)

1945 年 4 月至 6 月,世界各国在旧金山召开联合国制宪会议。中国代表施思明和巴西代表苏扎(Souza)在会上以联合声明的形式,共同倡议建立一个国际公共卫生组织。[2]这一倡议被大会采纳,并决定由联合国经济及社会理事会负责这一国际卫生组织的筹建。美国政府也认同这种规划。1945 年 10 月,美国国务院召开卫生咨询小组会议,会议建议美国政府立即与其他国家合作,并采取相关措施支持早日成立新的国际卫生组织。[3]1946年3月,世界卫生组织的筹建工作随着技术筹备委员会的召开正式开启。但受国内政治环境和其特殊利益考量的影响,从世界卫生组织筹建工作开始到1948年正式成立后的一段时间里,美国对世界卫生组织的消极的怀疑态度一直未能完全消除,这种态度影响到了世界卫生组织的组织架构,也为今日美国政府的退出行为预留了可能性。

首先,美国在泛美卫生局的地位问题上向世界卫生组织发难。1946年3月18日,联合国经济及社会理事会成立了技术筹备委员会(TPC)。该委员会由16位来自不同国家的公共卫生领域的专业人士组成,负责起草世界卫生组织的《组织法》。到4月5日,专家组在法国巴黎举行了20多次会议。[4]其中一个重要议题便是新成立的卫生组织在组织架构方面如何处理总部与区域之间的关系。这一问题上最大的困难来自美国对泛美卫生局独立地位的坚持。长期以来受门罗主义影响,美国将美洲地区视为自身的势力范围,担心新成立的世界卫生组织将削弱泛美卫生局在美洲地区的影响力及自身在美洲卫生问题上的话语权。因此,美国对泛美卫生局未来的重视更甚于其对一个新的卫生组织的期许。委员会中的美国代表托马斯·帕伦(Thomas Parran)建议,"世界卫生组织宪章应该保持足够的灵活性,以允许区域组织并入单一的行政结构或鼓励区域办事处拥有高度的自治权",[5]他甚至声称:"自治或半自治的区域组织之间的友好竞争可能具有建设性。"[6]美国代表畅想了这样一种场景,即世界卫生组织进入区域组织的安排以利用其设施。而英国代表提出了一种截然不同的方案,要求建立一个强有力的中心组织,区域组织仅仅负责流行病信息。[7]由于意见分歧巨大,专家技术筹备委员会只能将这两类意见都提交同年6月举行的国际卫生会议。

1946年6月19日至7月22日在纽约举行的国际卫生会议的重点是表决世界卫生组织的《组织法》。在此次会议上,美国仍然坚持泛美卫生局拥有更大的自主权。美国代表提出了"双重效忠"的原则,即泛美卫生局不仅要促进地区卫生项目,也要保持与世界卫生组织基本政策的协调,发挥其作为世界卫生组织地区委员会的能力。[8]经过长期谈判,最终规定:"泛美卫生局及泛美卫生会议所代表之泛美卫生组织……应于相当时期内与世界卫生组织合并……于可行范围内尽速完成。"[9]由于《组织法》并未在具体合并时间上作出硬性规定,美国和泛美卫生局有充足的时间进行保持该机构独立性的调整。1947年,第12届泛美卫生会议在委内瑞拉加拉加斯举行,会议决定改组泛美卫生局,作为美洲国家组织的一部分。美国代表帕伦在会上宣称,美国有兴趣继续成为美洲的"好邻居":"美国政府准备,不仅要继续(泛美卫生组织)这项工作,而且要赋予它新的生命。"[10]直到1949年4月,泛美卫生组织才与世界卫生组织签署协议,正式成为世界卫生组织的区域委员会和区域办公室。[11]这实际上满足了美国提出的"双重效忠"的要求。泛美卫生组织既与世界卫生组织的政策和项目保持协调,同时可以在西半球执行自己的项目和预算。美国对泛美卫生组织独立性的坚持使得世界卫生组织的区域委员会获得更大自主权,也为日后世界卫生组织的区域制度安排导致的碎片化和内部协调缺失埋下了伏笔。[12]

其次,美国国内保守势力对世界卫生组织的一些规则和目标的设定感到不满,这极大地延缓了美国在世界卫生组织中的参与进程。1946年12月14日,联合国大会通过决议,要求成员国尽快批准世界卫生组织《组织法》。[13]这一进程在美国国内遭遇了困难。根据美国宪法规定,政府与他国或国际组织缔结的条约需经国会批准方能生效。世界卫生组织的《组织法》在提交美国国会讨论的过程中,由于保守派势力强大,这一进程延宕了两年之久。1946年9月,共和党掌控了国会两院,该党在对外事务中更为倾向于保守的孤立主义传统。民主党总统哈里·杜鲁门多次表达对世界卫生组织的支持:"我坚信世界卫生组织在几年之内会对全球公共卫生能力的提升作出重大贡献,我认为美国尽快加入世界卫生组织是尤为必要的。"[14]但他的呼吁收效甚微,众议院外交事务委员会7名成员有5名投票搁置这一决议。[15]

国会讨论中的争议点集中在两个问题上。一是世界卫生组织中的投票权问题。世界卫生大会决策中的投票权采取"一国一票"的原则,美国在投票权问题上并未享有类似于在国际货币基金组织中基于加权投票方式而获得的特殊权利,这引起美国的不满。明尼苏达州的议员沃尔特·贾德(Walter Judd)提出,"美国贡献了世界卫生组织40％的资金预算,却与那些只贡献了一小部分资金的国家同样只拥有一张投票权"[16]。二是世界卫生组织《组织法》一定程度上体现了"社会医学"的原则,即认为政府对其人民健康负有责任,这一责任只有以充足的卫生和社会方式才能实现。[17]但美国强烈反对这种做法。[18]一方面,当时美国的医疗保险领域一直以私营机构为主体,通过商业保险和劳工协会等手段维持基本的卫生保健权利,公共卫生保健理念尚未被接受;另一方面,随着冷战的氛围日渐浓厚,美国国内对"社会"一词也越来越敏感。美国担心这种"社会医学"的原则一旦广为推行,必然会成为社会主义国家扩张其影响力和制度模式的工具。美国医学会会长乔治·勒尔(George Lull)便在国会中表示:"各国发展状况不一,世界卫生组织不应该影响他国医药卫生发展的进程,涉及医药卫生发展的社会经济方面的状况应由各国自己来决定。"[19]

这些争论一直持续到1948年6月第一届世界卫生大会召开之前。美国在世界卫生大会召开前夕向世界卫生组织提交了一份作出保留的特殊批准书。由于担心世界卫生组织会干预其国内公共卫生状况,美国宣布《组织法》中"没有任何规定要求美国就该法中提到的任何事项制定任何具体的立法方案"[20]。另外,由于《组织法》中没有关于退出该组织的规定,美国通过特殊规定为美国退出该组织预留了可能性。"美国保留在一年通知后退出本组织的权利,但前提是美国对本组织的财政义务应在本组织本财政年度内全部付清。"[21]对于美国的保留意见,并没有国家表示反对,因为世界卫生组织无法承受失去美国的资金和技术支持的后果。

总之,这一时期,美国认识到构建一个全球性卫生组织的必要性。但由于孤立主义的传统、意识形态因素以及特殊利益考量等,美国在参与世界卫生组织的过程中表现出浓厚的怀疑倾向,这延缓了其参与进程,也影响到世界卫生组织的未来。但随着国际形势的变化,美国对世界卫生组织越来越重视,支持与控制力度也逐渐加强。

二、东西斗争的加剧:受控制的世界卫生组织(1949—1956 年)

随着冷战的深入推进,美苏之间的对立倾向也越发严重。这种意识形态的分歧裹挟着全球的国际交往,联合国机构成为美苏之间的角力场。在美国掌握绝对资源优势的现状下,世界卫生组织不得不作出妥协,将自身议程目标与美国对外政策相结合。布朗等人便认为:"从1949 年到 1956 年这段时间,苏联缺席联合国和世界卫生组织,世界卫生组织成为美国利益的密切同盟。"[22]

美国在这一阶段能够强力控制世界卫生组织,有两方面的原因。一是主观意愿。美国将国际卫生视为打击共产主义的手段,而联合国及其下属机构的道义合法性则为美国行动之必需。随着冷战的加剧,美国将联合国视为推行美国政策、对抗苏联权力和影响力的工具。[23]1953 年,国务院在给白宫的一份备忘录中便直言不讳地指出:"在冷战时期,联合国已成为在政治上打击苏联、通过各种措施凝聚自由世界力量的外交和宣传的主要手段。"[24]世界卫生组织专注的卫生问题又拥有极其特殊的地位。美国虽然不认同卫生问题的社会解决方式,但极其重视卫生问题的社会影响。在美国人看来,卫生是社会生活的重要议题,通过应对疾病来解决贫困问题,有助于遏制共产主义的传播。美国国会议员弗朗西斯・博尔顿(Frances Bolton)将美国政府对世界卫生组织的支持解释为:"在我们反对共产主义的全球斗争中,我们的主要努力之一是保持自由世界的强大,疾病滋生贫穷,贫穷滋生更多疾病,因此,美国的外交政策明确地将多边主义和国际卫生视为遏制共产主义蔓延的有用工具。"[25]而且,世界卫生组织作为实现美国对外卫生目标的多边主义的手段,相较于双边援助行动显得拥有更少的政治目的,更容易为他国所接受。对于作为受援国的发展中国家来讲,新获得的独立主权极为珍贵,更愿意接受多边机构,而非冷战中的超级大国的援助。[26]此外,借助世界卫生组织这一多边平台,美国可以利用其他捐助国的资源实现自身的卫生目标,从而减轻美国的负担。

二是客观环境。美国之所以能实现对世界卫生组织的控制,一个重要条件便是以苏联为首的社会主义集团退出了世界卫生组织。苏联在物质援助与治理理念上对世界卫生组织均有不满。在物质方面,苏联人认为,他们在二战中付出了极高的人力和物力的代价,却极少得到马歇尔计划、美国双边机构或多边组织的援助。苏联有充分理由相信美国主导了世界卫生组织。[27]当时发生的世界卫生组织和美国扣留东欧医疗资源的事件则引起了东欧国家的愤怒,波兰卫生部长说,世界卫生组织在"向帝国主义国家,特别是美国投降"[28]。而在卫生治理的理念上,意识形态的对立降低了苏联对美国所主导的治理理念的宽容度。在苏联人看来,公共卫生也分为资本主义和社会主义,美国不承认社会经济与健康之间的联系,他们只代表少数人的利益,苏联的观点则代表全人类的利益。[29]于是,苏联在1949年4月退出了世界卫生组织。两方面条件的满足使得美国得以在其中发挥独一无二的影响力,并开始掌控世界卫生组织的议程。

首先,世界卫生组织的卫生治理理念开始向美国倡导的"技术援助"概念靠拢。这种概念倡导在对发展中国家进行援助时以科学技术知识转让为主导,而不去面对导致落后的经济和社会现实问题。[30]具体到卫生治理领域,这种理念强调针对特定疾病的生物医学的方法,通过构建一种垂直结构的项目实现对疾病传播的遏制,其构成要素包括专项资金、专业知识、技术人员、管理团队等。但相较于影响疾病的复杂的社会因素来讲,这种模式在当时被认为是最具可行性的,美国的一些私人机构,包括洛克菲勒基金会等,在当时已经开始了这样一种模式的实践。在1949年6月召开的第二届世界卫生大会上,各国投票通过了为发展中国家提供资金和发展卫生技术的方案,使世界卫生组织成为第一批向发展中国家提供具体援助的联合国机构之一,同时也加强了美国的影响力。[31]其中最先发端的便是结核病防治计划。1949年,世界卫生组织开始向一些国家提供结核病应对的技术援助,包括派出专家团队、培训医护人员以及援助配套设备等。[32]这些垂直的技术投入改善了结核病蔓延的状况,但同时,单纯技术援助手段的弊端也逐渐显现。

其次,美国对世界卫生组织的影响深入其人事领域。1950年,参议员约瑟夫·麦卡锡指责美国联邦政府和联合国被共产党渗透,从而掀起一股极端反共、反民主的政治逆流,并迅速波及美国对外事务。[33]在此背景下,美国国务院和联邦调查局以安全为名加强了对在联合国及其机构工作的美国籍人员的审查和管控。美国医生和社会学家米尔顿·罗默在 1950 年至 1951 年担任世界卫生组织社会与职业卫生官员。罗默非常赞许苏联的公共卫生体系,并认为美国也需要建立类似的国家医疗保险制度。美国驻日内瓦领事因此没收了他的护照,并告知他护照只能用于返回美国。[34]美国对世界卫生组织美国籍工作人员的侵入性调查引起世界卫生组织总干事布罗克·奇泽姆(Brock Chisholm)的不满,他与美国的关系困难也直接导致其政治生命的短暂。1952 年,美国国务卿杜勒斯要求奇泽姆在收到美国发放的麦卡锡批准表之前不得雇用美国人,奇泽姆对此表示强烈反对。杜勒斯认为,美国与世界卫生组织总干事的关系令人不满意。此外,奇泽姆依然坚持着社会医学的理想,并不认同美国主导的垂直结构的公共卫生运动。[35]在 1953 年的总干事选举中,奇泽姆宣布不再追求连任,美国也转向支持被认为更能遵循美国利益行事的巴西人马科利诺·坎道(Marcolino Candau)。长期的工作经验使得坎道更为认同美国的治理理念,美国也相信通过坎道可以改善世界卫生组织成员的会费分摊比重,减轻美国的负担。[36]

最后,在美国的主导下,世界卫生组织在这一时期发起了规模最大的疾病应对方案——强化根除疟疾方案(Intensified Malaria Eradication Programme)。美国推动根除疟疾方案,有其深远的利益考量。一是,随着国际卫生中健康与发展的文化模式逐渐为大众接受,卫生干预将导致社会进步的观点也成为美国施政者的考量。[37]疟疾在美国被视为一种经典的"经济疾病"。美国人认为,强力根除疟疾,有助于改善海外环境,这将为美国带来经济发展急需的海外市场,消化美国在战后过剩的产能。二是,意识形态的因素也未在这一项目中缺位,疟疾控制也被视为反对共产主义的重要武器。在伊朗的实践表明,通过应对疟疾的合作,可以体现美国的"诚意和共同利益"。[38]应对疟疾成为美国争取民心和获取政治利益的工具。1955 年,第八届世界卫生大会通过根除疟疾方案,次年,美国总统艾森豪威尔决定给予该方案大量资金支持,在当年度便供资 340 万美元。[39]此后数年,根除疟疾项目成为世界卫生组织的工作重点。

在这一阶段,美国的影响力深入世界卫生组织的各个领域,操纵世界卫生组织议程,影响其人事管理,将世界卫生组织作为实现自身利益的工具。但随着苏联重返世界卫生组织,以及美国主导的议程遭遇困难,美国失去了对世界卫生组织的绝对掌控,但整体上依然保持了一种合作的态势。

三、美苏关系的缓和:疾病根除的合作(1957—1978 年)

50 年代中期,苏联在赫鲁晓夫的领导下开始寻求与美国关系的和缓,经历长期的谈判之后,苏联与东欧各国在 1957 年陆续重返世界卫生组织。苏联的回归改变了在世界卫生组织内部美国一家独大的局面,产生了新的势力平衡。苏联急需在这一组织中获得声望,便以一种空前活跃的姿态出现在世界卫生大会上。而美国由于其主导的根除疟疾项目受挫,以及现实政治的压力,开始在卫生问题上对世界卫生组织、对苏联采取一种合作的姿态。

苏联重返世界卫生组织造成的话语权分散并未使美国在该组织中退缩,相反,美国国务院官员向国会声明:"美国对世界卫生组织的继续支持在此时显得比以往任何时候都要重要。"[40]卫生问题仍然被美国作为一种对抗共产主义的武器。这一时期世界卫生组织的绝大部分精力集中于疟疾根除项目。美国以极大的热情参与其中。1955 年,世界卫生组织建立起根除疟疾特别账户,1956—1963 年间共集资 2 000 万美元,美国贡献了其中的 86%,达 1 750 万美元。[41]同时,美国通过国际合作署(International Cooperation Administration)等机构提供了大量双边合作。大规模的疟疾根除项目的主要干预措施是喷洒滴滴涕(DDT)或其他经批准的杀虫剂,这使得美国企业成为该项目的受益者。1956 年,美国国际合作署采购了 2 250 磅 DDT,占当年美国全年DDT 出口数量的一半。此后,美国 DDT 产量和政府采购数量持续增加。1961 年,美国国际开发署采购了 7 400 多万磅 DDT,占当年所产杀虫剂总量的三分之一。[42]可以说,根除疟疾项目的很大一部分资金成了美国工业的补贴。

但由于根除方案设计的缺陷,项目执行很快走入困境,未能取得预期的效果。美国和世界卫生组织极端自信的垂直技术投入方案实际上具有相当的狭隘性。在根除项目中,世界卫生组织发挥的作用是提供技术咨询和协调资源,而不是 28 个国家提交的决议草案中建议的指导和协调当局。[43]在方案选择上,国际资金只提供给采用世界卫生组织专家委员会报告所定目标和手段的国家。通过人员培训,世界卫生组织向年轻的疟疾学家灌输自身理念,并使其遵循这些理念从事根除活动。资深疟疾专家希望利用经验和当地状况修改根除战略的行动是不被允许的。这使得当地的参与被杜绝于根除行动之外,根除项目投入资源的建设成果成为独立于国家公共卫生服务体系之外的自主结构。换言之,根除行动未能相应提升当地的整体卫生服务水平。[44]在执行手段上,其干预措施只强调单一的杀虫剂灭蚊,清除蚊虫孳生环境、防治蚊虫叮咬等密切相关的活动则被认为是不必要的。[45]大规模喷洒杀虫剂造成严重的问题。长期大规模的喷洒使得蚊虫对 DDT 及其替代药物的抗药性大幅增强,疟疾控制效果下降。[46]此外,DDT 造成的环境问题引发了大量关注。对生物多样性的破坏、对水源和农作物的污染使得DDT 遭到来自欧洲环保组织、粮农组织以及新近成立的联合国环境规划署的广泛批评。而且,美国失望地发现,针对疟疾的援助并未能实现对共产主义的有效遏制,以印度为例,经过长期的根除运动,该国疟疾病例不降反增,同时,印度共产党和苏联的影响力也在扩大。[47]另外,美国由于逐渐深陷越南战争,根除疟疾这种迂回的路线也被置于次要地位。1969 年,第 22 届世界卫生大会不得不承认,在一些地区短期内根除疟疾还不可行。[48]美国和世界卫生组织开始重视苏联的提议,将工作重点转向天花根除项目。

1958 年,苏联派出卫生部副部长维克托·日达诺夫(Viktor M. Zhdanov)出席第 11 届世界卫生大会,这是苏联重返世界卫生组织之后首次参加世界卫生大会。苏联代表在会上提出,在全世界范围内根除天花是可行的。1959 年世界卫生大会通过决议,"敦促存在该疾病的国家卫生部门制定根除方案,并为其提供必要的技术指导和咨询意见"[49]。根除议程虽然得以确立,但美国对此缺乏热情,因为美国此时的主要精力集中于疟疾根除项目。而且,美国并不愿意为苏联倡导的卫生议程买单,从而加强苏联在卫生领域的影响力。在美国人看来,如果苏联愿意为国际卫生合作作出贡献,完全可以一起参加疟疾根除项目。[50] 由于缺少美国的支持,天花根除项目一直都是纸上谈兵,并没有拨出特别的行动资金,也未规划相应的行动方案,世界卫生组织内部只有 5 名工作人员从事与根除天花有关的工作。从 1959 年到 1965 年,世界卫生组织每年用于根除天花项目的资金在 10 万至 20 万美元之间,[51]仅占同时期世界卫生组织总开支的 0.6%。[52]

但随着形势的变迁,美国对根除天花的兴趣逐渐上升。首先,根除疟疾项目的前景越发暗淡,实践表明,这种通过动物媒介传播的疾病很难在短时间内完全消除,而根除天花似乎是一个更有希望的目标。天花病毒只能在人体生存,消灭它不需要广泛的生态干预,根除难度会大幅降低。其次,越南战争的升级损害了美国在第三世界的声誉,约翰逊政府正在寻找新的方式来展示其对公共卫生领域国际合作的承诺。[53]此外,对抗共产主义的传统论调也未缺席美国对这一转向的解释。更重要的是,天花项目的方案设计吸取了疟疾根除方案的教训,开始接纳其他多边机构和发展中国家当地的参与,美国所需提供的资金仅占 25%左右。而且,世界卫生组织同意遵照美国国会的要求,允许美国的资金用于采购美国的药品、设备和材料。[54]

1965 年 5 月,世界卫生大会重申根除天花是该机构的主要目标之一。同时,约翰逊政府发布一份声明,美国已"准备好与其他感兴趣的国家合作,以确保天花在 1975 年成为历史"[55]。随后,美国政府开始逐步采取行动。1966 年,约翰逊总统向国会提交一项 10 亿美元的国际卫生法案,目标是在未来 10 年"消灭"天花和其他疾病。[56]同年,美国国务院指示出席世界卫生大会的美国代表支持根除天花倡议,并首次在世界卫生组织经常预算中设立一个关于消除天花的项目。世界卫生组织总干事坎道趁机大幅提升 1967 年的预算,并于 1967 年正式批准成立了根除天花项目。

美国对天花根除项目的支持更多体现在人力资源供给及双边项目中。为了加强与美国国内的联系,确保美国支持的稳定,坎道坚持要求美国卫生部长卢瑟·特里(Luther Terry)指派一名美国人来领导世界卫生组织的天花项目。1966 年,曾在美国疾控中心从事过天花研究工作的唐纳德·亨德森(Donald Henderson)承担起这一工作。另外在项目实施期间,美国疾控中心向世界卫生组织派遣了 100 多名专家。[57]世界卫生组织的天花应对方案是一个由许多独立的国家方案构成的集合体,每个方案都受自身行政传统和社会文化模式影响。世界卫生组织对国家方案没有权力,只能进行一些资源协调活动。[58]亨德森利用其外交才能斡旋于美苏之间,保障了这两大资金、疫苗来源国的物资稳定供给。同时在区域层面的项目执行过程中,以亨德森为中心,美国与世界卫生组织在天花应对上保持了密切的合作。非洲是天花应对工作的重点区域。在世界卫生组织非洲区域办事处与美国疾控中心的牵头下,1966 年 1 月,美国国际开发署与疾控中心签署机构间协议,制定了"西非和中非天花与麻疹控制方案"。方案由国际开发署资助,疾控中心负责资源配置和管理。[59]从 1967 年开始,数百名美国医生、技术人员和其他来自美国疾控中心、国际开发署的工作人员开始在中非和西非工作。1967—1972 年间,共接种天花疫苗 1.53 亿次。[60]非洲天花控制取得显著成效。1977 年,全球根除天花的目标得以实现,并于 1980 年得到了世界卫生组织的认证。

总结这段历史可以发现,在世界卫生组织成立之初的 30 年里,美国利用其超强的影响力,将世界卫生组织作为实现其外交目标的工具,坚持以卫生手段来遏制共产主义。即便苏联重返世界卫生组织以来带来新的权力均衡,美国依然在世界卫生组织中起到举足轻重的作用。实践表明,在这一时期,世界卫生组织议程在缺少美国支持的情况下是难以有实质进展的,美国也在自身的利益判断之下选择与世界卫生组织进行合作。但随着第三世界的崛起和国际潮流的改变,世界卫生组织的治理理念逐渐与美国偏离,美国对世界卫生组织的行动也转向疏离与对抗。

第二节　疏离与对抗——南北斗争与
卫生治理(1979—1992 年)

20 世纪 70 年代,美国的霸权地位面临着诸多挑战。随着第三世界国家的崛起,国际关系中的南北斗争也愈发激烈。发展中国家开始反对以美国为首的西方国家主导的严重忽视发展中国家利益的现存国际经济秩序,谋求建立国际经济新秩序。联合国大会、世界卫生大会这种因投票权分散而开放性较强的论坛则成为发展中国家为自己发声的工具。[61] 1974 年 12 月 12 日,联合国大会通过《各国经济权利和义务宪章》,声明要在"所有国家共同利益、彼此合作的基础上,促进建立新的国际经济秩序"[62]。这成为构建国际经济新秩序和此后联合国机构工作方向变革的基础。

由于数量上的劣势,美国并不能阻止这些机构通过对自身不利的决议,只能以投反对票的方式进行消极的对抗。同时,联合国系统在发展中国家的推动下发生转向的同时,美国也在进行自身的转向。里根总统的上台标志着世界范围的新自由主义崛起。美国追求自由的理念与联合国系统追求公平的行动产生了根本的冲突。因而,美国对联合国系统也采取了更多批评与对抗的行动。由于其特殊性,卫生问题也成为双方斗争的重要领域,世界卫生组织则被裹挟于冲突方之间。同样基于发展中国家此时在议程设定上的优势地位,世界卫生组织被发展中国家主导的世界卫生大会推上了与美国对抗的前台。在单纯的卫生议题上,从初级卫生保健议程到配方奶粉的限制,再到基本药物清单,美国与世界卫生组织的矛盾逐渐激化。另外受美国与联合国总体关系的影响,双方在会费、机构的政治化倾向等问题上产生众多龃龉。

一、初级卫生保健:治理理念的疏离

1978 年 9 月,世界卫生组织召集 134 个国家在苏联哈萨克共和国首府阿拉木图召开初级卫生保健会议。会议通过《阿拉木图宣言》,各

国承诺"拟定国家政策、战略及行动计划开展初级卫生保健。2000 年时所有人民的健康达到令人满意的水平"[63]。初级卫生保健议程至此达到一个高潮，也成为一段时期内卫生治理领域的主流话语。美国与世界卫生组织的关系也从此开始渐渐疏离。初级卫生保健议程的确立有着长期积淀的过程，也与当时的国际形势密切相关。

国际环境的变化是世界卫生组织理念转向的主要推动力。世界卫生组织逐渐开始响应国际经济新秩序的潮流，从过去专注于生物医学领域转向谋求解决造成不良卫生状况的政治、经济和社会问题，关注不同社会群体之间在健康方面的系统性差距。[64] 卫生治理长期侧重的技术解决方案也在各个方面面临更多争议。世界卫生组织总干事哈夫丹·马勒（Halfdan Mahler）便提到，"第三世界不再喜欢舔技术援助的棒棒糖，他们需要自力更生来发展"[65]。因而，这种需要各部门协作和系统性援助的初级卫生保健议程也更加受到发展中国家的青睐。

另外，世界卫生组织长期卫生治理的实践也引起人们对过去单纯的生物医学方式的反思。由于干预措施的狭隘性，孤立于当地基本卫生服务之外的强化疟疾根除项目以失败告终。人们也认识到，"最严重的卫生需求不能由配备喷枪和疫苗注射器的小组来满足"[66]。在疾病应对的同时加强与基础卫生服务对接的方式在其后的天花应对项目中得到落实，这也是天花根除项目取得成功的原因之一。即便如此，天花根除项目仍然受到质疑。怀疑者认为世界卫生组织应把重点放在基础卫生服务上，天花根除应处于一个较低的优先级。[67] 在这种质疑与反思之下，一些初级卫生保健的学术论著开始出现。约翰·霍普金斯大学国际卫生系主任卡尔·泰勒（Carl Taylor）出版了《乡村医生：七所印度医学院实习研究》，以印度农村医学为例展现了穷国医学的一般模式及问题。[68] 世界卫生组织工作人员肯尼思·纽厄尔（Kenneth Newell）在《人民的健康》一书中提到，严格的卫生部门的方法是无效的。[69] 这些论著加深了人们对初级卫生保健的理解与认同。另一个影响因素则来自中国。中国的"赤脚医生"模式推动了农村医疗服务的大规模扩张，成为农村地区卫生保健和预防性卫生服务建设的典范。[70] 70 年代中国恢复世界卫生组织合法席位将这种模式也带入了世界卫生组织。

世界卫生组织从 60 年代后半期开始增加对基础卫生服务的关注。1965 年,世界卫生组织有 85 个与基础卫生服务相关的项目,到 1971 年,这一数量增加到 156 个。[71]其后,基础卫生服务的工作走向专门化。1972 年,世界卫生组织成立"加强卫生服务司",由纽厄尔负责领导,专注于基础卫生服务的研究。1973 年,哈夫丹·马勒就任世界卫生组织总干事。在马勒的领导下,世界卫生组织推进初级卫生保健的进程进一步加快,世界卫生大会中与基础卫生服务有关的话语逐年增多并趋向细致化。1973 年,世界卫生大会通过了题为《关于促进基础卫生服务发展方法的组织研究》的研究报告,报告强调世界卫生组织的活动应高度优先发展卫生服务。[72]1976 年,马勒在世界卫生大会上提出一个新的目标,即"到 2000 年人人共享健康",并于次年的世界卫生大会上形成了决议。[73]在这些共识之下,阿拉木图会议正式发起了大规模的初级卫生保健运动。初级卫生保健议程至此达到了高潮,但也从此走向了衰落,而该议程的衰落与美国的行为密切相关。

美国从一开始就是国际经济新秩序的反对者,是 6 个投票反对联合国《各国经济权利和义务宪章》的国家之一。[74]但 70 年代美国的霸权受到多方面的挑战,因此不得不重视发展中国家的声音。事实上,在卡特政府早期,美国对基础卫生服务表现出更为温和的态度,也认识到这一议题的合理性。1978 年,总统卫生事务特别助理彼得·伯恩(Peter Bourne)撰写了一份长达 500 页的国际卫生报告,其中提到"美国在国际卫生方面的利益涉及……为世界各地的人民提供基本的最低水平的医疗保健"[75]。同年,美国政府在给世界卫生组织代表的一份备忘录中提出,要"公开支持世界卫生组织的新政策(初级卫生保健)……不能让发展中国家觉得总干事是发达国家的喉舌"[76]。在具体行动中,美国国际开发署等机构的卫生援助重点也开始向"人类基本需求"转变。[77]

美国对世界卫生组织支持与靠拢的程度相当有限。在阿拉木图会议将初级卫生保健从理念倡议转为国家行动承诺时,美国选择了与世界卫生组织疏离,并从内部生出一种与初级卫生保健对立的理念。1979 年,洛克菲勒基金会的卫生服务主任肯尼思·沃伦(Kenneth Warren)发表一篇论文,讨论在发展中国家控制疾病的成本及可行性,并指出针对少数重要疾病的服务是改善大多数人健康状况的最有效手段,应将重点放在使用抗疟疾药物、口服补液等方法上。[78]换言之,这篇论文对世界卫生组织的初级卫生保健方法作出了一种战略回应,在认可该议程的原则的基础上,倡导一项实际上与这些原则相抵触的计划,建议将资源再次用于寻求快速技术解决的方案,而不是综合解决更广泛的长期发展问题的计划。[79]同年,在洛克菲勒基金会的推动下,美国国际开发署、福特基金会、世界银行等成员在意大利贝拉吉奥召开小型会议,以该篇论文为主题,在表达对初级保健的支持的同时,将阿拉木图的理想主义减少到一套可以更容易实施和衡量的实用技术干预措施,[80]形成衍生于初级卫生保健又与之对立的选择性初级卫生保健(Selective Primary Health Care)。在美国的带领下,选择性初级卫生保健成为许多国家和国际组织执行《阿拉木图宣言》的现实选择。

里根上台之后,美国政府大的政策取向已经完全偏离初级卫生保健理念。里根奉行新自由主义经济政策,主张限制政府计划和开支,推动广泛的私有化。这在公共卫生领域意味着公共卫生服务资金的急剧下降,私有化趋势加剧,营利性的医疗机构和卫生保险机构将在医疗体系中占据主导地位。这与《阿拉木图宣言》中各国以国家战略实现初级卫生保健的承诺完全背道而驰,而且以盈利为目的的卫生体系的构建也背离了初级卫生保健议程下追求公平的公共卫生服务的目标。美国也在国际卫生战略上抛弃了世界卫生组织,转向与其新自由主义的盟友世界银行、联合国儿童基金会进行合作。这两大国际机构的掌舵人均为美国人,并以此与美国保持密切的联系,得到美国国会的大量捐款,[81]用以执行选择性初级卫生保健措施。其关注重点集中于四个方面,即防治儿童营养不良的生长监测、腹泻病口服补液、母乳喂养和免疫接种。[82]这些措施在具体执行过程中产生的新问题又诱发了美国与世界卫生组织新的冲突。

二、卫生产品管理:治理领域的分歧

初级卫生保健议程的确立表明,世界卫生组织对卫生问题的关注超越了单一的医学要素,转向影响卫生产品可及性的更广泛的社会、经济领域。在发展中国家的推动下,世界卫生组织的这些关注转化为具体的限制性国际守则。这使得世界卫生组织与代表奶粉和制药等企业利益的美国产生严重的冲突。

首先是母乳喂养方面。世界卫生组织一直是坚定的母乳喂养的支持者。1966 年,世界卫生组织出版《发展中国家的儿童营养》宣传手册,呼吁人们注意配方奶粉的不安全性。[83]其后,随着配方奶粉的市场,尤其是在发展中国家的市场迅速扩大,这种关注逐渐走向正式化,通过世界卫生大会决议来建议国家一级的行动。1974 年,世界卫生大会决议敦促成员国审查造成母乳喂养率下降的婴儿食品促销活动。[84] 1978 年的决议则将建议将审查行动升级为更严格的管制。[85]

同时,公众舆论也对配方奶粉的销售活动产生很大压力,雀巢公司首当其冲。雀巢控制了全球配方奶粉市场的三分之一,总额达到 33 亿美元,美国则持有该公司大量股份。[86]为缓解美国国内对配方奶粉营销行为的质疑与抵制,雀巢公司要求参议员爱德华·肯尼迪(Edward Kennedy)将这一问题提交世界卫生组织进行讨论,希望以此减轻该问题的政治化因素。1979 年 10 月,由世界卫生组织成员、联合国机构、政府间组织和行业专家等共同参加的国际会议在日内瓦举行。但会议的进程朝着与雀巢公司希望的相反方向发展。会议呼吁在国际经济新秩序和 2000 年人人共享健康的背景下考虑婴儿喂养问题,要求制定一项母乳代用品销售守则。这一要求得到世界卫生大会的批准。[87]

美国极其不希望这一领域产生一项具有约束力的守则。因此,美国提出由成员国组成政府间小组而非由世界卫生组织秘书处进行守则草案的编写。在这一建议被秘书处驳回后,美国政府威胁称,有约束力的决议绝不会在国会获得通过。[88] 1981 年 5 月,世界卫生组织通过《国际母乳代用品销售守则》,对母乳代用品的销售和推广行为进行限制。美国是唯一对该决议案投出反对票的国家。美国人认为,该守则没有涉及任何具体的婴儿健康问题,也没有证据表明婴儿配方奶粉促销与婴儿健康之间有任何联系,甚至这一守则指涉的领域与世界卫生组织的任务并无关联,"世界卫生组织没有义务告诉私营企业如何销售其产品"[89]。里根总统更是公开反对这项法规。因此,这一法规也并未得到雀巢及众多美国配方奶粉公司的遵守。

其次,药品领域的问题引发双方更为激烈的冲突。事实上,世界卫生组织在这一问题上更为被动,发展中国家的坚定立场促使世界卫生组织与美国的对抗加剧。药品是卫生服务中一个至关重要的环节。但作为一种消费品,它与经济活动又有着紧密的联系。在不公正的经济秩序下,发展中国家在药品分配领域也处于弱势地位。由于发达国家掌握着药品的研发技术,发展中国家不得不接受价格高昂的进口药品。这使得发展中国家承受了沉重的负担,也使得世界上数以百万计的穷人得不到基本的必需药品。在一些贫穷国家,国家卫生预算的大部分被用来购买药品。1976年,泰国政府卫生预算的30.4%被用于购买药品,在孟加拉国,这一比重达到63.7%。[90]因此,这种状况也成为追求国际经济新秩序的发展中国家寻求改变的对象,世界卫生组织则被发展中国家推上了药品控制行动的前台。

1975年,世界卫生组织召开专家会议,讨论发展中国家在满足其卫生方案所需药品费用方面的困难。专家会议编写了一份报告,将基本药品定义为"被认为是最重要的,因此是基本的、不可缺少的、对人民的健康需要是必须的",报告同时建议世界卫生组织制定一份基本药物示范清单。[91]世界卫生组织采纳了这项建议。1977年,世界卫生组织在诊断、预防和治疗物质司下设立一个新的单位:药品政策和管理司(Drug Policies and Management)。该司的第一项活动是召集一个专家小组,制定一份基本药物示范清单,为国家建立自己的药物清单提供模板。同年,世界卫生组织公布第一份基本药品清单,共涉及205个项目186种药品。[92]在阿拉木图会议上,提供基本药品成为初级卫生保健的8个关键组成部分之一。[93]此后,这一示范清单定期进行更新,许多国家也据此制定了本国的基本药品清单。到1984年,世界卫生组织称已有80多个国家根据世界卫生组织样本制定了基本药品清单。[94]这自然遭到了制药商的反对,美国制药商组织的一位发言人便说:"业界强烈认为,世界卫生组织和各国政府为实施基本药物清单计划所作的任何努力都不应干扰现有的私营部门运作。"[95]

除在药品选择问题上建立指导外,世界卫生组织还被希望在药品的生产和销售领域进行监管。同在母乳销售品领域一样,美国对药品领域可能的监管措施极为反感,且由于药品制造商的势力更为庞大,这种反对的声音也更为强烈,当时美国拥有世界上 18 家最大制药公司中的 11 家。[96]1976 年,世界卫生大会审议的限制非必要药品的一项措施便是管制药品的销售。此后,世界卫生组织逐渐出台具体的行动方案。1978 年的世界卫生大会则授权世界卫生组织研究降低药品价格的战略,其中便包括制定销售行为守则这一途径。[97]同时,世界卫生组织开始为发展中成员国在制药领域的技术合作提供便利,以期实现更好的药品供给。[98]1981 年,世界卫生组织制定基本药品和疫苗行动计划,确保尽可能以低成本向所有人定期供应安全有效的药品。但世界卫生组织此举遭受到很多批评。美国的执委会成员便认为,"较贫穷国家在基本药物领域要求采取一系列广泛的行动,需要各种能力,其中许多在世界卫生组织目前的能力范围内。在其他领域,世界卫生组织的装备普遍不太完善,例如,药品定价和采购、药品供应基础设施和质量监测,"这类任务应该交给国家的相关机构去完成。[99]

面对可能出现的药品销售守则,国际药品制造商协会联合会企图采取一些自律性措施来阻止这一进程,表示愿意降低价格向贫穷国家提供一些在基本药品清单上的药品。[100]但发展中国家并不认可这一措施,担心此举会抑制本地区制药行业的发展,它们希望由世界卫生组织建立起更有约束力的措施。1984 年,世界卫生大会通过决议,要求总干事在 1985 年安排一次由政府、制药行业、消费者组织等组成的专家会议,讨论确保合理用药的手段和方法。[101]美国依然对这一决议投了反对票,里根政府甚至威胁称,如果通过一项准则,美国政府将停止支付其在世界卫生组织的会费。但这也无法阻止会议的召开。1985 年11 月,关于合理使用药物的专家会议在肯尼亚内罗毕举行,会议讨论了国家的药品政策、药品市场和分配制度等。[102]会议未达成任何宣言或决议,更未制定出任何限制性守则。这仍未能让美国满意。在 1986年世界卫生大会对内罗毕会议的总结上,美国代表表示,"世界卫生组织不应参与监管或控制私营企业商业行为的努力,即使这些产品可能与健康有关"[103]。同时,美国政府也果然未向世界卫生组织缴纳该年度的评定会费。这一断供行为不仅是为了对抗世界卫生组织在药品领域的行动,更主要的还是受美国在这一时期对联合国系统的总体政策的影响。

三、世界卫生组织会费:政治问题的龃龉

从 20 世纪 60 年代开始,第三世界国家逐渐在联合国机构中占据主导地位。以 1965 年为例,联合国 118 个成员国中有 90 个是第三世界国家。这些国家的联合国政策并未向美国靠拢,反而团结一致地反对西方世界的政策和意识形态。这使得美国在联合国感受到了前所未有的孤立。[104]美国对联合国的批评与敌意日益增加,作为联合国中最大的供资国,财政问题成为美国向联合国施压的重要手段。作为联合国下属的专门机构,世界卫生组织也受到美国会费削减的影响,同时,以美国为首的众多发达国家未能足额缴纳会费加剧了世界卫生组织的资金困境。

受到反国际主义的智库的影响以及对日益增加的财政赤字的担忧,[105]掌握财政权的美国国会在对抗联合国机构的问题上走在了联邦政府的前面。国会认为,发展中国家利用其在联合国机构表决程序上的优势削弱了美国的影响力,美国无法控制自己贡献的巨额预算,因此美国减少对联合国的贡献是合理的。同时,美国认为联合国机构臃肿、管理不善,造成大量资源浪费,在推动联合国改革无果的情况下,美国试图以财政问题为武器逼迫联合国进行改革。[106]此外,新自由主义削减政府开支的思想超越了国家,上升到国际领域,主张限制多边机构的资金来源。

早在 1972 年,国会就决定将美国对包括世界卫生组织在内的联合国机构的分摊会费从占会费总额的 30% 以上减少到 25%。到 1983年,一种要求更为严格的会费限制措施的声音在国会出现。来自堪萨斯州的共和党参议员南希·卡斯鲍姆(Nancy Kassebaum)提出一条修正案,要求美国在 1984 年对联合国、教科文组织、世界卫生组织和国际

劳工组织的分摊会费不能超过 1980 年的数额,并在未来几年中逐渐减少会费份额。在 1987 年之前,如果这些组织不接受美国会费的减少,美国将停止向其提供资金。[107]这一法案由于限制性太强而最终未获得批准,但谋求削减美国缴费份额的趋势却未停止。1985 年,在卡斯鲍姆的推动下,参议院通过《对外关系法》修正案,要求美国对各组织的捐款限制在该组织预算的 20% 以内,除非该组织进行了令美国满意的预算程序改革。[108]

20 世纪 70 年代末,美国与世界卫生组织在预算问题上便开始产生分歧。美国国会的一份报告严厉批评联合国各专门机构的预算持续和过度增加。[109]在 1985 年卡斯鲍姆修正案的压力下,世界卫生组织开始进行预算编制程序的变革。1987 年,世界卫生组织执委会通过关于"方案预算合作"的决议,要求世界卫生组织各机构,包括成员、区域组织和总部机构等在拟定预算问题上努力达成共识,并责成 9 名政府代表组成方案委员会,审查总干事就拟定预算方案提出的指导意见,并向总干事提出建议。[110]但执委会推动的改革更多的是向美国展现一种寻求改变的姿态,产生的实际效果相当有限。真正造成世界卫生组织资金困难的还是以美国为首的西方国家推动的联合国组织预算零增长政策。

作为联合国机构的主要供资国,西方国家一直希望减少各机构的预算。1964 年,在美国和英国的牵头下,联合国专门机构预算捐助份额超过 1% 的 11 个国家组成一个论坛——日内瓦集团,负责协调各国对预算问题的立场。1979 年,该集团成功推动世界卫生组织执委会通过限制预算的决议,要求两年期的实际增加额不超过 4%。[111]此后,预算增长的限制措施进一步收紧。80 年代初,日内瓦集团在联合国系统通过了一项预算资金实际零增长的方案,世界卫生组织也被包含在内。实际零增长即预算资金的增加只能根据通货膨胀和汇率的变动进行调整,按照实际购买力水平,预算资金并没有增加。这又引起美国与世界卫生组织关于美元与瑞士法郎汇率计算上的争执,美国希望以更高的汇率来实现较少会费缴纳的目的。[112]到 1993 年,世界卫生组织又推出了名义零增长政策,预算资金保持固定金额不变,不再考虑通货膨胀和汇率等因素。在持续通货膨胀和美元对瑞士法郎持续贬值的情况下，世界卫生组织资金的实际购买力大幅下降。[113]

即便对世界卫生组织的预算做了如此严格的限制,美国依然以各种理由拖欠世界卫生组织的会费。在国会批准 1985 年卡斯鲍姆修正案后,国会扣留了当年度应该缴纳给世界卫生组织的评定会费。此后十几年,美国一直未能足额缴纳其评定会费。不止美国,许多国家都在这一时期拖欠世界卫生组织的会费,这给世界卫生组织造成严重的财政困难。1986 年,世界卫生组织的评定会费收缴率仅为 72.18％。到 1991 年,收缴率上升到 81.85％,未缴金额达到 5 600 万美元,有 50 个会员分文未付。[114] 为应对此种状况,世界卫生组织试图通过一项刺激支付计划,对如期和足额缴费的成员给予奖励。但美国以各国国内财政批准程序不同等理由提出反对,该计划也因此未能施行。[115]

此外,这一时期,在一些联合国的专业机构如世界卫生组织、教科文组织中,第三世界国家经常就与专业问题相关的政治问题批评西方国家,美国对此极为不满。20 世纪 70 年代中期,美国驻联合国大使威廉·斯克兰顿(William Scranton)指责世界卫生组织的"政治化"。他提出,世界卫生组织提出与其责任毫不相关的政治问题是缺乏远见的表现,对联合国没有任何好处,这将削弱对联合国行动的尊重。[116] 在世界卫生组织这一论坛上被提及最多的政治问题是中东地区问题,尤其是巴勒斯坦被占领土的医疗保健问题。在美国总统历年向国会提交的《美国在联合国的参与》报告中,首次将政治问题作为其对世界卫生组织参与的专门模块来进行汇报是在 1980 年。在 1980 年世界卫生大会上,阿拉伯国家领导要求将东地中海区域办公室的地址从埃及亚历山大迁出,以抗议埃及参加戴维营和平倡议。[117] 美国将这一行动视为对其主导的埃以和平进程的反对。

1988 年,中岛宏就任世界卫生组织总干事,这一任命结果本就不符合美国的意愿。[118] 中岛宏更为同情发展中国家,这使得美国与世界卫生组织的关系进一步紧张。1989 年,巴勒斯坦解放组织申请成为世界卫生组织的成员,中岛宏认为可以接纳巴解组织的加入。但这遭到美国的强烈反对。里根政府警告称,如果世界卫生组织接纳巴解组织加入,美国很可能退出世界卫生组织。[119]而且,美国在 1983 年便通过一项法案,禁止为任何支持巴勒斯坦解放组织的国际组织和项目提供资金。[120]最终,这一问题在世界卫生大会被无限期搁置。

总之,这一时期美国对世界卫生组织的政策服从于其新自由主义的总体框架,主张削减政府支出,减少对公共卫生服务的投入,追求自由贸易。这种方针与第三世界国家追求国际经济新秩序的斗争发生了冲撞,世界卫生组织成为南北斗争的舞台。削减政府支出的主张上升到国际层面,使得美国逼迫包括世界卫生组织在内的联合国机构削减预算资金;减少公共卫生投入则使得世界卫生组织推动的初级卫生保健议程难以施行,卫生治理重点再次回到了垂直的技术干预;对自由贸易的追求又与发展中国家希望的药品和母乳代用品销售限制产生激烈冲突。这些问题影响了美国对世界卫生组织的参与热情。但随着 20 世纪 90 年代全球联系日益密切,美国开始在国家安全的视角下审视与世界卫生组织的合作,加强了与世界卫生组织的联系。

第三节 全球化与卫生安全——卫生合作伙伴的构建(1993—2016 年)

20 世纪 90 年代,随着冷战的终结,美国成为世界上唯一的超级大国,国际影响力大幅增强。美国面临的传统军事安全威胁减轻,一些非传统安全问题自然成为美国政策的重要考量。随着经济全球化的加速发展,全球公共卫生治理呈现新的特点。冷战后的疾病控制面临三重挑战:新发疾病、复发疾病和生物恐怖主义。[121]近年来,一些从未出现过的疾病不断发现。由于对新发传染病的认知不足,再加上人口、货物、食品等的快捷运输,在世界任何地方发生的传染病都可能迅速蔓延到其他地区。新发传染病成为全球公共卫生安全的首要威胁。另外,药物的长期使用使得微生物产生抗药性,一些过去得到控制的疾病复发,且变得更加难以控制。恐怖主义活动对病毒、细菌等生物武器的利用则给国家卫生安全带来新的压力。同时,在一些工业国家和新兴国家,由于烟草、酒精、糖分以及久坐等不良的饮食和生活习惯引起的慢性疾病压力也越来越大。为应对新的全球公共卫生治理问题，世界卫生组织试图摆脱困境，谋求适应新形势的变革。世界卫生组织逐渐向美国主导的新自由主义理念妥协，这些变革行动深受美国模式的影响，自然也得到美国的支持。同时，美国也开始在国家安全的视角下看待卫生问题，加强了与世界卫生组织在传染病研究、监测和应对方面的合作。

一、世界卫生组织改革中的美国因素

20世纪80年代末90年代初，世界卫生组织面临着严重的危机。一方面，在世界卫生组织内部，预算零增长极大削弱其行动能力，主要捐助国拖欠会费使得财政更为捉襟见肘。组织机构被批评效率低下，捐助者也因此加强了对预算外资金的控制。另一方面，全球公共卫生治理参与行为体的增加冲击着世界卫生组织在卫生领域的主导地位。世界银行在卫生领域的影响力在这一时期迅速上升，成为中低收入国家卫生建设最大的融资机构。[122] 非政府组织在国际卫生领域的作用也日益明显，乐施会（Oxfam）和救助儿童基金（Save the Children）等非政府组织为最不发达国家提供了约13％的卫生援助。[123] 此外，私人机构、双边机构等的参与都进一步弱化了世界卫生组织的影响力。"当其他机构推动各自的议程时，世界卫生组织已成为追随者而不是领导者。"[124] 在这种状况下，世界卫生组织的改革势在必行。

1993年，中岛宏连任总干事，世界卫生组织逐渐向新自由主义妥协，放弃了一些基于国际经济新秩序的实现条件尚不成熟的设想。实际上，中岛宏在第一任期内便开始削减世界卫生组织在初级卫生保健领域的投入。1993年，世界卫生组织承认，"人们一致认为，就目前的状况有必要对到2000年实现人人共享健康这一目标进行重新思考"[125]。1998年，挪威前总理格罗·哈莱姆·布伦特兰（Gro Harlem Brundtland）夫人成为世界卫生组织第五任总干事，在她的强力领导下，世界卫生组织的新自由主义改革进程进一步加快。受益于其出色的外交技巧，世界卫生组织的改革行动得到包括美国以及美国掌舵下的世界银行在内的许多国家和国际组织的支持。

世界卫生组织适应新自由主义的首要变革是将经济逻辑作为组织决策和政策的基础,取代国际经济新秩序时期占主导地位的社会逻辑,即在制定决策时更加注重经济上的可行性,不将实现公平作为首要考量。同时,为避免陷入新自由主义宣扬的减少公共卫生投入和过度市场化的困扰,世界卫生组织通过发展议程将卫生问题列为经济发展的优先事项。[126]布伦特兰宣称:"健康投资是促进发展和进步最具成本效益的方法之一。改善贫穷国家的健康状况可以提高人均国内生产总值。"[127]为此,布伦特兰于 2000 年 1 月成立宏观经济与健康委员会(Commission on Macroeconomics and Health),由美国经济学家、哈佛大学教授杰弗里·萨克斯(Jeffrey Sachs)担任主席。该委员会于 2001年 12 月发表题为《宏观经济与健康:投资于卫生促进经济发展》的报告,指出改善穷人的健康状况是实现经济增长的一种手段。[128]由此,世界卫生组织通过将卫生问题与经济问题相联系将自身纳入新自由主义的环境。

新自由主义转向意味着世界卫生组织的工作重心重新回到以疾病控制为重点的卫生干预上来。同时,全球疾病的"再发生"也使得世界卫生组织不得不面对这一问题。在控制疾病上,美国与世界卫生组织有相同的目标。但实践表明,五六十年代单纯由官方主导的干预模式也不可重拾,而且缺乏必要的财政支持。评定会费的零增长使得世界卫生组织越来越倚重预算外资金,而预算外资金的供资方通常直接指定资金的用途。世界卫生组织索性开始推行公私伙伴关系,利用这一新型治理模式聚拢资金。公私伙伴关系是指包括政府、国际组织、非政府组织、私人基金、企业等在内的多元行为主体承诺共享资源和专业知识,以实现共同治理目标的一种合作形式。[129] 1993 年,世界卫生大会呼吁世界卫生组织动员和鼓励所有包括非政府组织和私营部门在内的卫生发展伙伴,支持它们参与国家卫生发展。[130]此后,世界卫生组织与私营部门的合作逐渐扩大和加深。

公私伙伴关系的构建也是美国倡导的结果。早在里根政府时期,美国便向包括世界卫生组织在内的联合国机构施压,要求私营部门参与联合国项目,以解决联合国系统所谓效率低下的问题。按照里根政府的观点,官僚机构的效率天生低于在私人市场上的竞争公司。[131]具体到卫生领域,则是使制药企业、私人基金等私营部门也参与资金供应、药品和疫苗研发等活动,成为公共卫生服务的提供者。

此种模式拓宽了美国与世界卫生组织进行疾病控制合作的路径,卫生公私伙伴关系成为美国与世界卫生组织合作应对疟疾、艾滋病等已存在的疾病的主要合作模式。以疟疾为例,20世纪90年代,之前得到控制的疟疾问题又日趋严重,尤其是在撒哈拉以南的非洲,每年有100万人死于疟疾。这成为世界卫生组织实践公私伙伴关系的契机。1998年,世界卫生组织建立起"击退疟疾"(Roll Back Malaria)伙伴关系,目标是到2010年将疟疾死亡人数减半。[132]这一伙伴关系由世界卫生组织、世界银行、联合国儿童基金、美国国际开发署等组成。布伦特兰就任后,积极就该项目寻求美国的支持。1998年,布伦特兰对美国进行了访问,会见了当时的第一夫人希拉里·克林顿、国际开发署署长及乔治·索罗斯等人,争取其对"击退疟疾"的资金支持。在这一伙伴关系的引领下,国际上为疟疾提供的资金大幅增加,许多国家也制订出相应的应对疟疾的一揽子计划。但这些计划的实施仍然面临资金的困境。

从1997年到2002年,国际上用于疟疾应对的资金从6 700万美元增加到1.3亿美元,数额翻了一番。但这相对于全球沉重的疟疾负担来讲仍然是杯水车薪。根据评估,为实现最低限度的应对疟疾一揽子计划所需的资金每年至少为13亿美元。[133]现有的投入水平严重不足。作为最大的资金捐助国,美国仍然对联合国系统的效率和官僚作风保持着高度的不信任。因此,美国极力推动在联合国系统之外建立一个单一的基金。[134]2002年,全球抗击艾滋病、结核病和疟疾基金成立。全球基金成员包括世界卫生组织、世界银行、各国政府、基金会及学术机构等。全球基金并不参与项目运作,只负责吸引资金,并向国家、国际卫生机构及现存卫生公私伙伴关系提供经济支持。2003年,美国卫生与公众服务部部长汤米·汤普森(Tommy Thompson)当选为全球基金董事会主席。[135]这使得美国与全球基金的关系更加密切。同年,美国国会通过《美国领导抗击艾滋病、结核病和疟疾法》,授权为全球基金提供 5 年的资金。美国提供的资金接近其资金总额的一半。2008 年,美国批准了后续 5 年的资助。[136]美国已经成为全球基金最大的捐助者。

二、传染病应对机制的合作

从 20 世纪 70 年代开始,各种新型传染病在全球范围不断发现,新病原体几乎在以每年一种的速度持续增长。[137]其中包括埃博拉、艾滋病等高危险性的传染病。随着国际交流日渐频繁,病毒的传播速度也急剧加快。一些偏远地区国家产生的传染病也可以迅速传播至世界各地。这使得世界各国面临前所未有的卫生安全压力。美国也认识到了这一点,将卫生问题提升到国家安全层面,传染病预防与应对成为国家卫生能力建设的重点。同时,美国也在这一问题上加强与世界卫生组织的合作,利用世界卫生组织成员的广泛性加强了自身的疾病信息收集能力,并通过影响世界卫生组织的规则创建管控疾病传播,保护美国自身的安全。[138]

美国在这一时期所受的传染病影响也越发严重,1980—1992 年间,不包括艾滋病在内的传染病死亡率上升了 22%。因此,美国很早便开始从国家安全的视角关注传染病的问题。1989 年,美国国家卫生研究院(National Institutes of Health)主办了题为"新出现的病毒:病毒和病毒性疾病的演变"的研讨会,有 200 多名与会者参加。会后,美国医学研究所、美国国家科学院和与会专家共同编写了一份报告,报告强调,新发传染病已经对美国的卫生安全构成严重威胁,建议美国加强防治措施,加大对疫苗和新药品的投入。[139] 1994 年,美国疾控中心发布报告《应对新出现的传染病威胁:美国的预防战略》,表达了类似观点。此后,这种观点逐渐上升到政府高层。1996 年,克林顿总统发出一项指令,指出为应对传染病对国家安全造成的威胁,美国要发展一个全球监测和反应网络,加强研究和培训,同时要争取其他伙伴的支持,并要求国会为此提供约 1 亿美元的资金。[140]在这一政策文件中,世界卫组织是其唯一具体提到的可建立合作关系的伙伴。其参与措施包括推动世界卫生组织修订《国际卫生条例》,提高筛查和检疫能力;敦促世界卫生组织将更多资源用于加强其传染病监测与应对能力。[141]世界卫生组织可以作为美国传染病防治领域的重要伙伴的理念也逐渐为更多美国人接受。1998年,美国国会组织了一次有关美国应对传染病的听证会,美国疾控中心全球公共卫生副主任斯蒂芬·布朗特(Stephen Blount)指出,传染病不分国界,是一个影响全球的卫生问题。如果不解决世界其他地方出现的问题,就不可能保护美国公民的健康。"无论世界卫生组织受到什么样的批评,多边机构必须成为达成这些努力的伙伴。"[142]

同时,世界卫生组织也意识到传染病的威胁,并试图以这一问题为引领,重建世界卫生组织在卫生领域的领导地位。世界卫生组织的传染病应对机制建设也需要美国的支持,因此,双方在应对新出现的传染病问题上形成频繁的互动。应对传染病问题的前提是准确获取传染病发生的信息,这就要求世界卫生组织构建完善的传染病监控能力。1989年,中岛宏设立一个新的助理总干事职位,负责监督新出现的传染病。美国疾控中心职员拉尔夫·亨德森(Ralph Henderson)被任命担任这一新职位。在随后的几年里,世界卫生组织开始改进国际监测系统,以监测和迅速通报疫情。[143]1994年,世界卫生组织召开有关新发现的传染病的会议,美国疾控中心、国家卫生研究员的成员以其在这一问题上积累的经验在会上发挥了重要作用。会议认为,世界卫生组织应该率先采取全球行动,加强应对疾病紧急状况的基础设施建设,并促进对新疾病的研究。[144]在传染病应对问题上,美国为世界卫生组织重拾领导力提供了助力。1995年,世界卫生大会通过一项决议,敦促各成员和总干事加强对新发传染病的预防和监测。[145]同年,世界卫生组织新设立了新发和其他传染病监控司(Division on Emerging and other Communicable Diseases Surveillance and Control,EMC),以加强监测和控制传染病的国家和国际能力。美国疾控中心职员、流行病学家戴维·海曼(David Heymann)成为该司主任,在他的领导下,EMC获得大量预算外资金,建立起在接到疫情通知后24小时内将专家团队调到世界任何地区的能力,并重点加强贫穷国家的疾病监测能力。[146]
布伦特兰上台后,EMC得到进一步加强和扩大,将先前的五个部门合并为一,形成一个新的传染病方案(Program on Communicable Diseases)。该方案仍由海曼领导,主要任务是向现有的合作中心和实验室提供资金和技术支持,以及设立新的研究中心,以弥补地理空白,由此建立一个较为完善的全球传染病监测网络。[147]在世界卫生组织的疾病监测合作伙伴中,美国军方建立的传染病监测实验室发挥了重要作用。

世界卫生组织的传染病应对行动也得到美国的大力支持。1995年发现的非洲埃博拉疫情是世界卫生组织首次有效应对突发传染病的案例。1995年1月,刚果民主共和国(金)基奎特地区发现埃博拉出血热,这一疾病极高的死亡率引起政府的重视。5月,刚果(金)政府宣布疫情,并向世界卫生组织请求援助。世界卫生组织、美国疾控中心、无国界医生组织等机构成员组成国际科学和技术委员会进驻基奎特,带来了大量医疗用品,协助制定更好的治疗措施。[148]世界卫生组织成立的以海曼为首的工作队最先抵达该地区,负责协调国际委员会,为其提供后勤支持。[149]美国疾控中心的科学家迅速对病毒样本进行研究。各方的合作阻止了这一疫情向首都金沙萨的传播。

在此后屡次的突发传染病应对行动中,美国一直与世界卫生组织保持密切的合作,甚至在一些情况下走在世界卫生组织的前列。2014年,西非再次暴发埃博拉疫情,由于多种原因,世界卫生组织起初并未对此次疫情给予足够重视。2014年3月,几内亚宣布暴发埃博拉疫情,世界卫生组织认为此次埃博拉疫情与以往小规模的疫情报告相类似,因而只向该地区派遣了少量技术人员进行监测和协调动员。6月,几内亚疫情逐步呈扩散趋势,几内亚总统、美国驻几内亚大使和美国疾控中心代表等举行了一次高级别会议,要求世界卫生组织实施更大程度的控制措施。[150]但截至2014年8月初宣布西非埃博拉疫情构成"国际关注的紧急公共卫生事件"(PHEIC),世界卫生组织也只是颁布了一份概述遏制埃博拉病毒的目标的"埃博拉路线图",并未采取任何实质行动。此时,美国国际开发署已经开始向西非派遣灾难援助反应小组,此外,疾控中心和公共卫生局也开展了一系列物资援助、人员培训及救治等工作。[151] 9 月 16 日,奥巴马总统宣布承诺部署 3 000 名军事人员支持受影响国家,建立治疗中心并监管附近的隔离。[152] 总之,在此次埃博拉疫情应对中,美国发挥了更具实质性的影响,世界卫生组织也因应对不力饱受批评。

同时,美国也成为一些大型国际公共卫生项目的构建者,在全球公共卫生治理领域的投入持续增加,世界卫生组织成为其重要的合作伙伴。小布什政府时期,美国新成立的全球公共卫生项目多关注具体的疾病。2003 年,小布什总统成立了 PEPFAR,成为历史上单个国家最大的对外卫生援助项目。到 2019 年,该项目已投入超过 850 亿美元,与 50 多个国家建立起合作,使得艾滋病相关的死亡人数减少 55%,新感染艾滋病人数减少 40%。[153] 2005 年,小布什政府启动"总统疟疾倡议",旨在解决 15 个受疟疾重创的非洲国家的疟疾问题。在这一倡议之下,美国用于疟疾防治的资金也从 2001 财年的 1.46 亿美元增加到 2020 财年的 9.99 亿美元,世界卫生组织预先消除疟疾的标准成为其治理的目标。[154]

奥巴马就任总统后,除继续加大对小布什政府时期卫生项目的投入外,其卫生倡议的重点则转向以加强全球公共卫生体系来维持全球公共卫生安全。上任伊始,奥巴马便公布了一项为期 6 年、耗资 630 亿美元的"全球卫生倡议",其目的是为世界上最贫穷的国家提供初级卫生保健的资金。[155] 美国政府在这一问题上非常重视与世界卫生组织的合作。2011 年 9 月,美国与世界卫生组织签署了一项全球公共卫生安全协议,敦促所有国家一道实现世界卫生组织的目标,确保所有国家在 2012 年之前具备应对公共卫生紧急情况的核心能力。[156] 2014 年美国与世界卫生组织等共同推动的全球卫生安全议程(Global Health Security Agenda)则是一个更为宏大的项目,该项目吸引近 70 个国家和国际组织的合作,旨在加速全球预防、发现和应对突发公共卫生事件的能力。美国在其中承担了大量责任,包括承诺向 17 个国家提供技术和财政支持,美国疾控中心还致力于帮助 30 多个国家加强监测、实验室系统和应急管理能力,以加快实现世界卫生组织《国际卫生条例》中规定的国家基础卫生能力。[157] 同时,奥巴马政府对外提供大量卫生发展援助,以应对妇幼保健、被忽视的热带病等对美国影响并非十分迫切的卫生问题。2015 年,美国提供的卫生发展援助便占全球公共卫生发展援助总额的 36%。[158]

在这一时期,美国在国家卫生安全的视角下对卫生问题给予了足够的重视,世界卫生组织成为其应对卫生安全问题的伙伴。同时,受困于 90 年代的局势,世界卫生组织也需要依靠美国的支持进行变革。目标与手段的契合使得双方在这一时期建立起领域广泛且手段多样的合作,不仅对于保障美国卫生安全起到了重要作用,而且推动了全球公共卫生治理体系的变革,卫生参与主体更加多元化。但这种局面随着美国领导人的变更也发生改变,受单边主义影响的美国政府逐步减少全球公共卫生投入。新冠肺炎疫情暴发后,美国采取了退出世界卫生组织的极端措施。

第四节　削减与退出:特朗普政府的世界卫生组织政策(2017—2020 年)

特朗普上台(2017 年 1 月 20 日)后,美国政府的多边外交政策发生重大转变。在竞选期间,特朗普便提出了"美国优先"战略,即其外交政策将优先考虑美国的国家利益和民众福祉。在这一原则的指导下,美国的外交更倾向于采取单边主义的行动,退出多个国际组织和国际倡议,如联合国人权理事会、教科文组织、全球气候变化《巴黎协定》、伊核协议、跨太平洋伙伴关系协定等。而且,在参与多边事务的过程中,美国更为重视本国的直接利益,寻求减少美国承担的国际责任。这也成为美国参与全球公共卫生治理、包括参与世界卫生组织行动的风向标。

特朗普虽然也重视卫生问题对美国安全的影响,但其卫生战略充斥着"美国优先"的思维,极为排斥多边主义行动,[159]涉及具体的全球公共卫生治理战略,便体现为各种全球公共卫生项目投入的削减,其全球公共卫生问题应对行动也呈现一种战略收缩的态势。这种收缩首先体现在其财政预算中卫生投入的削减,这大大降低了美国提供全球公共卫生产品的能力。2017 年 5 月特朗普政府公布的拟预算案中,卫生与公众服务部、国家卫生研究院、疾控中心、国际开发署等卫生机构的预算都遭到不同程度的削减。其中,国家卫生研究院预算削减 22％,为 1999 年以来的最低值。[160]这导致国家卫生院承担的埃博拉疫苗的研发受到严重影响。疾控中心的预算削减 20％,降至近 20 年最低水平。其中,海外防疫活动受影响最大,资金削减达 80％。预算削减大幅降低了其机构参与奥巴马政府时期倡导的全球卫生安全议程的能力,2018 年初,疾控中心在 49 个国家的全球卫生安全议程项目有 39 个因资金困难不得不终止。美国疾控中心前主任汤姆·弗里登称:"这将大大增加流行病在我们不知情的情况下传播的机会,并危及我国和世界各地的生命。"[161]

其次,美国的对外卫生援助行动表现得更为保守。一方面,对外卫生援助遭受更多限制。上任后第四天,特朗普恢复了里根时期提出的禁止向提供、促进或转介堕胎服务的组织进行资金援助的法令。[162]在此项规定下,美国从 2017 年开始暂停联合国人口基金的所有资金。另一方面,卫生问题作为对外援助目标的重要性开始下降。美国专门负责对外援助的机构国际开发署,其以解决卫生问题为目标的援助越来越受到轻视。在国际开发署发布的《2014—2017 财政年度战略规划》中,加强美国应对全球公共卫生挑战的能力被作为一项重点目标。[163]而《2018—2022 财政年度战略规划》只笼统提及促进卫生与教育,并未设定具体的卫生目标。[164]同时,美国为多边卫生机构提供的资金援助也遭到大幅缩减。如美国向联合国艾滋病规划署提供的资金削减 30％,对全球抗艾滋病、肺结核和疟疾基金的捐款减少 17％。[165]对世界卫生组织的资金也是如此,2018 年,美国向世界卫生组织提供的资金相较于上一年减少 23％,2020 年 2 月中旬公布的 2021 财年预算要求将世界卫生组织的捐款削减一半以上。

新冠肺炎疫情在美国的失控成为美国与世界卫生组织关系急转直下的催化剂。从 2020 年 3 月底开始,美国的新冠感染人数大幅上升,确诊病例和死亡人数迅速上升到世界第一位。这一方面归咎于美国全球传染病监测能力的下降。奥巴马政府时期设立的多项全球传染病监测机制在特朗普时期遭到废除。2009年,国际开发署启动新兴流行病威胁项目(Emerging Pandemic Threats Program),重点涉及疾病的预测、响应、识别和预防。该项目之下,美国与全球60多个国外实验室建立联系,为其提供资金和技术支持。到2019年9月,项目因资金耗尽未得到补充而被迫停止,美国派驻在外的科学家也被迫回国。[166]在白宫内部,奥巴马政府在埃博拉疫情暴发后设立了全球公共卫生安全和生物防御办公室,该办公室可以直接向总统国家安全顾问报告,以促进机构间的流行病防备合作。该办公室在2018年5月被特朗普撤销。此外,疾控中心预算的削减也直接影响到美国对海外暴发的疫情的敏感度。

另一方面,特朗普政府对疫情的认识和准备不足是造成疫情失控的最主要和最直接的原因。早在2020年1月30日,世界卫生组织突发事件委员会便宣布新冠肺炎疫情构成国际关注的突发公共卫生事件。2月14日,美国卫生和公众服务部与国家安全委员会起草了一份联合备忘录,建议对公众集会进行实质性限制,以阻止疾病的传播。2月下旬,美国国立卫生研究院的专家安东尼·福奇提出,为应对疫情大流行,完全的社交距离对于管理危机是必要的。[167]但特朗普总统却对这些措施的必要性提出质疑:"我认为这不是不可避免的,无论发生什么,我们已经做好了充分的准备。"[168]实际上,联邦政府并未出台任何实质性的防疫举措。直到3月13日美国确诊病例达到1 300人,特朗普才宣布全国进入紧急状态,并于16日发布"美国冠状病毒指南",建议人们遵守社交距离和卫生习惯。[169]但这为时已晚,新冠感染病例开始在美国以每天数万例的速度增加。

面对这一全球范围的公共卫生危机,特朗普政府的应对措施依然坚持着单边主义的倾向和政治化选择,企图转嫁抗疫不力的责任。世界卫生组织成为其主要的批评对象。早在1月底,美国便对中国实施明显违背《国际卫生条例》规定的旅行禁令。此后,美国更是进一步"污名化"世界卫生组织。2020年4月14日,特朗普宣布在他的政府审查世界卫生组织对新冠疫情的处理情况时,他将停止向该组织提供资金。在特朗普看来,世界卫生组织对中国的依赖导致全球疫情加重。同时,华盛顿声称，只要世界卫生组织领导层改变其行为，就可以取消对资金的限制。[170]特朗普在其给世界卫生组织总干事的信中提到："你和你的组织在应对流感大流行方面一再犯下的错误，给全世界造成极大的损失。"[171]实际上，美国政府提出的改革方向仍然是一种政治污名化的手段，这种改革也自然无法实现。到5月29日，特朗普宣布，由于世界卫生组织未进行亟须的改革，美国将断绝与世界卫生组织的关系。[172]7月6日，美国政府通知联合国秘书长，美国将于一年期满后正式退出世界卫生组织。

但美国的退出注定不会是一个平稳的过程。美国是唯一一个有权合法退出世界卫生组织的成员国。[173]这是基于国会1948年批准加入世界卫生组织时的规定，即美国可以在一年通知期满后退出世界卫生组织。美国在2020年7月向联合国秘书长通知了退出行动，这意味着美国将在2021年7月才能正式退出该组织，而2020年底的总统大选为其退出行动带来很大的不确定性。同时，符合一年通知期满退出的条件是美国必须足额缴纳当前财政年度的评定会费。而除拖欠世界卫生组织2019财年的会费外，美国国务院于9月宣布将本应向世界卫生组织缴纳的2020财年评定会费中的约6200万美元调配至联合国，作为联合国会费缴纳。[174]如此一来，即使美国的退出政策坚持到2021年7月，其退出行动也是不合法的。另外，美国退出世界卫生组织的决定是由联邦政府单方面做出的，并未得到国会的明确批准，这也违反了美国的法律。

同时，特朗普政府似乎也并不甘于就此彻底退出世界卫生组织，仍然希望在推动世界卫生组织改革方面发挥影响力，这也引起了美国与欧洲国家在世界卫生组织内部主导权上的纷争。大危机期间，世界卫生组织急需外部支持，美国对世界卫生组织的断供和退出导致世界卫生组织内部出现巨大的权力真空，而由英法德牵头的欧盟则抓住机遇迅速填补了这一空白。在世界卫生组织资金问题上，三国都增加了对世界卫生组织的捐助力度。2020年6月，德国向世界卫生组织额外认捐2亿欧元，使其捐款总额达到约5亿欧元，成为2020—2021财年贡献自愿捐款最多的国家。9月，英国表示将在未来4年向世界卫生组织提供 3.4 万英镑的资金。[175] 法国则宣布向世界卫生组织追加总计 1.4 亿欧元的捐款以及 1 亿个口罩。欧洲各国增加了对世界卫生组织的投入,自然也增加了在世界卫生组织改革问题上的话语权。9 月,美国作为轮值主席国与其他七国集团国家共同向世界卫生组织总干事提交了一份"世界卫生组织改革路线图",提出了短期、中期和长期三个方面的改革方案,其中包括建立一个额外的预警系统以应对新的威胁,授予世界卫生组织更大的疫情实地调查权力等。[176] 而在提交该路线图前,特朗普政府曾就世界卫生组织改革问题主导与七国集团其他国家的谈判。但德国和法国起初对这一谈判进程相当抵触,一度退出谈判,两国反对美国在退出世界卫生组织后继续主导该组织的改革工作。一位参与谈判的欧洲高级官员表示:"没有人愿意被拖入改革进程,从一个自己刚刚离开世界卫生组织的国家那里得到改革的大纲。"[177] 美国的态度被迫软化,而欧洲也将改革视为使世界卫生组织更加独立于政治压力的手段,双方的妥协才使得路线图最终成型。

本 章 小 结

世界卫生组织成立 70 多年来,美国与世界卫生组织的关系经历了多次动荡波折。美国对世界卫生组织的政策总体上可以分为四个阶段,每个阶段都有相应的特征。在第一阶段的 30 年中,美国拥有在全球范围独一无二的影响力,成为世界卫生组织议程的掌控者。冷战是这一时期国际关系的主流,卫生问题也被卷入东西对抗,成为美国对抗共产主义的工具。在第二阶段的十几年里,卫生问题则更多被卷入发展中国家与发达国家的斗争。美国实力的相对衰落使得其不能再主导世界卫生组织的议程,治理理念的冲突加剧两者之间的疏离。为对抗发展中国家,世界卫生组织成为美国长期的批评与对抗的对象。第三阶段在冷战之后,此时,安全问题成为美国在卫生治理方面的首要考量,共同应对大规模传染病的威胁成为美国与世界卫生组织的共同利益。因此,美国积极推动并参与世界卫生组织改革,在预防传染病问题上与世界卫生组织进行了广泛合作。特朗普政府基于单边主义的立场和政治化的考量退出世界卫生组织,则成为双方关系史上最为严重的冲突。

第二次世界大战之后,美国摆脱了孤立主义的窠臼而转向多边主义,推动了多边国际组织的建立和发展。在1950年召开的第三届世界卫生大会上,美国代表团团长强调美国对卫生治理多边主义的承诺,表示美国政府和人民坚定支持世界卫生组织的理念。美国支持世界卫生组织发起的根除天花项目,不仅实现了自己的国家卫生安全利益,而且提升了美国的国际形象。然而随着近年来美国民粹主义的兴起,特别是特朗普政府执政以来,美国在全球公共卫生治理领域奉行狭隘的单边主义,每逢世界卫生组织面临困难之时,美国政府习惯于雪上加霜,而不是雪中送炭。例如2018年,特朗普政府就曾试图要收回对世界卫生组织提供的2.52亿美元埃博拉疫情相关应急项目资助。在新冠肺炎疫情暴发后,当世界卫生组织在资金方面启动"战略准备和应对方案"以帮助疫情防控能力令人担忧的国家时,美国提交的2021年预算草案将其对世界卫生组织的应急支出与上年度相比削减50%。美国之所以削减对世界卫生组织的支出,美其名曰"为了提升问责性和效率",并指出相比通过多边组织,美国对其他国家直接援助能够更好地"应对具体的疾病和卫生危机"。然而具有讽刺意味的是,美国同时也大幅削减直接对外援助的全球公共卫生项目预算。美国实际上是在打着"提升世界卫生组织问责性和效率"之名,行逃避国际责任之实。5月18日,特朗普政府致信世界卫生组织总干事谭德塞,并在信中罗列了14项所谓世界卫生组织在全球新冠肺炎疫情防控中的"罪状",威胁如果世界卫生组织不承诺在未来30天内作出重大的实质性改革,将永久停止美国对该组织的资助。然而,5月29日,特朗普便称他将推动美国退出世界卫生组织。

作为全球公共卫生治理中最重要的多边机制,世界卫生组织仍然是当前唯一能够提供全球抗疫领导力、激发干预所需要的信任的国际组织。世界卫生组织自成立后不久就开始不断变革,以适应不断变化的全球公共卫生安全形势。自全球新冠肺炎疫情暴发后,世界卫生组织积极致力于疫情防控,成为人类卫生健康共同体理念的"推动者"、全球抗疫合作的"协调者"、全球抗疫薄弱环节的"补位者",以及全球抗疫规范和技术的"提供者"。而美国对世界卫生组织罗列的种种"罪状",根本是"欲加之罪、何患无辞"。美国退出世界卫生组织的单边主义行径与国际主流社会秉承的人类卫生健康共同体理念背道而驰,使得美国国际形象一落千丈。

美国退出世界卫生组织不但无助于国内疫情防控,而且对全球公共卫生安全体系构成威胁。在新冠肺炎疫情面前,没有任何一个国家可以独善其身。作为当今国际社会的强国,美国理应通过发挥其影响力来协调全球抗疫行动,然而实际上美国却退回到狭隘的孤立主义和民族主义。"美国优先"和全球公共卫生治理所需要的多边主义毫不兼容,冲击了现有的全球公共卫生安全治理体系。

有效的全球公共卫生安全体系离不开对多边主义的坚守。正如欧盟委员会新闻发言人所言,"现在应该是团结一致而不是相互指责或破坏多边合作的时候"。然而由于疫情防控方面的"政治化"操作,美国政府成为全球公共卫生多边主义的破坏者,使得世界卫生组织、二十国集团等传统的多边协调机制难以发挥全球公共卫生治理的功能。例如在4月19日召开的二十国集团卫生部长视频会议上,美国仅派副部长参加。该会议本来要发布的联合公报草案支持和承诺进一步赋权世界卫生组织来协调全球抗疫,但是由于美国的强烈反对,联合公报发布"流产",会议仅仅发布了简短的联合声明,而且声明中根本就没有提到世界卫生组织。此外,美国的退出,使世界卫生组织无法与美国共享传染病防控方面的信息。在全球公共卫生安全相互依赖的背景下,信息共享渠道的关闭将使美国成为全球疫情防控的"黑洞",从而危及全球公共卫生安全。

美国"退群"已成家常便饭,一方面反映了美国国内民粹主义和孤立主义的回潮;另一方面反映出美国政府意在通过破坏现有的全球多边治理体系,以重塑能够体现以"美国利益优先"的国际体系。

首先,退出世界卫生组织成为美国政府迎合国内日益上升的民粹主义和获得党派竞争的政治工具。自新冠肺炎疫情持续肆虐以来,美国政府因其自身防控疫情不力而备受国内媒体和民众指责,因此美国政府将自身抗疫不力的责任向外推卸,不断指责世界卫生组织"以他国为优先"。通过制造"退出世界卫生组织"这个话题转移民众的注意。

其次,退出世界卫生组织,美国政府意在追求塑造"美国利益优先"的国际体系。二战后形成的以联合国为核心的多边主义国际体系,以维护世界和平与稳定、促进各国共同发展为基础。作为联合国的一个专门机构,世界卫生组织是这种国际体系的重要载体之一。中国全力支持世界卫生组织在全球公共卫生治理中的领导作用,体现了中国对以联合国为核心的多边主义国际体系的承诺。反观美国,近年来一意孤行,企图重塑一个能够体现"美国优先"的国际秩序。因此,美国不断无端指责世界卫生组织,挑战世界卫生组织代表的国际卫生体系和秩序。此时退出世界卫生组织,只不过是美国破坏现有多边国际秩序的又一个例证而已。

在新冠肺炎疫情暴发后,世界卫生组织大力倡导全球抗疫合作的人类命运共同体理念。世界卫生组织总干事谭德塞认为,在这个支离破碎的世界中,卫生是少有的能让各国为一项共同事业开展国际合作和共同奋斗的一个领域。面临史无前例的疫情威胁,作为当今世界的头号强国,美国理应成为全球抗疫合作的重要贡献者。美国却反其道而行之,对民粹主义和单边主义的固守和疫情防控中的政治化操作,不但危害其自身的卫生安全利益,而且还将全球公共卫生安全体系置于险境。

美国对世界卫生组织的政策是其全球公共卫生治理战略和多边外交政策的交汇点,因而,美国与世界卫生组织的关系也同样深受美国国家利益的影响,一定程度上,美国将世界卫生组织视为实现自身利益的工具和平台。影响美国对卫生问题所涉及的利益的考量的主要因素分为国际和国内两个方面。国际环境的变化影响美国的利益重点,如冷战时期的意识形态利益、冷战后的卫生安全利益,都促使美国将世界卫生组织作为实现自身利益的伙伴,从而加强与世界卫生组织的关系。在国内因素中,作为美国外交政策最高制定者的美国总统发挥了首要的影响,总统所属的党派及其个人因素都会影响卫生战略的制定。同时,掌握财政权的国会的态度在一定程度上也影响着与世界卫生组织的关系。

从世界卫生组织的角度来看,纵观世界卫生组织的历史,美国的支持与否对于世界卫生组织推行的议程能否成功具有决定性的影响,但这种影响力在逐步减小。在双方关系的前两个阶段,美国的态度几乎完全决定着世界卫生组织项目的成败,如根除天花项目在没有美国的实质性支持时只能是纸上谈兵,声势浩大的初级卫生保健议程因没有美国的支持也最终只能以失败告终。但从冷战结束之后,欧盟、中国、日本等全球治理新势力的崛起不断挤压着美国在世界卫生组织中的话语权,而且私人基金、非政府组织的参与也使得世界卫生组织的资金来源更加多元化。以美国此次断供并宣布退出世界卫生组织为例,最大资金来源国的退出并未导致世界卫生组织行动能力的丧失,德国、法国、中国以及比尔·盖茨基金会等迅速增加了对世界卫生组织的捐款,并积极推动世界卫生组织改革。这也反映了一种全球公共卫生领域权力分配多元化的趋势,这有利于全球公共卫生治理的平衡发展。美国似乎也意识到了这一趋势,拜登就任总统后展现出与世界卫生组织积极合作的姿态。美国重返世界卫生组织,履行对世界卫生组织的财政义务,向世界卫生组织缴纳超过2亿美元的会费,停止借调到世界卫生组织的美国工作人员的缩编,并加入新冠肺炎疫苗实施计划。美国重新加入世界卫生组织,意在推动世界卫生组织进行符合美国利益的改革,国务卿布林肯在一场听证会上表示:"虽然世界卫生组织是一个需要改革的'不完善'的组织,但与身处该组织之外相比,重返世界卫生组织将使美国处于更有利的地位来推进这些改革。"[178]世界卫生组织重新成为美国推行其全球公共卫生治理战略的重要多边平台。

注释

1. Margaret P. Karns, Karen A. Mingst, *The United States and Multilateral Institutions: Patterns of Changing Instrumentality and Influence*, New York: Routledge, 2003, p.142.

2. 苏静静、张大庆:《中国与世界卫生组织的创建及早期合作(1945—1948)》,《国际政治研究》2016年第3期,第108—126页。

3. Jeanne L. Brand, "The United States Public Health Service and International

Health, 1945—1950," *Bulletin of the History of Medicine*, Vol.63, No.4, 1989, pp.579—598.

4. Marcos Cueto, *The Value of Health：A History of the Pan American Health Organization*, Washington, D.C.：PAHO, 2007, pp.57—59.

5. Javed Siddiqi, *World Health and World Politics：The World Health Organization and the UN System*, Columbus, South Carolina：University of South Carolina Press, 1995, p.64.

6. Ibid.

7. Ibid., p.63.

8. Ibid., p.65.

9.《世界卫生组织组织法》第五十四条，第 13 页，https://www.who.int/zh/about/who-we-are/constitution。

10. Marcos Cueto, *The Value of Health：A History of the Pan American Health Organization*, Washington D.C.：PAHO, 2007, p.68.

11. Norman Howard-Jones, *The Pan American Health Organization：Origins and Evolution*, World Health Organization, Geneva, 1981, pp.16—19.

12. 晋继勇:《新冠肺炎疫情防控与全球公共卫生治理——以世界卫生组织改革为主线》,《外交评论》2020 年第 3 期,第 27 页。

13. United Nations, *Establishment of the World Health Organization*, 14 December, 1946, https://undocs.org/en/A/RES/61(I).

14. Harry Truman, *Special Message to the Congress on U.S. Participation in the World Health Organization*, March 21, 1947, https://www.presidency.ucsb.edu/documents/special-message-the-congress-us-participation-the-world-health-organization。

15. Marcos Cueto, Theodore M. Brown, *The World Health Organization：A History*, Cambridge：Cambridge University Press, 2019, p.48.

16. Committee on Foreign Affairs House of Representatives, *United States Membership in the World Health Organization*, *Hearing*, Washington：United States Government Printing Office, 1947, p.51.

17. Benjamin Mason Meier, Lawrence O. Gostin, "A Timely History：Examining the History of the World Health Organization to Frame the Future of Global Health Governance," *American Journal of Public Health*, Vol.110, No.11, 2020, p.1592.

18. Javed Siddiqi, *World Health and World Politics：The World Health Organization and the UN System*, Columbus, South Carolina：University of South Carolina Press, 1995, p.102.

19. Committee on Foreign Affairs House of Representatives, *United States Membership in the World Health Organization*, *Hearing*, Washington：United States Government Printing Office, 1947, p.58.

20. American Congress, *Providing for Membership and Participation by the United States in the World Health Organization and Authorizing an Appropriation Therefor*, June 14, 1948, pp.441—442.

21. Ibid.

22. Theodore M. Brown, Marcos Cueto, et al., "The World Health Organization and the Transition From 'International' to 'Global' Public Health," *Public Health Then and Now*, Vol.96, No.1, 2006, pp.62—72.

23. Socrates Litsios, "Malaria Control, the Cold War, and the Postwar Reorgani-

zation of International Assistance," *Medical Anthropology*，Vol. 17，No. 3，2019，pp.255—278.

24. Memorandum Prepared in the Department of State for the White House，*The Organization of United States Participation in the United Nations System*，May 29，1953，https：//history.state.gov/historicaldocuments/frus1952-54v03/d23.

25. Marcos Cueto，Theodore M. Brown，*The World Health Organization：A History*，Cambridge：Cambridge University Press，2019，p.66.

26. Ibid.，p.89.

27. Elizabeth Fee，Marcu Cueto，et al.，"At the Roots of the World Health Organization's Challenges：Politics and Regionalization," *American Journal of Public Health*，Vol.106，No.11，2016，pp.1912—1917.

28. "Poland Decides to Withdraw from WHO," *Chronicle of the World Health Organization*，Vol.4，1950，p.324.

29. Elizabeth Fee，Marcu Cueto，et al.，"At the Roots of the World Health Organization's Challenges：Politics and Regionalization," *American Journal of Public Health*，Vol.106，No.11，2016，p.1912.

30. Sunil S. Amrith，*Decolonizing International Health India and Southeast Asia，1930—65*，New York：Palgrave Macmillan，2006，pp.121—122.

31. Elizabeth Fee，Marcu Cueto，et al.，"At the Roots of the World Health Organization's Challenges：Politics and Regionalization," *American Journal of Public Health*，Vol.106，No.11，2016，p.1913.

32. WHO，*The First Ten Years of the World Health Organization*，Geneva，WHO，1958，p.190.

33. 赵梅：《警惕麦卡锡主义在美国沉渣泛起》，《现代国际关系》2018 年第 6 期，第5—7 页。

34. Emily K. Abel，Elizabeth Fee，"Advocate of Social Medicine，International Health，and National Health Insurance," *American Journal of Public Health*，Vol.98，No.9，2008，pp.1596—1597.

35. Marcos Cueto，Theodore M. Brown，*The World Health Organization：A History*，Cambridge：Cambridge University Press，2019，pp.58—68.

36. Ibid.

37. Randall M. Packard，Peter J. Brown，"Rethinking Health，Development，and Malaria：Historicizing a Cultural Model in International Health," *Medical Anthropology*，Vol.17，No.3，1997，pp.181—194.

38. Randall M. Packard，"Malaria dreams：Postwar Visions of Health and Development in the Third World," *Medical Anthropology*，Vol.17，No.3，1997，pp.279—296.

39. Kelley Lee，Jennifer Fang，*Historical Dictionary of the World Health Organization*，Second Edition，Plymouth：The Scarecrow Press，2013，pp.xxxi—xliii.

40. Marcos Cueto，Cold War，*Deadly Fevers，Malaria Eradication in Mexico，1955—1975*，Washington：The Johns Hopkins University Press，2007，p.22.

41. J. A. Nájera，*Malaria Control：Achievements，Problems and Strategies*，Geneva：World Health Organization，2001，p.77.

42. Marcos Cueto，Theodore M. Brown，*The World Health Organization：A History*，Cambridge：Cambridge University Press，2019，pp.98—99.

43. Gramiccia G，Beales PF，The Recent History of Malaria Control and

Eradication, in Wernsdorfer WH, McGregor I, eds., *Malaria: Principles and Practice of Malariology*, New York: Churchill Livingston, pp.1335—1378.

44. José A. Nájera, Matiana González-Silva, "Some Lessons for the Future from the Global Malaria Eradication Programme(1955—1969)," *Public Library of Science Medicine*, Vol.8, No.1, 2011, pp.1—7.

45. Ibid., pp.1—7.

46. Kamini Mendis, Aafje Rietveld, "From Malaria Control to Eradication: The WHO perspective," *Tropical Medicine and International Health*, Vol.14, No.7, 2009, pp.802—807.

47. Marcos Cueto, Theodore M. Brown, *The World Health Organization: A History*, Cambridge: Cambridge University Press, 2019, p.112.

48. WHO, *Handbook of resolutions and decisions of the World Health Assembly and the Executive Board*, Volume I, 1948—1972, 1st to 25th WHA and 1st to 50th EB, Geneva: World Health Organization, p.80.

49. Ibid., pp.90—92.

50. Manela, "A Pox on Your Narrative: Writing Disease Control into Cold War History," *Diplomatic History*, Vol.34, No.2, 2010, p.307.

51. Donald Henderson, "Smallpox Eradication—A Cold War Victory, International Partnerships," *World Health Forum*, Vol.19, 1998, pp.113—119.

52. Gian Luca Burci, Claude-Henri Vignes, World Health Organization, The Hague: Kluwer Law International, 2004, p.175.

53. Manela, "A Pox on Your Narrative: Writing Disease Control into Cold War History," *Diplomatic History*, Vol.34, No.2, 2010, p.308.

54. Marcos Cueto, Theodore M. Brown, *The World Health Organization: A History*, Cambridge: Cambridge University Press, 2019, p.122.

55. Manela, "A Pox on Your Narrative: Writing Disease Control into Cold War History," *Diplomatic History*, Vol.34, No.2, 2010, p.310.

56. Bob H. Reinhardt, *The End of a Global Pox*, America and the Eradication of Smallpox in the Cold War Era, Chapel Hill: University of North Carolina Press, 2015, p.77.

57. Marcos Cueto, Theodore M. Brown, *The World Health Organization: A History*, Cambridge: Cambridge University Press, 2019, pp.123—130.

58. Donald. A. Henderson, "Principles and Lessons from the Smallpox Eradication Programme," *Bulletin of the World Health Organization*, Vol. 65, No. 4, 1987, pp.535—546.

59. William H. Foege, J. D. Millar, et al., "Smallpox Eradication in West and Central Africa," *Bulletin of the World Health Organization*, Vol. 52, No. 2, 1975, pp.209—222.

60. Ibid.

61. 舒建中:《国际经济新秩序:历史与现实》,南京大学出版社 2013 年版,第 4—7 页。

62. UN General Assembly, *Charter of Economic Rights and Duties of States*, 12 December, 1974, https://undocs.org/en/A/RES/3281(XXIX).

63. 世界卫生组织:《阿拉木图宣言》(1978 年 9 月 12 日), https://www. who. int/topics/primary_health_care/alma_ata_declaration/zh/。

64. Nitsan Chorev, *The World Health Organization Between North and South*, Ithaca and London: Cornell University Press, 2012, p.6.

65. Socrates Litsios, "The Long and Difficult Road to Alma-Ata: A Personal Reflection," *International Journal of Health Services*, Vol.32, No.4, 2002, pp.709—732.

66. John Bryant, *Health and The Developing World*, Ithaca and London: Cornell University Press, 1969, p.x.

67. Manela, "A Pox on Your Narrative: Writing Disease Control into Cold War History," *Diplomatic History*, Vol.34, No.2, 2010, pp.299—323.

68. Carl Taylor, *Doctors for the Villages: Study of Rural Internships in Seven Indian Medical Colleges*, New York: Asia Publishing House, 1976.

69. Kenneth W. Newell, *Health by the Police*, Geneva: World Health Organization, 1975.

70. Marcos Cueto, "The Origins of Primary Health Care and Selective Primary Health Care," *American Journal of Public Health*, 2004, Vol.94, No.11, pp.1864—1874.

71. V. Djukanovic, E. P. Mach, *Alternative Approaches to Meeting Basic Health Needs in Developing Countries*, Geneva: WHO, p.110.

72. WHA, *Organizational Study on Methods of Promoting the Development of Basic Health Services*, Geneva: WHO, 1973.

73. WHA, *Technical Cooperation*, Geneva: WHO, 19 May 1977, https://apps.who.int/iris/bitstream/handle/10665/93206/WHA30.43_eng.pdf?sequence=1&isAllowed=y.

74. 舒建中:《国际经济新秩序:历史与现实》,南京大学出版社 2013 年版,第 8 页。

75. *Memorandum from the President's Special Assistant for Health Issues(Bourne) to President Carter 1*, Washington, 9 January, 1978, https://history.state.gov/historicaldocuments/frus1977-80v02/d306.

76. Nitsan Chorev, *The World Health Organization Between North and South*, Ithaca and London: Cornell University Press, 2012, p.74.

77. Marcos Cueto, Theodore M. Brown, *The World Health Organization: A History*, Cambridge: Cambridge University Press, 2019, pp.174—175.

78. Julia Walsh, Kenneth Warren, "Selective Primary Health Care: An Interim Strategy for Disease Control in Development Countries," *New England Journal at Medicine*, Vol.301, 1979, pp.967—974.

79. Nitsan Chorev, *The World Health Organization Between North and South*, Ithaca and London: Cornell University Press, 2012, p.81.

80. Theodore M. Brown, Marcos Cueto, et al., "The World Health Organization and the Transition From 'International' to 'Global' Public Health," *Public Health Then and Now*, Vol.96, No.1, 2006, pp.62—72.

81. Marcos Cueto, Theodore M. Brown, *The World Health Organization: A History*, Cambridge: Cambridge University Press, 2019, pp.181—184.

82. Kenneth Warren, "The Evolution of Selective Primary Health Care," *Social Science and Medicine*, Vol.26, No.9, 1988, pp.891—898.

83. Lisa Newton, "Truth is the Daughter of Time: The Real Story of the Nestle Case," *Business and Society Review*, Vol.104, No.4, 1999, pp.367—395.

84. World Health Assembly, *Infant Nutrition and Breast Feeding*, Geneva: WHO, https://www.who.int/nutrition/topics/WHA27.43_iycn_en.pdf.

85. WHA, *The Role of the Health Sector in the Development of National and International Food and Nutrition Policies and Plans*, *with Special Reference to Combating Malnutrition*, Geneva: WHO, https://www.who.int/nutrition/topics/WHA31.47_nut_en.pdf?ua=1.

86. Fiona Godlee, "WHO in Retreat: Is it Losing its Influence?" *British Medical Journal*, Vol.309, No.6967, 1994, pp.1491—1495.

87. Prakash Sethi, *Multinational Corporations and the Impact of Public Advocacy on Corporate Strategy: Nestle and the Infant Formula Controversy*, Boston: Kluwer Academic, 1994, pp.171—182.

88. Nitsan Chorev, *The World Health Organization between North and South*, Ithaca and London: Cornell University Press, 2012, pp.107—108.

89. William H. Shaw, Vincent Barry, *Moral Issues in Business*, 7th Edition, Belmont CA: Wadsworth, 1998, p.215.

90. Masuma Mamdani, "Early Initiatives in Essential Drugs Policy," in Najmi Kanji, Anita Hardon eds., *Drugs Policy in Developing Countries*, London: Zed Books, 1992, p.2.

91. WHO, *Prophylactic and Therapeutic Substances*, Report by the Director-General, Geneva: WHO, 1975, https://apps.who.int/iris/bitstream/handle/10665/147731/WHA28_11_eng.pdf?sequence=1&isAllowed=y.

92. Richard Laing, Brenda Waning, "25 Years of the WHO Essential Medicines Lists: Progress and Challenges," *Lancet*, Vol.361, No.9370, 2003, pp.1723—1729.

93. WHO/UNICEF, *Primary Health Care Report of the International Conference on Primary Health Care Alma-Ata*, USSR, 6—12 September 1978, Geneva: WHO.

94. Nitsan Chorev, *The World Health Organization between North and South*, Ithaca and London: Cornell University Press, 2012, p.96.

95. Richard Laing, "Brenda Waning, 25 Years of the WHO Essential Medicines Lists: Progress and Challenges," *Lancet*, Vol.361, No.9370, 2003, pp.1723—1729.

96. Fiona Godlee, "WHO in Retreat: Is it Losing its Influence?" *British Medical Journal*, Vol.309, No.6967, 1994, pp.1491—1495.

97. WHA, *Action Programme on Essential Drugs*, 23 May 1978, Geneva: WHO, https://apps.who.int/iris/bitstream/handle/10665/93430/WHA31.32_eng.pdf?sequence=1&isAllowed=y.

98. Antezana, "Essential Drugs-Whose Responsibility?" *Journal of the Royal Society of Medicine*, Vol.74, 1981, pp.175—177.

99. WHO, *Provisional Summary Record of the Thirteenth Meeting*, January 20, 1982, Geneva: WHO Headquarters, https://apps.who.int/iris/bitstream/handle/10665/159609/EB69_SR-13_eng.pdf?sequence=1.

100. Michael Reich, "Essential Drugs: Economics and Politics in International Health," *Health Policy*, Vol.8, 1987, pp.39—57.

101. WHA, *Rational Use of Drugs*, 17 May, 1984, https://apps.who.int/iris/bitstream/handle/10665/161035/WHA37_R33_eng.pdf?sequence=1&isAllowed=y.

102. Michael Reich, "Essential Drugs: Economics and Politics in International Health," *Health Policy*, Vol.8, 1987, pp.39—57.

103. Nitsan Chorev, *The World Health Organization between North and South*, Ithaca and London: Cornell University Press, 2012, p.123.

104. 李少军:《评美国与联合国关系的历史进程》,《美国研究》1995 年第 2 期,第 69—85 页。

105. Paul Taylor, "The United Nations System Under Stress: Financial Pressures and Their Consequences," *Review of International Studies*, Vol. 17, No. 4, 1991, pp.365—382.

106. 刘铁娃:《霸权地位与制度开放性:美国的国际组织影响力探析》,北京大学出版社 2013 年版,第 282 页。

107. United States Congress, *An Original Bill Authorizing Appropriations for Fiscal Years 1984 and 1985 for the Department of State, the United States Information Agency, and the Board for International Broadcasting, and for other Purposes*, 1983, https://www.congress.gov/bill/98th-congress/senate-bill/1342.

108. Douglas Williams, *The Specialized Agencies and the United Nations: The System in Crisis*, London: Palgrave Macmillan, 1987, p.95.

109. Nitsan Chorev, *The World Health Organization between North and South*, Ithaca and London: Cornell University Press, 2012, p.141.

110. WHO Executive Board, *Report on the Proposed Programme Budget for the Financial Period 1988—1989*, Geneva: WHO, 1987, pp.9—11.

111. WHO Executive Board, *Tentative Budgetary Projections for 1982—83*, Geneva: WHO, 1979, p.1.

112. United States Department of State, *U.S. Participation in the UN: Report by the President to the Congress for the Year 1985*, Columbus: The OHIO State University Law Library, 1986, p.229.

113. 晋继勇:《世界卫生组织改革评析》,《外交评论》2013 年第 1 期,第 139—150 页。

114. 世界卫生大会:《征收评定会费及周转金预交款的状况》(1992 年 5 月 11 日), https://apps.who.int/iris/bitstream/handle/10665/194177/WHA45_R7_chi.pdf?sequence= 1&isAllowed=y。

115. United States Department of State, *U.S. Participation in the UN: Report by the President to the Congress for the Year 1991*, Columbus: The OHIO State University Law Library, 1992, pp.258—259.

116. Gill Walt, "WHO under Stress: Implications for Health Policy," *Health Policy*, Vol.24, No.2, 1993, pp.125—144.

117. United States Department of State, *U.S. Participation in the UN: Report by the President to the Congress for the Year 1980*, Evanston: Northwestern University, 1981, pp.261—262.

118. Andrew Chetley, "New Challenges for the World Health Organization," *Lancet*, Vol.331, No.8596, 1988, p.1216.

119. Marcos Cueto, Theodore M. Brown, *The World Health Organization: A History*, Cambridge: Cambridge University Press, 2019, p.244.

120. United States Congress, *An Original Bill Authorizing Appropriations for Fiscal Years 1984 and 1985 for the Department of State, the United States Information Agency, and the Board for International Broadcasting, and for other Purposes*, 1983, https://www.congress.gov/bill/98th-congress/senate-bill/1342.

121. [加]马克·扎克、塔尼亚·科菲:《因病相连:卫生治理与全球政治》,晋继勇译, 浙江大学出版社 2011 年版,第 54 页。

122. Marian Claeson, Joy de Beyer, et al., "The World Bank's Perspective on Global

Health，" *Current Issues in Public Health*，Vol.2，No.5，1996，pp.264—269.

123. Kelley Lee，"What Role for WHO in the 1990s？" *Health Policy and Planning*，Vol.7，No.4，1992，pp.387—390.

124. Rowan Gillies，Tido von Schoen-Angerer，et al.，"Historic Opportunity for WHO to Re-assert Leadership，" *Lancet*，Vol.368，Issue.9545，2006，pp.1405—1406.

125. WHO Executive Board，*Provisional Summary Record of the Seventeenth Meeting*，Geneva：WHO，1993，p.7.

126. Nitsan Chorev，*The World Health Organization between North and South*，Ithaca and London：Cornell University Press，2012，pp.161—163.

127. WHO，*WHO—the Way Ahead*，Statement by the Director-General to the Executive Board at its 103rd Session，Geneva：WHO，1999，p.5.

128. Theodore M. Brown，Marcos Cueto，and Elizabeth Fee，"The World Health Organization and the Transition from 'International' to 'Global' Public Health，" *Public Health Then and Now*，Vol.96，No.1，2006，pp.62—72.

129. 汤蓓：《伙伴关系与国际组织自主性的扩展——以世界卫生组织在全球疟疾治理上的经验为例》，《外交评论》2011 年第 2 期，第 122—132 页。

130. WHA，*Health Development in a Changing World—A Call for Collective Action*，Geneva：WHO，1993，pp.1—2.

131. Kelley Lee，Gill Walt，"What Role for WHO in the 1990s？" *Health Policy and Planning*，Vol.7，No.4，1992，pp.387—390.

132. Vasant Narasimhan，Amir Attaran，"Roll Back Malaria？ The Scarcity of International Aid for Malaria Control，" *Malaria Journal*，Vol.2，No.8，2003，pp.1—8.

133. A. Teklehaimanot，R. W. Snow，"Will the Global Fund Help Roll Back Malaria in Africa？" *Lancet*，Vol.360，No.9337，2002，pp.888—889.

134. Sonja Bartsch，"The Global Fund to Fight AIDS，Tuberculosis and Malaria，" in Wolfgang Hein，Sonja Bartsch，eds.，*Global Health Governance and the Fight against HIV/AIDS*，London：Palgrave Macmillan，2007，pp.146—171.

135. Marcos Cueto，Theodore M. Brown，*The World Health Organization：A History*，Cambridge：Cambridge University Press，2019，pp.294—295.

136. "The President's Malaria Initiative and Other U.S. Government Global Malaria Efforts，" 24 April，2020，https://www.kff.org/global-health-policy/fact-sheet/the-u-s-government-and-global-malaria/.

137. David L. Heymann，Guenael R. Rodier，"Hot Spots in a Wired World：WHO Surveillance of Emerging and Re-emerging Infectious Diseases，" *The Lancet Infectious Disease*，Vol.1，No.5，2001，pp.345—353.

138. Margaret P. Karns，Karen A. Mingst，*The United States and Multilateral Institutions：Patterns of Changing Instrumentality and Influence*，New York：Routledge，2003，p.142.

139. Joshua Lederberg，Robert E. Shope，et al.，*Emerging Infections：Microbial Threats to Health in the United States*，Washington：National Academies Press，1992.

140. The White House，*Fact Sheet*，*Addressing the Threat of Emerging Infectious Diseases*，12 June，1996，https://fas.org/irp/offdocs/pdd_ntsc7.htm.

141. Ibid.

142. United States Senate，*Global Health：U.S. Response to Infectious Diseases*，Hearing Before the Subcommittee on Public Health and Safety of the Committee on

Labor and Human Resources, Washington D. C.: U. S. Government Printing Office, 1998, pp.57—59.

143. Marcos Cueto, Theodore M. Brown, *The World Health Organization: A History*, Cambridge: Cambridge University Press, 2019, p.259.

144. World Health Organization, "Emerging Infectious Diseases: Memorandum from a WHO meeting," *Bulletin of the World Health Organization*, Vol.72, No.8, 1994, pp.845—850.

145. WHA, *Communicable Diseases Prevention and Control: New, Emerging, and Re-emerging Infectious Diseases*, Geneva: WHO, 1995, pp.1—3.

146. Marcos Cueto, Theodore M. Brown, *The World Health Organization: A History*, Cambridge: Cambridge University Press, 2019, pp.259—262.

147. D. Heymann, J. Dzenowagis, "Commentary: Emerging and other Communicable Diseases," *Bulletin of the World Health Organization*, Vol.76, No.6, 1998, pp.545—547.

148. Ryan Hall, Richard Hall, "The 1995 Kikwit Ebola Outbreak: Lessons Hospitals and Physicians can Apply to Future Viral Epidemics," *General Hospital Psychiatry*, Vol.30, No.5, 2008, pp.446—452.

149. David Heymann, Deo Barakamfitiye, "Ebola Hemorrhagic Fever: Lessons from Kikwit, Democratic Republic of the Congo," *The Journal of Infectious Diseases*, Vol.179, No.1, 1999, pp.283—286.

150. WHO, *Key events in the WHO Response to the Ebola Outbreak*, January 2015, https://www.who.int/csr/disease/ebola/one-year-report/who-response/en/.

151. USAID, *Ebola: Get the Facts, The United States has Done more than any other Country to Help West Africa Respond to the Ebola Crisis*, https://2017-2020.usaid. gov/ebola/facts#:~:text＝The％20United％20States％20has％20done, response％20to％20the％20Ebola％20crisis.

152. Adam Kamradt-Scott, "WHO's to Blame? The World Health Organization and the 2014 Ebola Outbreak in West Africa," *Third World Quarterly*, Vol.37, No.3, 2016, pp.401—418.

153. U. S. Department of State Office of the U. S. Global AIDS Coordinator and Health Diplomacy, *The United States President's Emergency Plan for AIDS Relief 2020 Annual Report to Congress*, 2020, https://www.state.gov/wp-content/uploads/2020/09/PEPFAR2020ARC.pdf.

154. "The President's Malaria Initiative and Other U.S. Government Global Malaria Efforts," 24 April, 2020, https://www.kff.org/global-health-policy/fact-sheet/the-u-s-government-and-global-malaria/.

155. Eran Bendavid, Grant Miller, "The US Global Health Initiative: Informing Policy with Evidence," *JAMA*, Vol.304, No.7, 2010, pp.1—3.

156. Rebecca Katz, Erin M. Sorrell, et al., "Global Health Security Agenda and the International Health Regulations: Moving Forward," *Biosecurity and Bioterrorism: Biodefense Strategy, Practice, and Science*, Vol.12, No.5, 2014, pp.231—238.

157. Arthur Fitzmaurice, Michael Mahar, et al., "Contributions of the US Centers for Disease Control and Prevention in Implementing the Global Health Security Agenda in 17 Partner Countries," *Emerging Infectious Diseases*, Vol.23(Suppl.1), 2017, pp.15—24.

158. Jerome Singh, Salim Abdool Karim, "Trump's 'Global Gag Rule': Implications for

Human Rights and Global Health," *The Lancet Global Health*，Vol. 5，No. 4，2017，pp. 387—389.

159. 晋继勇:《美国全球公共卫生安全战略及其对世界卫生安全体系的挑战》,《国际安全研究》2020 年第 3 期,第 76—95 页。

160. Susan Jaffe，"High Stakes for Research in US 2018 Budget Negotiations," *Lancet*，Vol. 390，No. 10099，2017，pp. 1017—1018.

161. Wayne Drash，"Cuts to CDC Epidemic Programs will Endanger Americans, Former Chief Says," *CNN*，February 5，2018.

162. Jerome Singh，Salim Abdool Karim，"Trump's 'Global Gag Rule': Implications for Human Rights and Global Health," *The Lancet Global Health*，Vol. 5，No. 4，2017，pp. 387—389.

163. U.S. Department of States，U.S. Agency for International Development，*Strategic Plan: Fiscal Year 2014—2017*，pp. 23—24，https://www.usaid.gov/sites/default/files/documents/1868/State%20USAID%20Joint%20Strategic%20Plan%202014-04-02.pdf.

164. U.S. Department of States，U.S. Agency for International Development，*Strategic Plan: Fiscal Year 2018—2022*，pp. 35—44，https://www.usaid.gov/sites/default/files/documents/1870/JSP_FY_2018_-_2022_FINAL.pdf.

165. Jeremy Youde，"The Securitization of Health in the Trump Era," *Australian Journal of International Affairs*，Vol. 72，No. 6，2018，pp. 535—550.

166. Emily Baumgaertner，James Rainey，"Trump Administration Ended Pandemic Early-warning Program to Detect Coronaviruses," *Los Angeles Times*，April 2，2020，https://www.latimes.com/science/story/2020-04-02/coronavirus-trump-pandemic-program-viruses-detection.

167. Carla Norrlof，"Is Covid-19 the End of US Hegemony? Public Bad，Leadership Failures and Monetary Hegemony," *International Affairs*，Vol. 96，No. 5，2020，pp. 1281—1303.

168. The White House，*Remarks by President Trump，Vice President Pence，and Members of the Coronavirus Task Force in Press Conference*，February 29，2020，https://china.usembassy-china.org.cn/remarks-by-president-trump-vice-president-pence-and-members-of-the-coronavirus-task-force-in-press-conference/.

169. Donald J. Trump，*The president's coronavirus guidelines for America*，March 16，2020，https://www.cityofirvine.org/news-media/news-article/presidents-coronavirus-guidelines-america-15-days-slow-spread.

170. Richard Horton，"Offline: Why President Trump is wrong about WHO," *Lancet*，Vol. 395，No. 10233，2020，p. 1330.

171. The White House，*Trump's Letter to Director-General of the World Health Organization*，May 18，2020，https://assets.documentcloud.org/documents/6895635/TrumpLetterWHO.pdf.

172. Frank Musmar，"It's Time to Reform the World Health Organization," *The Begin-Sadat Center for Strategic Studies*，July 26，2020，https://besacenter.org/perspectives-papers/world-health-organization-reform/.

173. 历史上,苏联及东欧社会主义国家也曾短暂退出过世界卫生组织,由于世界卫生组织《组织法》并未规定成员有终止其成员资格的权利,因此这些国家最终被定性为"不活跃的成员"(inactive members),在法律上仍保留其成员资格。

174. 刘品然:《美国计划将未向世界卫生组织缴纳的会费调配至联合国》,新华网,

http://www.xinhuanet.com/world/2020-09/04/c_1126450459.htm。

175. Ashleigh Furlong, "Biden Faces New Global Health World Order," *Politico*, November 13, 2020.

176. HHS, *Reviewing COVID-19 Response and Strengthening the WHO's Global Emergency Preparedness and Response WHO Roadmap*, September 9, 2020, https://www.hhs.gov/about/agencies/oga/about-oga/what-we-do/international-relations-division/multilateral-relations/who-roadmap-2020.html.

177. Elvira Pollina, Andreas Rinke, "Germany and France Quit WHO Reform Talks Amid Tension with Washington-Sources," *Reuters*, August 7, 2020.

178. Adva Saldinger, "What Antony Blinken's Nomination Hearing Says about US Foreign Aid," *Devex*, January 20, 2021.

第七章

美国全球公共卫生治理的战略、实质及问题

　　全球化的历史潮流深化着世界各国的相互关系，在卫生安全领域也不例外。有学者将这种现象贴切地称为"微生物的世界一体化"（the microbial unification of the world）。[1] "非典""甲流"等公共卫生危机的安全含义和跨国效应使得全球公共卫生治理逐渐进入国际政治的研究议程。"在全球公共卫生方面的危机并不是疾病的危机，而是一种治理危机。"[2] 作为当前国际社会最强大的国家行为体，美国在全球公共卫生治理中发挥了十分重要的作用。早在 1881 年，美国就在华盛顿主办了关于黄热病的跨国控制问题的国际会议。会上，美国要求允许其在外国港口的领事（而不是地方当局）对发往美国的船只颁布卫生许可证（a Bill of Health）。结果，美国的这种治外法权的要求遭到其他国家的强烈反对。1902 年，美国又在华盛顿召开了国际公共卫生会议。在美国主导之下，美洲国家成立了国际卫生局（the International Sanitary Bureau）。1923 年，该组织被重新命名为泛美卫生局（the Pan American Sanitary Bureau），亦即泛美卫生组织（the Pan American Health Organization）的前身。自 19 世纪末以来成为美洲头号强国的美国，企图建立"美国人的美洲"霸权，不愿欧洲列强过多地介入美洲事务，一直反对将泛美卫生局并入英国和法国主导的国际联盟卫生组织（HOLN）。二战结束之后，美国支持成立世界卫生组织，泛美卫生局成为世界卫生组织的六个地区办公室之一。冷战期间，美国通过提供对外卫生援助与苏联展开势力范围的争夺。世界卫生组织也成了两国的角力场。随着冷战的结束和公共卫生危机全球化的发展，特别是"非典"、禽流感、新冠肺炎等新发疾病和"炭疽"恐怖袭击事件的爆发，美国在全球公共卫

生治理方面也采取了新的战略。这种战略的改变主要体现在外交和国家安全两个方面。美国许多智库报告也都把卫生问题直接与美国的国家利益联系起来,主张将卫生议题整合到外交和安全政策进程之中。[3]

第一节　美国全球公共卫生治理中的外交战略

公共卫生和外交本来属于两个不同的领域。然而随着全球公共卫生危机的发展和全球公共卫生治理的兴起,卫生议题也逐渐进入外交政策领域。正如戴维·费德勒(David P. Fidler)所言,"卫生关切、利益和承诺已深嵌外交政策努力,全球公共卫生不可能在世界事务中回归到'低政治'的外层边缘"。[4]权威医学杂志《柳叶刀》的主编理查德·霍顿(Richard Horton)认为,公共卫生是当前最重要的外交政策议题,并指出了利用公共卫生作为一种外交工具的四种战略优势。[5]2007 年 3 月 20 日,巴西、法国、印度尼西亚、挪威、塞内加尔、南非和泰国等 7 个国家的外交部长共同发表《奥斯陆部长级宣言》(Oslo Ministerial Declaration),发起了将公共卫生作为外交政策核心内容之一的"外交政策和全球公共卫生行动"(FPGH),意在从卫生角度阐述外交政策,协调卫生和外交实现共同的目标。[6]联合国大会在 2009 年 1 月的决议案中重申了这份宣言的重要性,确认了外交政策与全球公共卫生之间的密切关系,强调了国际社会合作应对全球公共卫生挑战的重要性。总之,"外交政策和全球公共卫生目标一致;把保护和促进公共卫生作为外交政策议程的一部分具有重要意义"。[7]"参与卫生外交越来越被视作国际社会公民含义的一个核心要素。"[8]因此,作为国际社会综合实力最强的国家,美国也将全球公共卫生治理问题纳入外交战略。正如2007 年美国卫生与公众服务部部长利维特·莫(Leavitt Mo)在参议院作证时所言,"作为一种外交政策工具,卫生占有特殊的地位"。[9]"全球公共卫生问题越来越与美国的经济、外交政策和战略目标纠结在一起。"[10]美国政府的卫生外交战略主要通过两种结构得以开展。一是对外援助结构;二是公共卫生结构,也即在全球传染病监测方面展开国际合作。

一、提供对外公共卫生援助是美国全球公共卫生治理战略的重要一环

对外援助是主权国家实现战略目标、维护经济利益、营造道德形象的重要外交工具。美国对外援助中的卫生考量在二战结束后就已开始。当时的美国总统杜鲁门就曾经强调,跨国传染病流行问题对粮食生产影响深远,粮食问题又是保证世界和平最关键的因素。为此,他将传染病控制纳入其对外政策的"第四点计划"。[11]作为美国对外援助政策和项目的基石,美国 1961 年《对外援助法》及其第 104 条修正案主要是关于卫生援助的内容,这直接表明美国对外援助在全球公共卫生方面的努力方向。[12]在小布什政府早期,美国对外援助主要围绕三个"战略支柱"展开:经济发展、农业和贸易;全球公共卫生;民主、冲突预防和人道主义援助。[13]2002 年,美国国际开发署发表《国家利益中的对外援助》的报告认为,对外援助将成为一种至关重要的外交政策工具,并提出美国对外援助的 6 个重点,其中之一就是促进公共卫生的发展。[14]2003 年,小布什在国情咨文中宣布了 PEPFAR。迄今为止,该计划是由单个国家发起的对抗单一疾病的最大的国际卫生倡议。根据该计划,美国将划拨高达 150 亿美元的资金,以抗击艾滋病和向艾滋病感染者提供抗逆转录病毒药品。[15]2004 年到 2008 年,通过该计划和"全球抗艾、结核和疟疾基金",美国在抗击艾滋病方面的总开支已高达 180 亿美元。[16]单是在 2008 年,美国政府提供的与卫生相关的对外援助资金就超过 75 亿美元。[17]2007 年,美国国务院与国际开发署联合发布《2007—2012 财政年度战略规划》,列出了美国对外援助的七个战略目标,其中第四个战略目标"投资人民"的首要优先事项就是促进全球健康。[18]

奥巴马总统就任之后,有很多报告都列出了奥巴马政府在全球公共卫生方面应当追求的目标。[19]根据凯泽家庭基金会(Kaiser Family Foundation)2009 年的调查,31%的受访者认为奥巴马政府与前任政府一样重视全球公共卫生问题,高达 41%的受访者认为奥巴马政府比前任政府更重视全球公共卫生问题。[20]美国医学研究所 2009 年发布的报

告建议奥巴马政府将卫生作为外交政策的一个支柱加以强调。[21]实际上,奥巴马政府确实比前任政府更重视卫生问题。奥巴马政府不但在国内推动医疗改革法案,而且还在 2009 年 5 月 5 日宣布"全球卫生倡议"。"全球卫生倡议"的提出表明,美国将在全球公共卫生治理领域担当领导者的角色,并以提供卫生援助的方式来进一步改善美国与发展中国家的关系,树立美国的正面形象。正如国务卿希拉里·克林顿所言,"'全球卫生倡议'将成为美国外交政策的一个关键组成部分"。[22]美国民主与全球事务助理国务卿玛丽亚·奥特罗(Maria Otero)也认为,奥巴马总统已将"全球卫生倡议"作为其以"巧实力"为驱动的外交政策的一个核心组成部分。[23]

特朗普总统就任之后,其"美国优先"的全球治理理念和全球公共卫生治理所需要的多边主义毫不兼容,冲击了现有的全球卫生安全治理体系。美国在全球卫生治理领域奉行狭隘的国家主义观,提供对外卫生援助的意愿急剧下降。正如德国国际与安全事务研究所研究员克劳迪娅·马约尔所言,"新冠肺炎疫情危机表明,美国的政治领导力已经出现结构性变化,没有美国的全球领导力,也没有美国模式为全球提供公共产品和组织全球的应对措施,美国没有意愿和能力去发挥领导作用。"[24]美国提供对外卫生援助的能力和意愿都发生了变化。美国特朗普政府公布的 2018 财政年度预算草案将美国全球卫生活动资助削减了 26%,2020 年提交的 2021 财政年度预算草案则将对外援助的全球卫生项目预算削减 30%。尽管美国的对外卫生援助遭到削减,但是在特朗普政府时期,美国国会依旧批准了作为美国旗舰全球公共卫生项目的 PEPFAR。

拜登总统就任之后,美国公共卫生援助政策重回多边主义。2021年 2 月 4 日,拜登在国务院发表上任后的首次外交政策演讲《美国在世界的位置》,不到 20 分钟的时间里 4 次提到对外援助,就对外援助在美国外交政策体系中的地位传递出明确信息。全球公共卫生成为拜登政府的重点对外援助领域之一。2021 年 2 月 19 日,拜登宣布向"新冠肺炎疫苗实施计划"提供 40 亿美元资金。2023 年 3 月 9 日,拜登政府发布 2024 财年预算案,要求为国际项目提供 705 亿美元可自由支配资金,较2023年预算高出11%。该预算案提议将109亿美元用于全球卫生。其中,超过12亿美元用于全球卫生安全,包括支持美国扩大双边合作以提高全球卫生安全能力,并要求提供5亿美元支持大流行病基金(Pandemic Fund)以加强全球对传染病的预防、防范和应对能力。该预算案还要求支持全球卫生工作者提高能力,并加大对自愿计划生育和生殖健康计划的支持。此外,预算案寻求提供20亿美元用于履行美国对全球抗击艾滋病、结核病和疟疾基金第七次增资的承诺,并请求为国务院新的全球卫生安全和外交局提供首笔资金。上述预算要求体现了拜登对对外卫生援助项目的重视。

二、美国通过公共卫生结构,在全球疾病监测方面加强国际合作

全球疾病监测,指在最广泛的地理范围发现、甄别和监控疾病的能力。新发和复发致命传染病疫情以及生物恐怖主义活动会随时随地出现。鉴于现今世界各国之间的紧密联系,一种疾病在几天内就能蔓延至全球。对于美国而言,提升监测和应对能力将有助于降低生物安全威胁,无论是在自然暴发疾病、实验室事故还是生物武器的使用方面都是如此。美国国际开发署也认为,通过建立强有力的传染病监测能力进行遏制是最好的防御。[25]"全球疾病监测是一项至关重要但又复杂的国际问题。"[26]因此,除了加强自己的全球传染病监测体系之外,[27]美国还在疾病监测体系建构方面开展双边和多边的外交努力。

在双边层面,美国与那些传染病多发的国家开展了疾病监测方面的合作。早在2002年,美国国会就通过了《全球疾病监测法》(The Global Pathogen Surveillance Act)。该法以向某些发展中国家提供援助为诱饵,换取这些发展中国家在全球疾病监测方面与美国进行合作。其中第四部分规定:"如果根据该法中的任何条款规定而对符合条件的发展中国家提供援助,那么这些发展中国家必须:(1)允许世界卫生组织和美国疾病控制中心派员调查其国内的传染病暴发事件;(2)必须向美国的相关机构和部门以及国际卫生组织提供病毒监测数据。"[28]美国

国防部"在全球疾病监测尤其是在加强国外实验室的流行病检测能力建设方面发挥着重要作用"。[29]因此,美国与其他国家在疾病监测方面的双边合作主要由美国国防部开展。美国国防部早在 1996 年就建立了"全球新发疾病监测和反应系统"。[30]美国在埃及、肯尼亚、印度尼西亚、秘鲁和泰国部署了美国海军医疗研究所(US Naval Medical Research Units)的实验室。当 2002 年禽流感在埃及被首次发现时,埃及政府还要依赖位于开罗的美国海军医疗研究所来分离出 H5N1 型病毒。毋庸置疑,美国与其他国家在全球疾病监测方面的双边合作会使那些需要技术援助的国家受益,并且有助于扩展公共卫生监测网络,促进全球公共卫生安全,但是美国的这种双边合作安排明显具有防止生物恐怖活动和传染病传播的双重用途。正如《全球疾病监测法》的支持者杰西·赫尔姆斯参议员所言,"在我们对该法的公共卫生收益进行支持之时,我们不应当忽视该立法的另外一个意图,那就是抗击恐怖主义和强化美国国家安全"。[31]

在多边层面,美国主要是在世界卫生组织框架下展开外交攻势,以强化世界卫生组织在全球疾病监测方面的效率。全球疾病监测体系的有效性取决于世界各国是否愿意共享其边界内的疾病暴发信息。早在 1998 年的一份题为《减少传染病威胁》的文件中,美国国际开发署就指出,"所有国家发现、预防和应对新发和复发传染病威胁的能力是全球有效应对的关键基础"。[32]该文件认为,等待疾病暴发然后再加以应对只是最后一招,第一道防线应该是在国外暴发的传染病到达美国海岸之前就采取预防措施。[33]这就需要对美国海外的疾病暴发信息进行及时的监测和预警。在 2008 年,美国预防大规模杀伤性武器和恐怖主义委员会(the Commission on Prevention of Weapons of Mass Destruction Proliferation and Terrorism)也指出:"疾病监测和通报是一项困难而又紧迫的任务,当今的国际疾病监测网络在覆盖面上并不全面。"[34]也就是说,只有各国共同参与的全球疾病监测网络才能对潜在的跨国传染病传播进行有效的预警和控制,否则将造成全球防疫中的"黑洞"。

在世界卫生组织框架下,美国大力支持对原来的《国际卫生条例》进行修改,目的是从国际规范方面落实世界卫生组织在全球疾病监测方面的覆盖面、合法性和效率。在关于《国际卫生条例》修改的先期辩论中，美国强烈支持世界卫生组织在调查可疑生物恐怖事件方面发挥主导作用，力图将生物恐怖活动的监测也纳入《国际卫生条例》涵盖的疾病监测范围。然而由于巴基斯坦和伊朗等一些发展中国家的反对，美国并没有实现其初衷。[35]尽管如此，新《国际卫生条例》(2005)还是在一定程度上体现了美国的意图。[36]美国还支持世界卫生组织建立"全球疫情预警和反应网"(GOARN)，以监测和应对自然暴发和恶意释放的疾病。

此外，美国还在八国集团框架下支持多边传染病监测的运作。在2001年，美国支持由当时的七国集团和墨西哥发起的"增进卫生安全的渥太华计划"(Ottawa Plan for Improving Health Security)，所有签字国一致同意加强全球监测和应对能力以防备生物恐怖袭击。[37]与此同时，针对恶意的生物恐怖袭击，美国在八国集团框架下推动"全球公共卫生安全倡议(GHSI)"。2002年12月墨西哥会议上，"全球公共卫生安全倡议"的范围又被扩展到用来应对自然暴发的传染病和疫情。在2006年举行的八国集团峰会上，美国与其他成员国一道发布《与传染病作斗争》的宣言，承诺加强传染病的全球监测和监测网。[38]

需要注意的是，无论是卫生援助的提供，还是通过公共卫生结构来加强全球疾病监测体系的建设，美国都秉承双边为主、多边为辅的思路。这主要表现在以下两个方面。

第一，美国提供的绝大部分对外卫生援助资金都是通过双边机制来运作。美国提供卫生援助的路径主要有两种：多边路径和双边路径。就前者而言，美国通过世界卫生组织和联合国艾滋病规划署等全球公共卫生治理的多边机制提供一定的资助。此外，美国还是"全球抗击艾滋病、结核病和疟疾基金"和"全球疫苗和免疫联盟"(GAVI)两个组织的最大捐助国。"美国对这些组织的捐助为美国触角和影响的扩张提供了另外一个渠道。"[39]尽管如此，与双边路径提供卫生援助比较起来，多边援助相形见绌。在过去10年中，从资助和项目来看，美国通过PEPFAR等形式提供的卫生资助大约86％是通过双边渠道展开的。[40]奥巴马政府的"全球卫生倡议"也是如此（见图7.1）。美国采取这种做法的一个重要原因就是,通过双边路径,美国能够确保提供的卫生援助被运用于符合其政策偏好的目的国家和优先卫生项目。

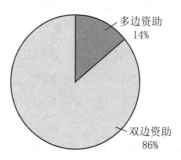

多边资助
14%

双边资助
86%

资料来源:The Kaiser Family Foundation, *The U.S. Global Health Initiative : Key Issues* , April 2010. p.10.

图 7.1　美国"全球卫生倡议"中多边与双边资助比例图(2009—2011 财政年)

第二,美国对世界卫生组织《国际卫生条例》(2005)和"全球疫情预警和反应网"建立的全球疾病监测体系没有信心。因为这些多边监测体系缺乏一套强制力的遵约机制,一些国家可能会出于短期利益的考量而不及时通报疾病暴发事件;有些国家,特别是发展中国家,往往会由于自身公共卫生监测能力不足而无法遵约。另外,这些落实效果十分有限的监测机制并没有达到美国将恶意释放生物制剂的活动纳入监测内容的预期。因此在疾病监测体系的建构方面,美国更重视双边合作。就与发展中国家的疾病监测合作而言,美国国内的《全球疾病监测法》为其与发展中国家的双边合作提供了一定的激励机制;就与其他发达国家的合作而言,美国则通过"志愿联盟"的形式,在疾病监测方面开展了一系列的双边合作。例如,美国通过国际开发署、卫生与公众服务部、国务院等机构,在疾病监测项目方面与其他发达卫生国家达成一系列双边协定,"美国—日本共同科学议程"(US-Japan Common Scientific Agenda)和"美国—欧盟新发疾病任务组"(EU-US Task Force on Emerging Diseases)就是其中两个支持跨国传染病监测的重要合作平台。

总之,这种以双边为主、多边为辅的卫生外交战略不但使得美国能够根据自己的卫生优先事项来确定卫生项目的合作范围,而且使得美国能够基于地缘政治的考量来更灵活地选择卫生合作的对象，并最终服务于美国的国家安全利益。

第二节　美国全球公共卫生治理中的国家安全战略

公共卫生经常被人们认为是一个生物医学问题，也是一个技术性的问题。各国的卫生部门只负责疾病的预防和控制，而且其管辖权域只限于此。随着新发和复发传染病（emerging and reemerging infectious diseases）的出现，卫生危机越来越具有国家安全的含义。实际上，"公共卫生是所有其他安全形式的基本信条"。[41]国家安全也不例外。卫生安全不但是国家安全的一个重要构成要素，而且还对其他国家安全构成要素产生重要影响。[42]早在 1992 年，美国医学研究所发布的《新发感染：美国卫生的微生物威胁》报告认为，由于日益增加的全球联系，传染病对美国国家安全构成威胁。[43]鉴于"非典"、禽流感和新冠肺炎等频发的传染病危机和潜在的生物恐怖主义威胁，美国已经将卫生治理纳入国家安全战略。这主要表现在以下两个方面。

一、在美国《国家安全战略》报告中，公共卫生治理的话语凸显

关于卫生与美国国家安全之间关系的话语越发出现在美国的官方报告中。美国情报部门已经发布 4 份主要关于传染病和全球公共卫生问题具有的国家安全含义的报告。[44]相关话语也体现在《国家安全战略》报告中。2002 年小布什政府发布的《国家安全战略》的前言首先阐述了美国在全球公共卫生治理中应发挥的作用："我们会继续领导世界，在降低艾滋病和其他传染病带来的苦难方面做出努力。"[45]该《战略》列出 7 项主要战略。其中第六项战略就是"确保公共卫生安全"；[46]第四项也与卫生问题密切相关："美国将会以赠款而非贷款的形式，增加发展援助的数量，大量增加对最不发达国家在教育、艾滋病、健康、营养、水、卫生以及其他人类需求方面的援助。"[47]毫无疑问，这种援助的

增加有助于促进全球公共卫生状况。

2006 年小布什政府发布的《国家安全战略》也强调公共卫生危机的安全含义。在谈到全球化为美国的国家安全所带来的挑战时,该战略报告指出:"如果不能充分地应对诸如艾滋病和禽流感等跨国流行病所构成的公共卫生挑战,那么国家安全将会受到威胁。"[48]"公共卫生挑战为社会秩序带来的风险是如此之大,以至于传统的公共卫生方法无法应对,这就有必要采取新的战略和应对措施。"[49]该战略报告还提出了美国政府主导下的"预防禽流感的国际伙伴关系计划"(the International Partnership on Avian and Pandemic Influenza)。[50]作为一个新的全球国家间伙伴关系,"预防禽流感的国际伙伴关系"致力于传染病的有效监测和应对,将有助快速发现和应对任何疫情的暴发。"美国正与伙伴国家和机构合作,共同致力于强化全球生物监测能力,以更早地发现可疑的疾病暴发事件"。[51]

奥巴马政府比前任政府更重视卫生问题。2010 年,美国国务院首次发布《外交与发展四年评估》报告。该评估报告认为,美国的对外发展援助将主要集中在 6 个具体领域,其中一个领域就是全球卫生。奥巴马政府在 2010 年 5 月发布的《国家安全战略》报告也强调了跨国传染病威胁。在生物安全应对方面,奥巴马政府与布什政府的一个重要区别就是,前者重视通过国际合作来应对生物威胁。2001 年 7 月,小布什政府以关于《禁止生物武器公约》核查机制的"议定书草案"无法有效应对生物武器威胁并有可能损害其国家安全和商业利益为由,拒绝接受"议定书草案",并且要求年度会议必须终止关于"议定书草案"的后续审议。布什政府此举使国际社会为《禁止生物武器公约》建立一种正式核查机制的努力成为泡影,不利于生物安全领域的国际合作。奥巴马政府上台以后,虽然并没有改变其前任关于"议定书草案"的立场,但是将《禁止生物武器公约》称为讨论生物安全问题最重要的国际平台。2011 年 12 月,国务卿希拉里·克林顿在《禁止生物武器公约》审议大会上发表演讲,成为历届《禁止生物武器公约》审议大会出席的最高级别美国政府官员。这足以表明奥巴马对《禁止生物武器公约》的重视。此外,奥巴马政府的生物安全战略突出生物威胁对全球社会构成的风险,而布什政府则认为生物武器威胁的主要指涉对象是美国及其盟友。

在关于开展广泛合作以应对主要的全球威胁方面,奥巴马政府(2010)年的《国家安全战略》报告认为,"传染病威胁跨越了政治边界,预防、快速发现和遏制可能的疫情暴发的能力从来没有如此重要;在一个地方暴发的疫情会很快发展成一种国际卫生危机,使数百万、上千万人受害,导致旅行和贸易的撕裂,应对这些跨国威胁需要事先准备,与全球社会开展广泛的合作";[52]"全球合作来预防传染病的传播将会促进公共卫生治理的发展";[53]"传染病威胁着地区安全和美国人民的健康和安全"。[54]为了促进卫生安全,该战略报告提出综合性的全球公共卫生治理战略:"美国追求一种综合的全球公共卫生治理战略;在促进全球公共卫生方面,美国拥有一种道义和战略利益。"[55]该战略报告将自然暴发的传染病治理与生物恐怖袭击的预防结合在一起。"致命生物制剂的广泛扩散所带来的经济、社会和政治后果史无前例,我们必须继续在国内与前线应对者和卫生官员共同努力,以降低自然暴发或恶意释放的传染病所带来的风险,强化我们应对生物威胁的能力;通过促进全球公共卫生安全、强化安全和负责任的行为规范,对当前和潜在的风险进行及时而精确的监测,采取合理措施以降低利用生物武器的可能性,扩展我们预防、追踪和抓捕那些攻击实施者的能力,与所有利益攸关者进行有效的沟通,帮助变革关于生物威胁的国际对话,我们将与国内和国际伙伴携手,共同防御生物威胁。"[56]奥巴马政府上述关于美国生物安全应对政策,充分反映美国从国家安全视角来考虑其全球卫生政策的思维。奥巴马非常重视"全球卫生倡议"在美国外交政策中的作用。正如国务卿希拉里·克林顿所言,"'全球卫生倡议'将成为美国外交政策的一个关键组成部分"。[57]

2017年12月18日,特朗普政府发布了其任内的《国家安全战略》,将"应对生物威胁和大流行病"列为保护美国边界和领土安全的重要事项之一。该战略报告认为,"生物事故有可能造成灾难性的生命损失,对美国本土的生物威胁,无论是蓄意造成的袭击、事故或自然爆发生物威胁,都正在增长,需要采取行动从源头上解决这些问题;埃博拉和 SARS 等病毒暴发以及 2001 年美国蓄意发生的炭疽袭击,埃博拉、SARS 等病毒的自然暴发,以及 2001 年在美国蓄意发生的炭疽袭击,都表明了生物威胁对国家安全的影响,包括夺走生命、造成经济损失,以及导致公众对政府机构失去信心;生命科学的进步有益于我们的健康、经济和社会,也为想要造成伤害的行为体开辟了新的途径;那些致力于拥有生物武器的国家行为体可能会开发更先进的生物武器,这些能力也可能被提供给恶意的非国家行为体"。为了防止上述生物威胁,特朗普政府的《国家安全战略》报告强调了如下优先行动事项:第一,从源头上发现和遏制生物威胁,"我们(美国)将与其他国家合作,尽早发现和缓解疫情,以防止疾病传播。我们将鼓励其他国家投资于基本医疗保健系统,并加强人类和动物健康交叉领域的全球卫生安全,以防止传染病暴发。我们将与合作伙伴合作,确保处理危险病原体的实验室采取安全保障措施";第二,支持生物医学创新,"我们将通过加强作为生物医学产业基础的知识产权体系来保护和支持生物医学创新的进步"。[58]特朗普政府的《国家安全战略》报告中关于生物安全或生物威胁应对的表述,也说明美国政府国家安全考量中的卫生安全要素。

2022 年 10 月 12 日,拜登政府发布其任内首份《国家安全战略》报告,强调卫生安全在美国国家战略中的重要地位。报告认为,"新冠肺炎已导致全球近 650 万人死亡,其中包括 100 多万美国人,但下一次疫情可能会更严重——传染性一样强,但更致命;我们在国家和国际上采取措施为下一次疫情做好准备并加强生物防御的机会之窗很窄;美国再次承诺,我们(美国)是世界卫生组织最大的捐助者,将致力于新冠肺炎疫苗接种,并采取合作方式实现全球卫生安全;我们(美国)认识到,在每个人都安全之前,没有人是安全的,这就是为什么我们在国际上捐赠的疫苗比任何其他国家都多,不附带任何政治条件;我们(美国)正在与包括慈善组织和私营部门在内的盟友和合作伙伴合作,促进非洲和南亚的疫苗可持续生产;我们认识到,我们必须与所有国家就全球公共卫生问题进行接触,包括与我们意见相左的国家,因为流行病不分国界,我们(美国)也承认,一些国际机构过去做得不够,需要改革。虽然我们相信,其中许多改革可以在本届政府的任期内达成一致并实施,但我们也认识到，最终有些改革可能会功亏一篑，因为其他国家与我们一样，不相信提高透明度并与国际社会共享关键数据，因此，当我们在全球范围并通过国际机构参与时，我们还将深化与志同道合的国家的合作，推动疫情防范制度改革，并在必要时更密切地合作，制定其他国家可以效仿的更高标准；我们还将应对蓄意和意外生物风险带来的日益增加的风险，包括通过我们快速检测、识别和鉴定病原体的能力，以及制定医疗对策；我们将与合作伙伴和盟友合作，加强《禁止生物武器公约》，以威慑国家的生物战能力；防止恐怖分子获取或使用生物武器；加强反对发展和使用生物武器的国际准则。我们还将通过建立和加强国际生物安全和生物安保规范和做法，减少与技术进步和军民两用研发相关的生物风险"。拜登政府的国家安全战略报告有关全球卫生安全的表述，也说明美国基于国家安全的全球卫生治理战略考量。[59]

除了上述《国家安全战略》突出了卫生安全在美国国家安全战略中的地位外，美国政府还发布其他将卫生与安全进行关联的报告文件。例如，美国卫生与公众服务部在 2009 年发布的美国历史上首份《国家卫生安全战略》（National Health Security Strategy）、拜登政府在 2022 年发布的《国家生物防御战略和实施计划》等。[60]这些文件都为美国的全球公共卫生治理战略提供了指导性原则。

二、美国整合了传染病威胁应对路径和生物恐怖主义威胁应对路径

早在 1998 年，由洛克菲勒兄弟基金（Rockefeller Brothers Fund）发布的《生物恐怖主义、新发疾病和国家安全》报告认为，"新发疾病和生物恐怖主义使得公共卫生和国家安全合二为一"。[61]在 1999 年由美国约翰·霍普金斯大学民用生物防御中心（Center for Civilian Biodefense）举办的关于"生物恐怖主义和公共卫生应对"的研讨会上，美国卫生与公众服务部部长唐娜·沙拉拉（Donna Shalala）指出了与生物恐怖主义作斗中的"四个重要挑战"。其中第三个挑战就是"公共卫生和医疗部门在恐怖主义应对方面发挥主导作用"。[62]2001 年美国发生的炭疽恐

怖袭击、2003 年的"非典"疫情以及禽流感的暴发更是加快了美国传染病治理和生物恐怖主义应对路径、部门协调以及资金分配等方面的整合。为了应对生物恐怖主义,美国加大了在各州和城市的公共卫生基础设施方面的投资,生物安全问题已经被置于科学和公共政策的前线。美国生物武器专家克里斯托弗·希巴认为,"生物安全必须既解决生物武器所带来的挑战,又要解决传染病所带来的挑战"。[63]美国的军控和防扩散中心(the Center for Arms Control and Non-Proliferation)发布的《降低安全的生物风险》报告,建议奥巴马政府"强化国家、地区和国际层面关于传染病暴发的监测和应对能力,无论是自然暴发疾病还是人造疾病";"美国应该强力支持通过《禁止生物武器公约》和《国际卫生条例》(2005)之间的协调以应对生物威胁的努力"。[64]根据上述建议,在追求生物安全的背景下,奥巴马政府大力支持全球公共卫生安全方面的努力,将全球公共卫生安全促进列为其"应对生物威胁的国家战略"的首要目标。[65]

就美国国内而言,传染病应对与生物恐怖主义应对路径的整合主要表现在各部门之间的协调和资金划拨方面。美国诸多部门参与了生物安全的预防;在资金划拨方面,美国卫生与公众服务部是最大的资金接受部门,接受资金占预算总额的一半还要多。这就表明,美国卫生与公众服务部不但要在传染病暴发等公共卫生应对方面发挥作用,还要在生物恐怖等生物安全防御方面起到重要的作用。也就是说,美国卫生与公众服务部承担起预防生物恐怖袭击的重要职责。此外,美国早在 2002 年就通过《公共卫生安全和生物恐怖预备和应对法》(The Public Health Security and Bioterrorism Preparedness and Response Act of 2002)。就国际层面而言,美国力图通过加强世界卫生组织的监测功能,力求在世界卫生组织生物恐怖活动的调查中发挥主导作用。换而言之,无论是在国内还是在国际层面,美国应对传染病威胁和生物恐怖主义威胁路径的整合表明,美国已经将卫生问题"安全化"。正如亚历山大·克勒(Alexander Kelle)所言,"美国的公共卫生机构在与生物恐怖主义作斗争方面已经被安全化了"。[66]

第三节　美国全球公共卫生治理战略的实质

通过把卫生治理问题纳入外交和国家安全战略轨道,美国将全球公共卫生治理上升为优先解决议程。美国政府提出的"全球卫生倡议""全球卫生安全议程"和 PEPFAR 就充分地说明这一点。毋庸置疑,美国的这种战略有助于国际社会更好地应对公共卫生危机这一全球性挑战,从而促进全球公共卫生治理。然而,这种促进只是美国全球公共卫生战略的一个副产品而已。正如艾伦·英格拉姆(Alan Ingram)所言,"大多数将卫生问题界定为一个安全和战略问题的话语都是由发达国家的机构、决策者和分析家提出,他们关切的只是疾病如何影响到他们的利益,而非其政策如何影响全球疾病负担"。[67]具体而言,美国之所以将全球公共卫生治理上升到外交和国家安全战略,主要是出于以下几个方面的利益考量。

一、地缘政治利益

"对外援助的规模、方向和条件都体现了援助国的国家利益。"[68]美国的对外卫生援助亦然。它只是美国实现地缘政治利益的一个工具。美国中央情报局在 2000 年发布的报告中指出,"传染病有可能加剧大国为了控制稀有国家资源的斗争,从而影响到美国国家安全";[69]"新发和复发传染病恶化了那些对美国具有重要利益的关键国家和地区的社会和政治稳定"。[70]因此,美国将卫生援助作为一种外交政策工具或跳板,来更好地控制其他国家的战略资源。美国还将对外卫生援助当作反恐战略的一部分加以强调。例如,美国国家情报委员会 2002 年发布的关于艾滋病的报告涉及尼日利亚的部分认为,艾滋病将会恶化对于美国能源安全和美国反恐战略具有重要意义的国家的国家能力。[71]因此,美国大力增加对尼日利亚的援助。2007 年,美国通过 PEPFAR 划拨了 5.78 亿美元援助尼日利亚,这远远超出了其他捐助国的数额。作为援助的一部分,PEPFAR 为尼日利亚军队建立了一个完整的艾滋病监测体系,实施预防计划、创造一个更加可靠的供应链、为那些携带艾滋病毒的军事人员及家属提供治疗。[72]

二、对美国国家安全进行"再保险"

传染病的跨国传播对美国国家安全构成威胁。从历史上看,禽流感、霍乱等传染病等都是首先从那些公共卫生条件落后的发展中国家暴发。因此,如果能够对暴发于发展中国家的传染病进行早期监测,那么美国就能在这些传染病扩散到本土之前赢得足够的时间,以采取必要的预防和应对手段。也就是说,有效的全球疾病监测体系为美国国家安全上了"再保险",这就是美国大力促进和推行全球疾病监测计划的主要原因。美国共和党参议院里克·桑托勒姆(Rick Santorum)声称,推动全球卫生是"绝对必要的";他将美国的卫生援助与美国利益联系起来,并且认为,"我们在稳定非洲方面所做的工作(卫生援助),尽管本质上是出于人道主义,但对于美国国家安全必不可缺"。[73]

全球疾病监测计划也成为美国国家安全的一个优先事项,因为"在面临疫情暴发时,全球公共卫生监测体系作为一种起到稳定作用的力量而促进美国国家安全"。[74]也就是说,美国在发展传染病的全球监测系统方面是主要的既得利益者。鉴于世界卫生组织在全球公共卫生治理中无与伦比的合法性,美国极力促进在世界卫生组织框架下建立有效的全球疾病监测体系。对于那些卫生基础设施落后的国家,这种全球疾病监测体系基本上毫无用途,因为这些国家即使通过监测体系发现了相关传染病暴发信息,国内薄弱的公共卫生基础设施也使得这些国家无法采取任何有效的预防和应对措施。因此,美国假以世界卫生组织之手,为本国国家安全又设置了一道重要的防线。正如布鲁斯·琼斯(Bruce Jones)所言,"世界卫生组织在成为防御'非典'外层防线的同时,允许美国的疾病控制与预防中心集中在国内的防御措施"。[75]可以认为,美国强化全球传染病监测,目的并不是将其当作一种改善全球健康的工具,而是将其视作一种应对生物恐怖主义、增强国家安全的工具。正如菲利普·克莱因（Philippe Calain）所言，"国外疾病暴发方面情报的搜集主要服务于发达国家"。[76]如果说全球监测外溢出了任何对其他发展中国家具有建设意义的卫生后果的话，那么这也并非美国的主要外交政策目标，而仅仅是一种积极的外部性而已。

三、增强美国的"软实力"

美国政府政策制定者越发认识到，卫生议题成为外交政策中的一个有效的"软实力"工具。正如哈利·费尔德鲍姆（Harley Feldbaum）所言，"全球卫生问题越来越与美国的经济、外交政策和战略目标纠缠在一起。"[77]奥巴马政府制定的为期6年的"全球卫生倡议"战略就是美国通过在全球卫生领域发挥领导作用从而强化其"软实力"的具体实践。

对于美国而言，一体化的全球公共卫生政策就成为美国增强"软实力"的一个重要载体。正如美国战略与国际研究中心在2010年发布的报告指出的那样，"当美国使用软实力在世界各地促进自身利益时，就需要利用美国全球公共卫生政策所能发挥的重要作用"。[78]一方面，美国的公共卫生对外援助促进了软实力的增强。"对外卫生援助正在快速成为美国软权力的一个支柱。"[79]国务卿希拉里·克林顿也认为，PEPFAR和"总统防治疟疾行动计划"等项目树立了美国的正面形象。[80]例如，根据2007年的皮尤全球民意调查（Pew Global Attitudes Survey），在10个对美国最具有好感的国家中，有8个是美国为之作出最大公共卫生努力的非洲国家。[81]另一方面，美国在全球公共卫生方面的努力也促进了美国硬实力的发展。美国的对外卫生援助有助于实现对美国具有重要战略意义的地区的稳定。总之，美国在全球公共卫生方面的努力使其"软实力"和"硬实力"兼得。

四、推行对外经济战略的工具

"美国的经济利益与对外援助利益攸关。"[82]因此，美国的对外卫生援助也被纳入经济战略。到 2007 财政年度,PEPFAR 和艾滋病项目成为所有美国对外援助的一个主要目标,项目资金高达 33 亿美元,大约占美国所有对外援助总额的 15%,占美国全球公共卫生援助总额的 60%。[83] 在奥巴马政府建议的全球公共卫生预算中,美国官方卫生发展援助总额的 70% 是针对艾滋病的治疗项目。[84] 美国之所以将卫生援助项目大量集中在艾滋病的治疗方面,而不是改善发展中国家薄弱的公共卫生基础设施,其中一个重要原因就在于,在全球 5 家最大的抗艾滋病药物生产商中,美国就占了 3 家。[85] 在世界贸易组织框架下,世界各国就艾滋病药品的专利权所导致的发展中国家治疗药品可及性问题达成《与贸易有关的知识产权协定与公共卫生多哈宣言》,其中规定,发展中国家可以使用"强制许可"条款,由本国的制药企业对相关药品进行仿制,以降低艾滋病治疗药品的高昂价格。但具有讽刺意义的是,美国对南非、巴西等艾滋病问题严重的国家利用"强制许可"条款的做法却表示强烈反对。因此,在一定程度上,美国这种以艾滋病治疗为优先的战略是为了维护美国制药公司的经济利益,协助本国制药企业垄断抗艾滋病药物的市场,以此来促进美国整体的经济利益。目前,在全球十大生物制药企业中,美国企业占据半壁江山,前四大制药企业都来自美国(见表 7.1)。全球排名前 30 位的 AI 新药研发企业,美国有 20 家。美国的公共卫生对外援助在本质上也是为本国的制药企业提供全球市场,从而推动本国生物经济的发展。另外,美国通过对发展中国家提供公共卫生援助,在一定程度上促进这些国家的经济发展,从而也为本国的产品开拓了市场。在美国看来,全球公共卫生"只是一个治国方略的工具而已,其价值仅仅在于服务于国家的物质利益和能力的效用方面"。[86] "为了保护我们自己国民的安全,发现外国土地上的病魔并与之作斗争符合我们的现实利益,国外卫生状况的提高为美国产品拓宽了消费市场,增加了贸易。"[87] 美国众议员休·凯里(Hugh Carey)的这番话更是充分地说明了美国全球公共卫生治理战略中的经济利益驱动。

表 7.1　2019—2023 年全球十大生物制药企业

排名	2019 年	2020 年	2021 年	2022 年	2023 年
1	美国强生（Johnson & Johnson）	美国强生	美国辉瑞（Pfizer）	美国辉瑞	美国辉瑞
2	瑞士罗氏（Roche）	瑞士罗氏	瑞士罗氏	美国艾伯维（abbvie）	美国艾伯维
3	美国辉瑞	瑞士诺华（NORVATIS）	美国艾伯维	美国强生	美国强生
4	瑞士诺华	美国默克（MERCK）	美国强生	美国默克	美国默克
5	美国默克	美国艾伯维	瑞士诺华	瑞士诺华	瑞士诺华
6	英国葛兰史克（Glaxo Smith Kline）	英国葛兰史克	德国拜耳（Bayer）	瑞士罗氏	瑞士罗氏
7	法国赛诺菲（SANOFI）	美国百时美施贵宝（Bristol-Myers Squibb）	美国默克	美国百时美施贵宝	美国百时美施贵宝
8	美国艾伯维	美国辉瑞	美国百事美施贵宝	英国阿斯利康（AstraZeneca）	法国赛诺菲（SANOFI）
9	日本武田制药（Takeda）	法国赛诺菲	英国葛兰史克	法国赛诺菲	英国阿斯利康
10	德国拜耳	日本武田制药	法国赛诺菲	英国葛兰史克	英国葛兰史克

第四节　美国全球公共卫生治理战略所带来的问题

美国通过以双边为主、多边为辅的路径，将全球公共卫生治理融入本国的外交和国家安全战略。不可否认，美国在全球公共卫生方面的努力在一定程度上促进了全球公共卫生治理。然而需要明确的是，无论是双边路径还是多边路径，美国所有的努力都是围绕国家利益来展开，将公共卫生议题工具化。美国通过双边层面的对外卫生援助，追求地缘政治和经济利益,因为"美国的领导人十分清楚,在全球公共卫生项目方面的投资虽然要长时间才能见效,但是绝对有益于我们(美国)的国家安全利益和外交动议"。[88]通过多边路径,特别是世界卫生组织的《国际卫生条例》,美国主要是为其国家安全设置一道防疫线,而不是为了促进全球公共卫生治理,因为无论是从历史上还是政治上看,《国际卫生条例》的目的都不是改善贫穷国家的公共卫生状况,其存在的理由就是防止发达国家免受发展中国家疾病传播的负面影响。美国是这种多边公共卫生机制的最大受益者;其在世界卫生组织框架下的多边公共卫生努力依然没有脱离这种"自利最大化"的窠臼。通过将卫生问题纳入外交和国家安全战略,美国实现了卫生问题的"安全化"。毫无疑问,这种"安全化"有助于将更多资金和政治支持吸引到全球公共卫生治理之中。然而,对于全球公共卫生治理而言,这种"安全化"战略也存在一定的问题和风险。

一、弱化了美国应当帮助发展中国家应对卫生危机的道义责任

就美国的对外卫生援助而言,受援对象通常是那些对美国具有战略意义的国家,而不是那些最需要卫生援助的发展中国家;作为优先解决议程的卫生项目通常是那些被认为对美国具有重要经济利益含义(例如艾滋病)或者对美国构成重大风险的疫情(例如禽流感),而不是那些对发展中国家造成更广泛影响的疾病(例如慢性病和热带病)的预防以及公共卫生基础能力建设。正如美国著名的安全专家苏珊·彼得森(Susan Peterson)所言,"美国将传染病称作一种安全威胁的含义就在于,只有当它们威胁到美国的安全时,美国在发展中国家的疾病控制方面的援助才具有正当性"。[89]这种在卫生援助接受国和卫生项目重点方面的"有选择性"(selectivity)说明,美国的全球公共卫生政策基于其国家安全利益,而非道义和全球公共卫生正义。"解决大多数全球公共卫生问题不应当是基于国家安全的考量。"[90]实际上,作为世界上

综合实力最强的国家,美国对于发展中国家的健康促进更应当负有道义责任。也只有解决了全球公共卫生治理中的正义问题,才能更好地促进各国的卫生安全,因为"当今的全球公共卫生形势提出了紧迫的正义问题"。[91]

二、有可能会加剧国家间的生物安全困境

生物安全困境,指一国防御性的生物计划可能会被其他国家认为是进攻性的生物计划,因此其他国家被迫实施可能会导致军备竞赛的对冲战略(hedging strategy),结果陷入安全困境。"将卫生与安全联系起来并不一定造就双赢",[92]有时可能会导致"双输",即生物安全困境加剧。在炭疽恐怖袭击发生以后,美国在传染病和生物恐怖应对方面过于强调防御性的医疗应对措施,在民用生物防御研发方面的投入大幅增加(见图7.2)。由于生物技术的"双重用途"的特点,防御性的生物研发和进攻性的生物研发两者难以区别,加上《禁止生物武器公约》框架下各国在生物制剂发展方面建立信任措施的缺位,美国在民用生物防御研发方面的大力投入可能引起其他国家的猜疑,导致生物武器军备竞赛的生物安全困境。

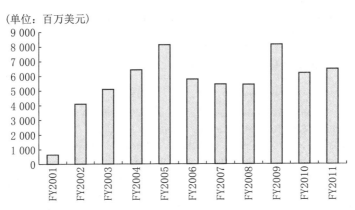

资料来源:Crystal Franco, Tara Kirk Sell, "Federal Agency Biodefense Funding, FY2010—FY2011", *Biosecurity and Bioterrorism: Biodefense Strategy, Practice, and Science*, Vol.8, No.2, 2010, p.130。

图7.2　美国民用生物防御预算总额(2001—2011 财年)

本 章 小 结

"在传染病的语境下,世界上没有一个地方我们距之遥远,没有一个人我们与之毫无瓜葛。"[93]当今在公共卫生安全领域的全球相互依赖关系使得任何国家都别指望能够在其边界筑起阻止疾病传播的防线。毋庸置疑,美国的全球公共卫生治理战略在一定程度上促进了全球公共卫生治理。然而,这种基于国家自利和囿于国家安全的全球公共卫生治理战略在全球公共卫生治理方面产生的实效极为有限,因为公共卫生领域的全球和道义目标并非与以国家为中心的国家安全观恰好相符。"全球公共卫生治理是指在世界范围为促进健康和卫生正义而采取的集体行动。"[94]美国在全球公共卫生治理中重视双边、轻视多边的做法表明,美国的出发点并非全球健康的整体促进,而是本国的政治、经济和安全利益,其结果是弱化了美国在全球公共卫生治理战略中本应对发展中国家承担的卫生援助的道义责任,并有可能加剧美国与其他国家间的"生物安全困境"。

注释

1. Giovanni Berlinguer,"Health and Equity as a Primary Global Goal," *Development*,Vol.42,No.4,1999,pp.17—21.

2. Ilona Kickbusch,"The Leavell Lecture—the End of Public Health as We Know It:Constructing Global Public Health in the 21st Century," *Public Health*,Vol.11,Issue.4,2004,pp.206—210.

3. 有关这些智库报告的内容,详见 Institute of Medicine Board on International Health,*America's Vital Interest in Global Health*,Washington D.C.:National Academy Press 1997;CSIS/CBACI,*Conflict and Contagion:Health as a Global Security Challenge*,Washington D.C.:Chemical and Biological Arms Control Institute,2000;J. Ban,Health,*Security and US Global Leadership*,Washington D.C.:Chemical and Biological Arms Control Institute,2001;J.S. Kassalow,*Why Health is Important to US Foreign Policy*,New York:Council on Foreign Relations and Milbank Memorial Fund,2001;Daniel M. Fox and Jordan S. Kassalow,"Making Health a Priority US Foreign Policy," *American Journal of Public Health*,Vol.91,No.10,2001,pp.1554—1556。

4. David P. Fidler,*The Challenges of Global Health Governance*,New York:The Council on Foreign Relations,2010,p.19.

5. 这四种战略优势分别是:战略上的正确性;在社会聚合力、公正和强化国家基础设施等方面产生积极收益；一种重要的外交工具；促进国家之间的信任。详见 Richard Horton, "Iraq: Time to Signal a New Era for Health in Foreign Policy," *The Lancet*, Vol.368, No.9545, 2006, pp.1395—1397。

6. Ministers of Foreign Affairs of Brazil, Indonesia, France, Senegal, Norway, "The Oslo Ministerial Declaration—Global Health: A Pressing Foreign Policy Issue of Our Time," *The Lancet*, Vol.369, No.9580, 2007, pp.1373—1378.

7. Margaret Chan, "Foreign Policy and Global Public Health: Working together towards Common Goals," http://www.who.int/bulletin/volumes/86/7/08-056002/en/index.html.

8. Kelley Lee, Luiz Carlos, and Thomas E. Novotny, "Brazil and the Framework Convention on Tobacco Control: Global Health Diplomacy as Soft Power," *PLoS Medicine*, Vol.7, No.4, 2010, p.4.

9. Leavitt MO, "Statement on global health before the Senate Appropriations Subcommittee on Labor, HHS, Education, and Related Agencies," May 2, 2007, www.hhs.gov/asl/testify/2007/05t20070502b.html.

10. Harley Feldbaum, *Building U.S. Diplomatic Capacity for Global Health*, Center for Strategic and International Studies, 2010, p.2, https://csis-website-prod.s3.amazonaws.com/s3fs-public/legacy_files/files/publication/100520_Feldbaum_BldgDiploCapacity_Web.pdf.

11. Melville Mackenzie, "International Collaboration in Health," *International Affairs*, Vol.26, No.4, 1950, p.519.

12. Crongressional Research Service, *Foreign Assistance Act of 1961: Authorizations and Corresponding Appropriations*, June 16, 2010, p.7, http://www.nationalaglawcenter.org/assets/crs/R40089.pdf.

13. Curt Tarnoff, "Foreign Aid: An Introductory Overview of US Programs and Policy," *CRS Report for Congress*, Updated January 19, 2005, p.7, http://italy.usembassy.gov/pdf/other/98-916.pdf.

14. 其他五个重点分别是促进民主治理、推动积极发展、降低冲突、提供人道主义援助、为私人对外援助负责。详见 U.S. Agency for International Development, *Foreign Aid in the National Interest*, Washington D.C., 2002, p.iv.

15. 该计划主要有以下几个目标：为 200 万艾滋病感染患者提供抗逆转录病毒的药品；为 1 000 万艾滋病患者提供医疗保健，包括儿童和孤儿；预防 700 万新感染病例的产生。"总统防治艾滋病紧急救援计划"主要针对 15 个国家，其中包括 12 个非洲国家、2 个加勒比国家和 1 个亚洲国家。详见"总统防治艾滋病紧急救援计划"官方网站，http://www.pepfar.gov/about/。

16. PEPFAR, Making a difference: Funding, 2008, http://www.pepfar.gov/press/80064.htm.

17. Tiaji Salaam-Blyther, *Global health: Appropriations to USAID programs from FY2001 through FY2008*, Washington D.C.: Congressional Research Service, The Library of Congress.

18. U.S. Department of State, U.S. Agency for International Development, *Strategic Plan: Fiscal Years 2007—2012*, Revised May 7, 2007, p.22, http://www.usaid.gov/policy/coordination/stratplan_fy07-12.pdf.

19. 相关报告详见 Committee on the U.S. Commitment to Global Health, *The U.S. Commitment to Global Health: Recommendations for the New Administration*, Wash-

ington，D.C.：National Academies Press，2009；Nancy Birdsall，ed.，*The White House and the World：A Global Development Agenda for the Next U.S. President*，Washington，D.C.：Center for Global Development，2008；Laurie Garrett，*The Future of Foreign Assistance Amid Global Economic and Financial Crisis：Advancing Global Health in the U.S. Development Agenda*，New York：Council on Foreign Relations，January 2009。

20. Kaiser Family Foundation，*Survey on the U.S. Role in Global Health Update*，October 21，2009.

21. Institute of Medicine，*The U.S. Commitment to Global Health：Recommendations for the New Administration*，Washington，D.C.：National Academies Press，2009，p.1.

22. "Secretary Clinton on President's Global Health Initiative," May 5，2009，http：//www.america.gov/st/texttrans-english/2009/May/20090505174936eaifas0.7123529.html.

23. Maria Otero，"Smart Power：Applications and Lessons for Development," April 8，2010，http：//geneva.usmission.gov/2010/04/15/smart-power-applications-and-lessons-for-development/.

24. Steven Erlanger，"Another Virus Victim：The U.S. as a Global Leader in a Time of Crisis," *The New York Times*，March 20，2020.

25. USAID，*Reducing the Threat of Infectious Diseases*，Washington D.C.，1998，p.3.

26. Carleton J. Phillips，Anne M. Harrington，Terry L. Yates，Gary L. Simpson，and Robert J. Baker，*Global Disease Surveillance*，*Emergent Disease Preparedness*，*and National Security*，Museum of Texas Tech University，2009，p.9.

27. 例如，美国国防部建立的"全球新发疾病监测和应对系统"(the Global Emerging Infectious Surveillance and Response System)和美国国土安全部的"生物监测一体化系统"、美国农业部的"动物公共卫生信息系统"(the Animal Public Health Information System)等。

28. United States Senate，*Biden Introduces Bill to Defend against Bioterror and Improve Disease Tracking*，May 9，2002，http：//biden.senate.gov/newsroom/details.cfm?id182660.

29. Jennifer Brower and Peter Chalk，*The Global Threat of New and Reemerging Infectious Diseases*，RAND，2003，p.92.

30. 该系统是美国国内外各军事调查单位的一体化网络，被授权为传染病的监测、调查和适当应对提供支持。

31. The Library of Congress，US Congressional Record，August 01，2002，p.S8025，http：//www.thomas.gov/cgi-bin/query/R?r107：FLD001：S58023.

32. USAID，*Reducing the Threat of Infectious Diseases*，Washington D.C.，1998，p.1.

33. Ibid.，p.2.

34. Graham，Bob，et al.，*World at Risk：the Report of the Commission on the Prevention of WMD Proliferation and Terrorism*，New York：Vintage Books，2008，p.131.

35. 关于双方在这方面的分歧，详见 Erika Check，"Global Health Agency Split over Potential Anti-terrorism Duties," *Nature*，Vol.434，No.7034，2005，p.686。

36. 美国的这种意图体现在《国际卫生条例》第七条中，只不过采取了一种模糊的表述方式。其中规定："如果缔约国有证据表明在其领土内存在可能构成国际关注的突发公共卫生事件的、出乎意料的或不同寻常的公共卫生事件,不论其起源或来源如何,即应向世界卫生组织提供所有相关的公共卫生信息。"这就表明,如果可能构成国际关注的公共卫生事件起因于生物恐怖或生物实验室事故,这些事件也是属于世界卫生组织的监测范围。

37. G7 Health Ministers' Meeting, *Ottawa Plan for Improving Health Security*, November 7, 2001, Ottawa, http://www.g7.utoronto.ca/health/ottawa2001.html.

38. G8, *Fight against Infectious Diseases*, St.Petersburg, July 16, 2006, http://en.g8russia.ru/docs/10.html.

39. The Kaiser Family Foundation, *The U.S. Global Health Initiative: Key Issues*, April 2010, p.10.

40. Ibid.

41. Randy Cheek, "Public Health as a Global Security Issue," *Foreign Service Journal*, December 2004, p.24.

42. 关于公共卫生与国家安全的联系,在国外已经有许多学者进行探讨,相关研究参见 Stefan Elbe, "HIV/AIDS and the Changing Landscape of War in Africa," *International Security*, Vol.27, No.2, 2002, pp.159—177; Robert L. Ostergard, Jr., "Politics in the Hot Zone: AIDS and National Security in Africa," *Third World Quarterly*, Vol.23, No.2, 2002, pp.333—350; Peterson, Susan. "Epidemic Disease and National Security," *Security Studies*, Vol.12, No.2, Winter, 2002/2003, pp.43—80; Andrew Price-Smith, *The Health of Nations: Infectious Disease, Environmental Change and their Effects on National Security and Development*, Cambridge, MA: MIT Press, 2002; Andrew Price-Smith, *Contagion and Chaos: Disease, Ecology and National Security in the Era of Globalization*, Cambridge, MA: MIT Press, 2009。

43. U.S. Institute of Medicine, *Emerging Infections: Microbial Threats to Health in the United States*, Washington, D.C., National Academy Press, 1992.

44. 这 4 份报告分别是 National Intelligence Council, *The Global Infectious Disease Threat and Its Implications for the United States*, National Intelligence Estimate, 2000; National Intelligence Council, *The Next Wave of HIV/AIDS: Nigeria, Ethiopia, Russia, India, and China*, 2002; National Intelligence Council, *SARS: Down but still a Threat, Intelligence Community Assessment*, 2003; National Intelligence Council, *Strategic Implications for Global Health*, 2008。

45. The White House, *National Security Strategy*, Washington D.C., 2002, p.vi.

46. Ibid., p.23.

47. Ibid., p.22.

48. The White House, *National Security Strategy*, Washington D.C., 2006, p.47.

49. Ibid.

50. Ibid., p.48.

51. Ibid., p.22.

52. The White House, National Security Strategy, Washington D. C., 2010, pp.48—49.

53. Ibid., p.5.

54. Ibid., p.8.

55. Ibid., p.39.

56. Ibid., p.24.

57. "Secretary Clinton on President's Global Health Initiative," May 5, 2009, http://www.america.gov/st/texttrans-english/2009/May/20090505174936eaifas0.7123529.html.

58. The White House, *National Security Strategy*, Washington D.C., 2017, p.9.

59. The White House, *National Security Strategy*, Washington D. C., 2022, pp.28—29.

60. U. S. Department of Health and Human Services, *National Health Security Strategy of the United States of America*, Washington D. C., December 2009; The White House, *National Biodefense Strategy and Implementation Plan*, October 2022.

61. Christopher F. Chyba, *Biological Terrorism*, *Emerging Diseases and National Security*, New York: Rockefeller Brothers Fund, 1998, p.5.

62. Donna E. Shalala, "Bioterrorism: How Prepared Are We?" *Emerging Infectious Diseases*, Vol.5, No.4, 1999, pp.492—493.

63. Christopher F. Chyba, "Biological Security in a Changed World," *Science*, Vol.293, No.5539, 2001, p.2349.

64. The Center for Arms Control and Non-Proliferation, *Reducing Biological Risks to Security: International Policy Recommendations for the Obama Administration*, http://www.armscontrolcenter.org/assets/pdfs/biothreats_initiatives.pdf.

65. National Security Council, *National Strategy for Countering Biological Threats*, Washington, D.C., 2009, http://www.whitehouse.gov/sites/default/files/National_Strategy_for_Countering_BioThreats.pdf.

66. Alexander Kelle, "Bioterrorism and the Securitization of Public Health in the United States of America—Implications for Public Health and Biological Weapons Arms Control," *Bradford Regime Review Paper*, No.2, July 2005, p.5, http://www.brad.ac.uk/acad/sbtwc/regrev/Kelle_SecuritizationinUS.pdf.

67. Alan Ingram, "The New Geopolitics of Disease: Between Global Health and Global Security," *Geopolitics*, Vol.10, No.3, 2005, p.538.

68. Steven W. Hook, *National Interest and Foreign Aid*, Boulder: Lynne Rienner Publishers, 1995, p.165.

69. National Intelligence Council, *The Global Infectious Disease Threat and its Implications for the United States*, Washington D.C., 2000, p.5.

70. Ibid., p.2.

71. CSIS, *HIV/AIDS in Nigeria: Toward sustainable US engagement*, Washington D.C., 2005, https://csis-website-prod.s3.amazonaws.com/s3fs-public/legacy_files/files/media/csis/pubs/0508_hivaids_nigeria.pdf.

72. 资料来自 www.pepfar.gov/。

73. Jack C. Chow, "The Global Health President", *Foreign Policy*, February 28, 2012.

74. Carleton J. Phillips, Anne M. Harrington, Terry L. Yates, Gary L. Simpson, and Robert J. Baker, *Global Disease Surveillance*, *Emergent Disease Preparedness*, *and National Security*, Texas Tech University, 2009, p.1.

75. Bruce Jones, "Bio-security, Nonstate Actors, and the Need for Global Cooperation," *Ethics and International Affairs*, Vol.20, No.2, 2006, p.225.

76. Philippe Calain, "From the Field Side of the Binoculars: a Different View on Global Public Health Surveillance," *Health Policy Plan*, Vol. 22, No.1, 2007, p.19.

77. Harley Feldbaum, *Building U.S. Diplomatic Capacity for Global Health*, Center for Strategic & International Studies, 2010, p.2.

78. William J. Fallon, Helene D. Gayle, *A Healthier, Safer, and More Prosperous*

World, *Report of the CSIS Commission on Smart Global Health Policy*, Center for Strategic and International Studies, Washington D.C., 2010, p.9.

79. Benjamin Mason Meier, "The Obama Administration's Global Health Initiative: Public Health Law, U.S. Foreign Policy & Universal Human Rights," June 15, 2010, http://www.publichealthlaw.org/contributions/2010/6/15/the-obama-administrations-global-health-initiative-public-he.html.

80. "U.S. Overseas Assistance Is Crucial, Secretary Clinton Says," 23 January, 2009, http://www.america.gov/st/develop-english/2009/January/20090123155524esnamfuak0.8330042.html.

81. Pew Global Attitudes Project, "Global Unease with Major World Powers: 47-Nation Pew Global Attitudes Survey," Washington, D.C., Pew Global Attitudes Project, June 2007.

82. Lloyd D. Black, *The Strategy of Foreign Aid*, Princeton, New Jersey: D. Van Nostrand, 1968, pp.16—17.

83. Laurie A. Garrett, *The Future of Foreign Assistance Amid Global Economic and Financial Crisis: Advancing Global Health in the U.S. Development Agenda*, New York, 2009. p.22, https://cdn.cfr.org/sites/default/files/pdf/2009/01/Garrett_Global-Health_ActionPlan.pdf.

84. Celia Dugger, "As Donors Focus on AIDS, Child Illnesses Languish," *New York Times*, Oct 30, 2009.

85. 这5个生产商分别是默沙东（Merck）（美国）、百时美施贵宝（Bristol-Myers Squibb）（美国）、雅培（Abbott）（美国）、葛兰素史克公司 GSK（英国）和勃林格殷格翰（Boehringer Ingelheim）（德国）。

86. D.P. Fidler, "Health as Foreign Policy: Between Principle and Power," *Whitehead Journal of Diplomacy and International Relations*, Vol.6, No.2, 2005, p.185.

87. Hugh L. Carey, *International Health Agency Act Hearings, 1971*, Hearings before the Subcommittee on International Organizations and Movements of the Committee on Foreign Affairs, House of Representative, 92nd Congress, 1st Session on H.R.10042.

88. Weekly TB/Malaria Report, Global Health Advocates Respond to Obama's FY 2010 Budget Proposal, Mar 03, 2009, http://www.globalhealthreporting.org/article.asp?DR_ID=57275.

89. Jeremy Youde, "Enter the Fourth Horseman: Health Security and International Relations Theory," *The Whitehead Journal of Diplomacy and International Relations*, Winter/Spring 2005, p.197.

90. Harley Feldbaum, *U.S. Global Health and National Security Policy*, Washington D.C. April 2009, p.8.

91. World Health Organization, *World Health Report 2003: Shaping the Future*, Geneva: WHO 2003, p.vii.

92. People's Health Movement, *Global Health Watch 2: An Alternative World Health Report*, New York: Zed Books Ltd, 2008, p.336.

93. Joshua Lederberg, et al., *Emerging Infections: Microbial Threats to Health in the United States*, Washington, D.C.: National Academy Press, 1992, p.v.

94. Robert Beaglehole, Ruth Bonita, "Global Public Health: A Scorecard," *The Lancet*, Vol.372, No.9654, 2008, p.1988.

结　语

　　"非典""埃博拉"以及新冠肺炎疫情危机表明,传染病的跨国控制已经成为当今重要国际安全和全球发展议题。公共卫生是所有其他安全形式的基本信条。2003年的"非典"为21世纪的全球疫情防控体系拉响了警报。面临新发、复发传染病和潜在的生物恐怖等公共卫生危机对人的安全、国家安全乃至国际安全带来的挑战,世界各国越发重视公共卫生外交。积极开展富有成效的公共卫生外交,促进全球公共卫生治理,已经成为实现全球公共卫生安全的必由之路。

　　二战后,美国以其强大的综合国力告别孤立主义,转向国际主义,推动了多边国际组织的建立和发展。在1950年召开的第三届世界卫生大会上,美国代表团团长强调美国对公共卫生治理多边主义的承诺:"美国政府和人民坚定地支持世界卫生组织的理念。"[1]美国利用其霸权地位,发挥全球领导力,通过提供全球卫生公共产品(global public goods for health),促进全球公共卫生治理。无论是世界卫生组织发起的全球根除大花项目,还是2014年国际社会应对西部非洲的埃博拉疫情危机,都体现了美国在全球公共卫生治理中的领导作用。冷战之后美国历届政府发起的PEPFAR、"全球卫生倡议"以及"全球卫生安全议程"等项目,不仅反映了美国在全球公共卫生治理中的全球领导力追求,而且表明参与全球公共卫生治理已经成为美国国会两党共识。通过开展双边和多边卫生外交行动,将公共卫生议题置于国家战略框架之中,以促进美国的国家安全。也就是说,美国的全球公共卫生治理战略已经成为其国家安全战略的一部分。

　　虽然美国依然是当今世界综合实力最强的国家,但是其在全球公共卫生治理中领导力的下降是不争的事实。从某种意义上来说,美国在新冠肺炎疫情应对中的糟糕表现标志着美国全球公共卫生治理领域国际领导力的终结。正如美国学者所言，"在过去几十年中，美国的全球领导地位并非完全基于其财富和权力，也源自美国在国内治理、全球公共产品的提供、动员和协调全球应对危机的能力和意愿等方面的合法性，新冠肺炎疫情在上述三个方面正在考验美国的领导力，然而美国都没有及格"。[2]特朗普政府全球新冠肺炎疫情应对中的"美国优先"政策和"政治化""污名化"操作，反映了美国在全球公共卫生治理领域孤立主义的回潮，更是暴露了美国将公共卫生议题"工具化"的本质。尽管拜登政府宣布美国重返世界卫生组织，并宣称美国将发挥全球领导力，然而，"美国优先"和"政治化"依然是拜登政府全球公共卫生治理政策的老调。拜登政府利用公共卫生议题来追求美国狭隘的地缘政治利益的做法必将危及全球公共卫生治理所需要的国际政治基础。

冷战期间，美国和苏联两个在地缘政治和意识形态领域相互竞争的敌手通过开展卫生合作，共同参与世界卫生组织发起的根除天花项目，在全世界彻底消灭了天花病毒。目前，在经贸和安全领域如此相互依赖的中美两国，无论是出于自利还是全球公益，更应该携手共促全球公共卫生安全。历史上中美两国也曾开展卓有成效的公共卫生合作。公共卫生合作是中美双边超越政治分歧的合作典范。中美建交后，两国就开始了公共卫生领域的合作。1979年，中美两国签署《医药卫生科技合作议定书》。2002年，两国相关部门签署《艾滋病防治合作谅解备忘录》，共同致力于全球艾滋病防控。2003年12月8日，中美两国卫生部门在华盛顿签署《医学及公共卫生科学技术领域合作议定书》，双方承诺促进公共卫生领域的合作。2009年美国暴发"甲流"，两国疾病控制中心开展了密切合作；2014年埃博拉疫情暴发后，中美两国迅速携手帮助西非国家抗击疫情。传染病大流行遵循的是生物和物理法则，而非政治法则；在传染病控制领域，权力是一种正和博弈（positive-sum game），而非零和博弈。因此，中美两国应该搁置政治争议、排除干扰，在疫苗研发、诊疗经验分享、医疗防护设备供应链等方面开展合作，共同加强全球公共卫生治理合作。中美两国在全球公共卫生治理中都具有举足轻重的地位。一定程度上，两国能否合作，对于全球公共卫生安全治理的未来至关重要。2021年11月,习近平主席在与拜登总统举行的视频会谈中,明确将卫生安全问题列入扩大合作的优先考量。面临层出不穷的全球公共卫生危机,中美两国应合力应对,协力弥合南北公共卫生差距,通过共建人类卫生健康共同体,促进全球卫生正义的实现。

传染病防治问题过去是、现在是、未来还会是人类社会发展的一项基本参数,这预示着全球公共卫生治理任重而道远。全球新冠肺炎疫情危机表明,不管全球经济到了何等发展程度,任何国家都不能在传染病防治面前掉以轻心。尽管日益多元化的行为体在国家、区域以及全球层面以不同的形式参与全球卫生治理,但是全球卫生治理依然面临卫生问题政治化、协调机制碎片化、多边机制双边化和边缘化等挑战。在全球公共卫生安全形势依然充满诸多变数的背景下,将传统国际政治中的输赢心态或"零和博弈"置于公共卫生外交政策,不但不利于大国之间开展公共卫生合作,而且有违全球公共卫生治理的人道主义精神。因此,如何使国际社会在"政治化"病毒方面实现免疫,对于实现人类传染病疫情中的"群体免疫"至关重要。在全球公共卫生治理中,所有国家命运与共,只有同舟共济,协力构建人类卫生健康共同体,才是实现全球卫生安全之道。在传染病语境下,世界各国"因病相依",因此有效的全球公共卫生治理更需要全球多边主义,而非一国至上的单边主义。唯有秉持人类命运共同体理念,摒弃"建墙"和"转嫁矛盾"思维,维护世界卫生组织的权威地位,持续加强全球卫生治理与合作,才是各国增进人类健康福祉的正确努力方向。

作为世界第二大经济体,中国既是全球公共卫生治理的对象,又是全球公共卫生治理的重要贡献者。中国通过向非洲派遣医疗队、与世界卫生组织签署《关于"一带一路"卫生领域合作的谅解备忘录》、大力支持世界卫生组织改革以及将疫苗作为全球公共产品等举措,促进了非洲和"一带一路"沿线国家的公共卫生能力建设和全球公共卫生治理体系优化。基于"共商、共建、共享"理念,中国积极推动人类卫生健康共同体建设,展示了中国在全球治理中的负责任的行动派形象。中国通过积极提供全球卫生公共产品,将构建人类命运共同体的美好理念和愿望，转化为共建人类卫生健康共同体的伟大实践和行动，从而为中美之间潜在的公共卫生合作创造了良好的政治环境。"大道不孤，天下一家。"唯有开展合作，才是实现人类卫生健康共同体的通途。因此，促进全球公共卫生治理中的中美合作，通过中美全球公共卫生合作之道，携手共建人类卫生健康共同体，将是中美关系中的一个重要议题。

注释

1. Marcos Cueto，Theodore Brown，Elizabeth Fee，*The World Health Organization: A History*，Cambridge：Cambridge University Press，2019，p.64.

2. Kurt M. Campbell and Rush Doshi，"The Coronavirus Could Reshape the Global Order,"*Foreign Affairs*，March 18，2020.

参 考 文 献

一、中 文 文 献

[英]巴瑞·布赞、[丹]奥利·维夫等编:《新安全论》,朱宁译,浙江人民出版社 2003 年版。

楚树龙、周兰君:《特朗普政府外交特性及其影响》,《现代国际关系》2018年第 8 期,第 26 页。

崔海宁:《利益与价值观之间的权衡——冷战后美国国家安全战略的调整及其理论取向研究》,经济科学出版社 2014 年版。

刁大明:《国家的钱袋:美国国会与拨款政治》,上海人民出版社 2012年版。

丁韶彬:《美国对外援助的战略功能——以特朗普政府援外政策争论为背景》,《当代世界》2018 年第 11 期,第 23—27 页。

胡云超:《美国应对新冠病毒冲击的宏观经济政策评析》,《美国研究》2020年第 5 期,第 13 页。

黄梅波、施莹莹:《新世纪美国的对外援助及其管理》,《国际经济合作》2011 年第 3 期,第 54—60 页。

焦世新:《冷战后的时代变迁与美国战略》,时事出版社 2015 年版。

[美]杰伊·沙夫里茨、卡伦·莱恩、克里斯托弗·博里克编:《公共政策经典》,彭云望译,北京大学出版社 2008 年版。

金灿荣、汤祯滢:《从"参议院综合症"透视美国政党极化的成因》,《美国研究》2019 年第 2 期,第 147 页。

晋继勇:《美国全球公共卫生安全战略及其对世界卫生安全体系的挑战》,《国际安全研究》2020 年第 3 期,第 76—95 页。

晋继勇:《世界卫生组织改革评析》,《外交评论》2013 年第 1 期,第 139—

150 页。

李庆四:《美国国会与美国外交》,人民出版社 2007 年版。

李少军:《评美国与联合国关系的历史进程》,《美国研究》1995 年第 2 期,第 69—85 页。

李巍:《制度变迁与美国国际经济政策》,上海人民出版社 2010 年版。

刘国柱、郭拥军:《在国家利益之间——战后美国对发展中国家发展援助探研》,浙江大学出版社 2011 年版。

刘铁娃:《霸权地位与制度开放性:美国的国际组织影响力探析》,北京大学出版社 2013 年版。

马克·戴布尔:《美国总统防治艾滋病紧急救援计划:谈判重构全球公共卫生和发展》,载[瑞士]罗斯坎、基克布施编:《全球公共卫生谈判与导航:全球公共卫生外交案例研究》,郭岩主译,刘培龙主校,北京大学医学出版社 2014 年版。

[加拿大]马克·扎克、塔尼亚·科菲:《因病相连:卫生治理与全球政治》,晋继勇译,浙江大学出版社 2011 年版。

沈鹏、周琦:《美国人道主义援助的演变与趋向》,《外交评论》2014 年第 2 期。

石斌:《保罗·尼采:核时代美国国家安全战略的缔造者》,北京大学出版社 2017 年版。

舒建中:《国际经济新秩序:历史与现实》,南京大学出版社 2013 年版。

宋伟:《捍卫霸权利益:美国地区一体化战略的演变(1945—2005)》,北京大学出版社 2014 年版。

苏静静、张大庆:《中国与世界卫生组织的创建及早期合作(1945—1948)》,《国际政治研究》2016 年第 3 期,第 108—126 页。

孙明霞:《美国对外援助机制及其对中国的启示》,《国际展望》2015 年第 7 期,第 136—156、162 页。

孙同全、周太东:《对外援助规则体系比较研究》,社会科学文献出版社 2015 年版。

谭君久:《当代各国政治体制——美国》,兰州大学出版社 1998 年版。

汤蓓:《伙伴关系与国际组织自主性的扩展——以世界卫生组织在全球疟疾治理上的经验为例》,《外交评论》2011 年第 2 期,第 122—132 页。

王缉思:《中美利益交汇与战略互动》,《国际经济评论》2007 年第 4 期。

王明国:《全球公共卫生治理的制度重叠及其对策》,《东北亚论坛》2021 年第 1 期。

吴心伯:《太平洋上不太平——后冷战时代的美国亚太安全战略》,复旦大学出版社 2006 年版。

许嘉、陈志瑞:《取舍:美国战略调整语版权护持》,社会科学文献出版社 2014 年版。

杨洁勉:《疫情与当代国际关系初探》,《国际问题研究》2020 年第 3 期。

尹中卿:《国外一会组织架构和运作程序》,中国民主法制出版社 2010 年版。

袁征:《美国危机应对的"是"与"非"》,《人民论坛》2020 年第 1 期。

曾毅:《艾滋病的预防与控制》,《公共卫生与预防医学》2006 年第 5 期,第 1—5 页。

[美]詹姆斯·威尔逊:《美国官僚体制:政府机构的行为及其动因》,李国庆译,社会科学文献出版社 2019 年版。

张业亮:《加强全球应对突发公共卫生事件的国际合作机制》,《世界知识》2020 年第 4 期。

张业亮:《美国的全球公共卫生安全政策:以大湄公河次区域为例的国际政治分析》,《美国研究》2014 年第 3 期。

赵梅:《逆全球化背景下美的战略选择》,《东北亚学刊》2020 年第 6 期。

二、英文文献

A. Teklehaimanot, R. W. Snow, "Will the Global Fund Help Roll Back Malaria in Africa?" *Lancet*, Vol.360, No.9337, 2002, pp.888—889.

Adam Kamradt-Scott, "WHO's to Blame? The World Health Organization and the 2014 Ebola Outbreak in West Africa," *Third World Quarterly*, Vol.37, No.3, 2016, pp.401—418.

Alan Ingram, "The New Geopolitics of Disease: Between Global Health and Global Security," *Geopolitics*, Vol.10, Issue.3, 2005, pp.522—545.

Alexander Kelle, "Securitization of International Public Health: Implications for Global Health Governance and the Biological Weapons Prohibition Regime," *Global Governance*, Vol.13, No.2, 2007, pp.217—235.

Alexandra Minna Stern, "The Public Health Service in the Panama Canal: A Forgotten Chapter of U. S. Public Health," *Public Health Reports*, Vol.120, No.6, pp.675—679.

Andrew Chetley, "New Challenges for the World Health Organization," *Lancet*, Vol.331, No.8596, 1988, pp.1181—1238.

Andrew James Birtle, *U. S. Army Counterinsurgency and Contingency Operations Doctrine: 1942—1976*, Washington D.C.: Center of Military History, 2006.

Andrew T. Price-Smith, *Contagion and Chaos: Disease, Ecology and National Security in the Era of Globalization*, Cambridge, MA: MIT Press, 2009.

Andrew T. Price-Smith, *The Health of Nations: Infectious Disease, Environmental Change and their Effects on National Security and Development*, Cambridge, MA: MIT Press, 2002.

Antezana, "Essential Drugs—Whose Responsibility?" *Journal of the Royal Society of Medicine*, Vol.74, 1981, pp.175—177.

Arthur Fitzmaurice, Michael Mahar, et al. "Contributions of the US Centers for Disease Control and Prevention in Implementing the Global Health Security Agenda in 17 Partner Countries," *Emerging Infectious Diseases*, Vol.23, 2017, pp.15—24.

Benjamin Mason Meier, Lawrence O. Gostin, "A Timely History: Examining the History of the World Health Organization to Frame the Future of Global Health Governance," *American Journal of Public Health*, Vol.110, No.11, 2020, pp.1592—1594.

Bob H. Reinhardt, *The End of a Global Pox*, *America and the Eradication of Smallpox in the Cold War Era*, Chapel Hill: University of North Carolina Press, 2015.

Bruce Jones, "Bio-security, Nonstate Actors, and the Need for Global Cooperation," *Ethics and International Affairs*, Vol.20, No.2, 2006, pp.225—

228.

Carl Taylor, *Doctors for the Villages: Study of Rural Internships in Seven Indian Medical Colleges*, New York: Asia Publishing House, 1976.

Carla Norrlof, "Is Covid-19 the End of US Hegemony? Public Bad, Leadership Failures and Monetary Hegemony," *International Affairs*, Vol. 96, No.5, 2020, pp.1281—1303.

Carleton J. Phillips, Anne M. Harrington, Terry L. Yates, Gary L. Simpson, and Robert J. Baker, *Global Disease Surveillance*, *Emergent Disease Preparedness*, *and National Security*, Texas Tech University, 2009.

Carol Lancaster and Ann Van Dusen, *Organizing U.S. Foreign Aid: Confronting the Challenges of the Twenty-first Century*, Washington, D.C.: Brookings Institution Press, 2005, p.14.

Carol Lancaster, *Foreign Aid: Diplomacy, Development and Domestic Politics*, Chicago, IL: University of Chicago Press, 2007.

Charles P. Kindleberger, *The World in Depression, 1929—1939*, Berkeley: University of California Press, 1973, p.28.

Christian Enemark, *Biosecurity Dilemmas: Dreaded Diseases, Ethical Responses, and the Health of Nations*, Washington, D.C.: Georgetown University Press, 2017, p.xviii.

Christopher F. Chyba, "Biological Security in a Changed World," *Science*, Vol.293, No.5539, 2001, p.2349.

Christopher F. Chyba, *Biological Terrorism, Emerging Diseases and National Security*, New York: Rockefeller Brothers Fund, 1998.

Christopher Nelson, Nicole Lurie, and Jeffery Wasserman, "Conceptualizing and Defining Public Health Emergence Preparedness," *American Journal of Public Health*, Vol.97, No.S7, 2007.

Col Edwin K. Burkett, "Foreign Health Sector Capacity Building and U.S. Military," *Military Medicine*, Vol.177, March 2012, pp.296—301.

Col Edwin K. Burkett, MAJ Dana Perkins, "U. S. National Strategies and DoD Global Health Engagement," *Military Medicine*, Vol. 181, 2016, pp.507—508.

COL Roberto N. Nang, Keith Martin, "Global Health Diplomacy: A New Strategic Defense Pillar," *Military Medicine*, Vol. 182, January/February, 2017, pp.1456—1460.

Colin McInnes and Kelley Lee, "Health, Security, and Foreign Policy," *Review of International Studies*, Vol.32, No.1, 2006, pp.5—23.

Colin Mcinnes, Anne Romer-Mahler, "From Security to Risk: Reframing Global Health Threats", *International Affairs*, Vol.93, No.6, 2017, pp.1313—1337.

Commission on the Prevention of Weapons of Mass Destruction and Terrorism, *World at Risk*, New York: Vintage Books, 2008.

Crystal Franco, "Billions for Biodefense: Federal Agency Biodefense Funding(FY2008~2009)," *Biosecur Bioterror*, Vol.6, No.2, 2008, pp.131—146.

D. Heymann, J. Dzenowagis, "Commentary: Emerging and other Communicable Diseases," *Bulletin of the World Health Organization*, Vol.76, No.6, 1998, pp.545—547.

D. R. Welling, J. M. Ryan, D. G. Burris, N.M. Rich, "Seven Sins of Humanitarian Medicine", *World Journal of Surgery*, Vol. 34, No. 3, 2010, pp.466—470.

David Blazes and Kevin Russell, "Joining Forces," *Nature*, Vol. 477, 2011, pp.395—396.

David Gartner, *Congress and Foreign Aid.*, City: The Brookings Institution, 2011.

David Heymann, Deo Barakamfitiye, "Ebola Hemorrhagic Fever: Lessons from Kikwit, Democratic Republic of the Congo," *The Journal of Infectious Diseases*, Vol.179, No.1, 1999, pp.283—286.

David Heymann, R. Bruce Aylward and Christopher Wolff, "Dangerous Pathogens in the Laboratory: From Smallpox to Today's SARS Setbacks and Tomorrow's Polio-free World," *Lancet*, May 15, 2004, pp.1566—1568.

David L. Heymann, "Evolving Infectious Disease Threats to National and Global Security," in Lincoln Chen, Jennifer Leaning, and Vasant Narasimhan, eds., *Global Health Challenges for Human Security*, Cambridge, Mass.:

Harvard University Press, 2003.

David L. Heymann, Guenael R. Rodier, "Hot Spots in a Wired World: WHO Surveillance of Emerging and Re-emerging Infectious Diseases," *The Lancet Infectious Disease*, Vol.1, No.5, 2001, pp.345—353.

David M. Morens, Gregory K, Folkers, and Anthony S. Fauci, "The Challenge of Emerging and Reemerging Infectious Diseases," *Nature*, Vol.430, Issue.6996, 2004, pp.242—249.

David P. Fidler and Lawrence O. Gostin, *Biosecurity in the Global Age: Biological Weapons, Public Health, and the Rule of Law*, California: Stanford University Press, 2008.

David P. Fidler, "From International Sanitary Conventions to Global Health Security: The New International Health Regulations," *Chinese Journal of International Law*, Vol.4, No.2, 2005, pp.325—392.

David P. Fidler, "Health as a Foreign Policy: between Principle and Power," *Whitehead Journal of Diplomacy and International Relations*, Vol.6, No.2, 2005, pp.179—194.

David P. Fidler, "Public Health and National Security in the Global Age: Infectious Diseases, Bioterrorism, and Realpolitik," *George Washington International Law Review*, Vol.35, No.4, 2003, pp.787—856.

David Rosner ed., *Hives of Sickness: Public Health and Epidemic in New York City*, New Brunswick, N. J.: Rutgers University Press, 1995.

Derek Licina, "Hospital Ships Adrift? Part 1: A Systematic Literature Review Characterizing UN Navy Hospital Ship Humanitarian and Disaster Response, 2004—2012," *Prehospital and Disaster Medicine*, Vol. 28, No. 3, 2013, pp.230—238.

Donald A. Henderson, "Principles and Lessons from the Smallpox Eradication Programme," *Bulletin of the World Health Organization*, Vol. 65, No.4, 1987, pp.535—546.

Donald Henderson, "Smallpox Eradication—A Cold War Victory, International Partnerships," *World Health Forum*, Vol.19, 1998, pp.113—119.

Donald Trump, *The American We Deserve*, Los Angeles: Renaissance

Books, 2000.

Donna E. Shalala, "Bioterrorism: How Prepared Are We?" *Emerging Infectious Diseases*, Vol.5, No.4, 1999, pp.492—493.

Douglas M. Gibier and Steven V. Miller "Comparing the Foreign Aid Policies of Presidents Bush and Obama," *Social Science Quarterly*, Vol.93, No.5, 2012, pp.1202—1217.

Douglas Williams, *The Specialized Agencies and the United Nations: The System in Crisis*, London: Palgrave Macmillan, 1987.

Edward L. Baker and Jeffrey Koplan, "Strengthening the Nation's Public Health Infrastructure: Historical Challenge, Unprecedented Opportunity," *Health Affair*, Vol.21 No.6, 2002, pp.15—27.

Elizabeth Fee and Theodore M. Brown, "The Unfulfilled Promise of Public Health: Déjà Vu All Over Again," *Health Affair*, Vol.21, No.6, 2002, pp.31—43.

Elizabeth Fee, Marcu Cueto, et al., "At the Roots of the World Health Organization's Challenges: Politics and Regionalization," *American Journal of Public Health*, Vol.106, No.11, 2016, pp.1912—1917.

Emily K. Abel, Elizabeth Fee, "Advocate of Social Medicine, International Health, and National Health Insurance," *American Journal of Public Health*, Vol.98, No.9, 2008, pp.1596—1597.

Eran Bendavid, "Past and Future Performance: PEPFAR in the Landscape of Foreign Aid for Health," *Current HIV/AIDS reports*, Vol.13, No.5, 2016, pp.256—262.

Eran Bendavid, Grant Miller, "The US Global Health Initiative: Informing Policy with Evidence," *JAMA*, Vol.304, No.7, 2010, pp.1—3.

Erez Manela, "A Pox on Your Narrative: Writing Disease Control in Cold War History," *Diplomatic History*, Vol.34, No.2, 2010, pp.299—323.

Erika Check, "Global Health Agency Split over Potential Anti-terrorism Duties," *Nature*, Vol.434, No.7034, 2005, p.686.

Fiona Godlee, "WHO in Retreat: Is it Losing its Influence?" *British Medical Journal*, 1994, Vol.309, No.6967, pp.1491—1495.

Frederick M. Burkle, "Throwing the Baby out of the Bathwater: Can the Military's Role in Global Health Crisis Redeemed?" *Prehospital and Disaster Medicine*, Vol.28, No.3, 2013, pp.197—199.

G. Gramiccia, P.F. Beales, "The Recent History of Malaria Control and Eradication," in W.H. Wernsdorfer, I. McGregor, eds., *Malaria: Principles and Practice of Malariology*, New York: Churchill Livingston, 1988, pp.1335—1378.

George Tenet, Bill Harlow, *At the Center of the Storm: My Years at the CIA*, NewYork: Harper Collins, 2007.

Gian Luca Burci, Claude-Henri Vignes, *World Health Organization*, The Hague: Kluwer Law International, 2004.

Gill Walt, "WHO under Stress: Implications for Health Policy," *Health Policy*, Vol.24, No.2, 1993, pp.125—144.

Giovanni Berlinguer, "Health and Equity as a Primary Global Goal," *Development*, Vol.42, No.4, 1999, pp.17—21.

Glenn Hess, "Biosecurity Efforts Expanded to Africa," *Chemical and Engineering News*, Vol.89, No.5, 2011, pp.30—32.

Greg D. Koblentz, *Living Weapons: Biological Warfare and International Security*, Ithaca, N.Y.: Cornell University Press, 2009.

Gregory Koblentz, "From Biodefense to Biosecurity: the Obama Administration's Strategy for Countering Biological Threats," *International Affairs*, Vol.88, No.1, 2012, pp.131—148.

Ilona Kickbusch, "Tackling the Political Determinants of Global Health," *British Medical Journal*, Vol.331, No.7511, 2005, pp.246—247.

J. Baylis, S. Smith, *The Globalization of World Politics: An Introduction to International Relations*, New York, NY: Oxford University Press, 2001.

James G. Hodge, Lawrence O. Gostin, Jon S. Vernick, "The Pandemic and All-hazards Preparedness Act: Improve Public Health Emergency Response," *JAMA*, Vol.297, No.15, 2007, pp.1708—1711.

Javed Siddiqi, *World Health and World Politics: The World Health Or-*

ganization and the UN System, Columbus, South Carolina: University of South Carolina Press, 1995.

Jeanne Guillemin, *Biological Weapons: The History of State-Sponsored Programs and Contemporary Bioterrorism*, New York: Columbia University Press, 2005.

Jeanne L. Brand, "The United States Public Health Service and International Health, 1945—1950," *Bulletin of the History of Medicine*, Vol.63, No.4, 1989, pp.579—598.

Jeremy Sueker, et al., "Influenza and Respiratory Disease Surveillance: The US Military's Global Laboratory-based Network," *Influenza and Other Respiratory Viruses*, Vol.4, No.3, 2010, pp.155—161.

Jeremy Youde, "The Securitization of Health in the Trump Era," *Australian Journal of International Affairs*, Vol.72, No.6, 2018, pp.535—550.

Jerome Singh, Salim Abdool Karim, "Trump's 'Global Gag Rule': Implications for Human Rights and Global Health," *The Lancet Global Health*, Vol.5, No.4, 2017, pp.387—389.

John Bryant, *Health and The Developing World*, Ithaca and London: Cornell University Press, 1969.

John S. Badeau, "Diplomacy and Medicine," *Bulletin of the New York Academy of New York*, Vol.46, No.5, 1970, pp.303—312.

José A. Nájera, Matiana González-Silva, "Some Lessons for the Future from the Global Malaria Eradication Programme (1955—1969)," *Public Library of Science Medicine*, Vol.8, No.1, 2011, pp.1—7.

Joseph Nye, "Public Diplomacy and Soft Power," *The Annals of the American Academy of Political and Social Science*, No.616, 2008, pp.94—109.

Julia Smith, "A Critique of the Response by Global Health Initiatives to HIV/AIDS in Africa: Implications for Countries Emerging from Conflict," *International Peacekeeping*, Vol.20, No.4, 2013, pp.536—550.

Julia Walsh, Kenneth Warren, "Selective Primary Health Care: An Interim Strategy for Disease Control in Development Countries," *New England*

Journal at Medicine, Vol.301, No.18, 1979, pp.967—974.

Kamini Mendis, Aafje Rietveld, "From Malaria Control to Eradication: The WHO perspective," *Tropical Medicine and International Health*, Vol.14, No.7, 2009, pp.802—807.

Kate E. Jones, et al., "Global Trends in Emerging Infectious Diseases," *Natur*, Vol.451, No.21, 2008, pp.990—994.

Kelley Lee, Gill Walt, "What Role for WHO in the 1990s?" *Health Policy and Planning*, Vol.7, No.4, 1992, pp.387—390.

Kelley Lee, Jennifer Fang, *Historical Dictionary of the World Health Organization*, Second Edition, Plymouth: The Scarecrow Press, 2013.

Kelley Lee, Luiz Carlos, and Thomas E. Novotny, "Brazil and the Framework Convention on Tobacco Control: Global Health Diplomacy as Soft Power," *PLoS Medicine*, Vol.7, No.4, 2010, pp.1—5.

Kelley Lee, "What Role for WHO in the 1990s?" *Health Policy and Planning*, Vol.7, No.4, 1992, pp.387—390.

Kenneth Warren, "The Evolution of Selective Primary Health Care," *Social Science and Medicine*, Vol.26, No.9, 1988, pp.891—898.

Laurie Garrett, *Betrayal of Trust: The Collapse of Global Public Health*, New York: Hyperion, 2000.

Lawrence Gostin, "American First: Prospect for Global Health," *The Milbank Quarterly*, Vol.95, No.2, 2017, pp.224—228.

Lawrence Gostin, "How Will President Trump's Policies Affect Domestic and Global Health and Development," *JAMA*, Vol.317, No.7, 2017, pp.685—686.

Lawrence O. Gostin and Allyn L. Taylor, "Global Health Law: A Definition and Grand Challenges," *Public Health Ethics*, Vol.1, No.1, 2008, pp.53—63.

Les F. Roberts, Michael VanRooyen, "Ensuring the Public Health Neutrality," *The New England Journal of Medicine*, Vol.368, No.12, 2013, pp.1073—1075.

Lisa Newton, "Truth is the Daughter of Time: The Real Story of the

Nestle Case," *Business and Society Review*, Vol.104, No.4, 1999, pp.367—395.

Lloyd D. Black, *The Strategy of Foreign Aid*, Princeton, N.J.: D. Van Nostrand, 1968.

M.G. Ottolini, and M.W. Burnett, "History of Military Contributions to the Study of Respiratory Infections," *Military Medicine*, Vol.170, No.4, 2005, pp.66—70.

MAJ Jay B. Baker, MC USA, "The Doctrinal Basis for Medical Stability Operations," *Military Medicine*, Vol.175, No.1, 2010, pp.14—20.

MAJ Jeeerey Gambel, CAPT Richard Hibbs Jr, "U.S. Military Overseas Medical Research Laboratories," *Military Medicine*, Vol.161, No.11, 1996, pp.638—645.

Manela Erez, "A Pox on Your Narrative: Writing Disease Control into Cold War History," *Diplomatic History*, Vol.34, No.2, 2010, pp.299—323.

Marcos Cueto, *Cold War, Deadly Fevers, Malaria Eradication in Mexico, 1955—1975*, Washington: The Johns Hopkins University Press, 2007.

Marcos Cueto, Theodore M. Brown, *The World Health Organization: A History*, Cambridge: Cambridge University Press, 2019.

Marcos Cueto, "The Origins of Primary Health Care and Selective Primary Health Care," *American Journal of Public Health*, Vol.94, No.11, 2004, pp.1864—1874.

Marcos Cueto, *The Value of Health: A History of the Pan American Health Organization*, Washington, D.C.: PAHO, 2007.

Margaret P. Karns, Karen A. Mingst, *The United States and Multilateral Institutions: Patterns of Changing Instrumentality and Influence*, New York: Routledge, 2003.

Marian Claeson, Joy de Beyer, eds., "The World Bank's Perspective on Global Health," *Current Issues in Public Health*, Vol.2, No.5, 1996, pp.264—269.

Masuma Mamdani, "Early Initiatives in Essential Drugs Policy," in Najmi

Kanji, Anita Hardon, eds., *Drugs Policy in Developing Countries*, London: Zed Books, 1992.

Melville Mackenzie, "International Collaboration in Health," *International Affairs*, Vol.26, No.4, 1950, pp.515—521.

Michael McCarthy, "Trump Proposes Slashing Funding for Medicaid, Poverty Programs, and Medical Research," *British Medical Journal*, No.357, 2017, p.2549.

Michael Reich, "Essential Drugs: Economics and Politics in International Health," *Health Policy*, Vol.8, 1987, pp.39—57.

Milton Leitenberg, *Assessing the Biological Weapons and Bioterrorism Threat*, Carlisle Barracks, Pa.: Strategic Studies Institute, U.S. Army War College, 2005.

Ministers of Foreign Affairs of Brazil, Indonesia, France, Senegal, Norway, "The Oslo Ministerial Declaration—Global Health: a Pressing Foreign Policy Issue of Our Time," *The Lancet*, Vol.369, No.9580, 2007, pp.1373—1378.

N. Bristol, "Military Incursions into Aid Work Anger Humanitarian Groups," *Lancet*, Vol.367, No.9508, 2006, pp.384—386.

Nicholas B. King, "Security, Disease, Commerce: Ideologies of Post-colonial Global Health," *Social Studies of Science*, Vol.35, No.5/6, 2002, pp.763—789.

Nitsan Chorev, *The World Health Organization Between North and South*, Ithaca and London: Cornell University Press, 2012.

Norman Howard-Jones, "The Pan American Health Organization: Origins and Evolution," *World Health Organization*, Geneva, 1981, pp.16—19.

P. Joseph Gibson, Fred Theadore, and James B. Jellison, "The Common Ground Preparedness Framework: A Comprehensive Description of Public Health Emergency Preparedness," *American Journal of Public Health*, Vol.102, No.4, 2012, pp.633—642.

Paul Starr, *The Social Transformation of American Medicine*, New York: Basic Books, 1982.

Paul Taylor, "The United Nations System under Stress: Financial Pressures and Their Consequences," *Review of International Studies*, Vol. 17, No.4, 1991, pp.365—382.

Paul Webster, "PEPFAR at 15 Years," *Lancet*, Vol. 392, No. 10143, 2018, p.200.

Philippe Calain, "From the Field Side of the Binoculars: A Different View on Global Public Health Surveillance," *Health Policy and Planning*, Vol.22, No.1, 2007, pp.13—20.

Prakash Sethi, *Multinational Corporations and the Impact of Public Advocacy on Corporate Strategy: Nestle and the Infant Formula Controversy*, Boston: Kluwer Academic, 1994.

Randall M. Packard, "Malaria Dreams: Postwar Visions of Health and Development in the Third World," *Medical Anthropology*, Vol. 17, No. 3, 1997, pp.279—296.

Randall M. Packard, Peter J. Brown, "Rethinking Health, Development, and Malaria: Historicizing a Cultural Model in International Health," *Medical Anthropology*, Vol.17, No.3, 1997, pp.181—194.

Randy Cheek, "Public Health as a Global Security Issue," *Foreign Service Journal*, December 2004, p.24.

Rebecca Katz, Erin M. Sorrell, et al, "Global Health Security Agenda and the International Health Regulations: Moving Forward," *Biosecurity and Bioterrorism: Biodefense Strategy, Practice, and Science*, Vol.12, No.5, 2014, pp.231—238.

Rene Pita, Rohan Gunaratna, "Revisiting Al-Qaida's Anthrax Program," *CTC Sentinel*, Vol.2, No.5, 2009, pp.10—13.

Richard Alan Meckel, *Save the Babies: American Public Health Reform and the Prevention of Infant Mortality, 1850—1929*, Baltimore: Johns Hopkins University Press, 1990.

Richard Horton, "Iraq: Time to Signal a New Era for Health in Foreign Policy," *Lancet*, Vol.368, No.9545, 2006, pp.1395—1397.

Richard Horton, "Offline: Global Health Security—Smart Strategy or

Naïve Tactics," *Lancet*, Vol.389, No.10072, 2017, p.892.

Richard Horton, "Offline: Why President Trump is wrong about WHO," *Lancet*, Vol.395, No.10233, 2020, p.1330.

Richard Laing, Brenda Waning, "25 Years of the WHO Essential Medicines Lists: Progress and Challenges," *Lancet*, Vol. 361, No. 9370, 2003, pp.1723—1729.

Robert Beaglehole, Ruth Bonita, "Global Public Health: A Scorecard," *The Lancet*, Vol.372, No.9654, 2008, p.1988.

Robert L. Ostergard, Jr., "Politics in the Hot Zone: AIDS and National Security in Africa," *Third World Quarterly*, Vol.23, No.2, 2002, pp.333—350.

Rowan Gillies, Tido von Schoen-Angerer, eds., "Historic Opportunity for WHO to Re-assert Leadership," *Lancet*, Vol.368, No.9545, 2006, pp.1405—1406.

Ryan Hall, Richard Hall, "The 1995 Kikwit Ebola Outbreak: Lessons Hospitals and Physicians can Apply to Future Viral Epidemics," *General Hospital Psychiatry*, Vol.30, No.5, 2008, pp.446—452.

Sam Loewenberg, "Trump's foreign aid proposal rattles global health advocates," *Lancet*, Vol.389, No.10073, 2017, pp.994—995.

Socrates Litsios, "Malaria Control, the Cold War, and the Postwar Reorganization of International Assistance," *Medical Anthropology*, Vol. 17, No.3, 2019, pp.255—278.

Socrates Litsios, "The Long and Difficult Road to Alma-Ata: A Personal Reflection," *International Journal of Health Services*, Vol.32, No.4, 2002, pp.709—732.

Sonja Bartsch, "The Global Fund to Fight AIDS, Tuberculosis and Malaria," in Wolfgang Hein, Sonja Bartsch, eds., *Global Health Governance and the Fight Against HIV/AIDS*, London: Palgrave Macmillan, 2007.

Sophie Harman and Sara Davies, "President Donald Trump as Global Health's Displacement Activity," *Review of International Studies*, Vol.45, No.3, 2019, pp.491—501.

Stefan Elbe, "HIV/AIDS and the Changing Landscape of War in Africa," *International Security*, Vol.27, No.2, 2002, pp.159—177.

Steven Smith, *The Senate Syndrome: The Evolution of Procedural Warfare in the Modern U. S. Senate*, Oklahoma: University of Oklahoma Press, 2014.

Steven W. Hook, *National Interest and Foreign Aid*, Boulder: Lynne Rienner Publishers, 1995.

Sunil S. Amrith, *Decolonizing International Health India and Southeast Asia*, *1930—65*, New York: Palgrave Macmillan, 2006.

Susan Jaffe, "High Stakes for Research in US 2018 Budget Negotiations," *Lancet*, Vol.390, No.10099, 2017, pp.1017—1018.

Susan Peterson, "Epidemic Disease and National Security," *Security Studies*, Vol.12, No.2, Winter, 2002/2003, pp.43—80.

Susan Wright, "Terrorists and Biological Weapons: Forging the Linkage in the Clinton Administration," *Politics and the Life Sciences*, Vol. 25, No.1—2, 2006, pp.57—115.

Terbush James, Miguel Cubano, "DOD and NGOs in Haiti—A Successful Partnership", *World Medical and Health Policy*, Vol.4, No.2, 2012, pp.1—6.

The Editorial, "National Armies for Global Health," *Lancet*, Vol.384, October 25, 2014, p.1477.

The Editorial, "PEPFAR and the fight against HIV/AIDS," *Lancet*, Vol.369, No.9568, 2007, p.1141.

The Editorial, "Will President Trump protect his party's PEPFAR legacy?" *The Lancet HIV*, Vol.4, Issue.1, 2017, p.1.

Theodore M. Brown, Marcos Cueto, et al, "The World Health Organization and the Transition from 'International' to 'Global' Public Health," *Public Health Then and Now*, Vol.96, No.1, 2006, pp.62—72.

Tom Kenyon, "The Reauthorization of PEPFAR to 2023," *Health Affairs*, Vol.38, No.3, 2019, p.512.

Vasant Narasimhan, Amir Attaran, "Roll Back Malaria? The Scarcity of International Aid for Malaria Control," *Malaria Journal*, Vol.2, No.8, 2003, pp.1—8.

Vin Gupta, Alexander C. Tsai, Alexandre Mason-Sharma, Eric P. Goosby, Ashish K. Jha, and Vanessa B. Kerry, "Have geopolitics influenced decisions on American health foreign assistance efforts during the Obama presidency?" *Journal of Global Health*, Vol.8, No.1, 2018, pp.1—10.

W. Easterly, W.R. Easterly, *The White Man's Burden: Why the West's Efforts to Aid the Rest Have Done So Much Ill and So Little Good*, New York: Penguin, 2006.

WHO, *The First Ten Years of the World Health Organization*, Geneva, WHO, 1958.

Willard L. Thorp, "New International Programs in Public Health," *Am J Public Health*, Vol.40, No.12, 1950, pp.1479—1485.

William H. Foege, J. D. Millar, et al., "Smallpox Eradication in West and Central Africa," *Bulletin of the World Health Organization*, Vol.52, No.2, 1975, pp.209—222.

William H. Shaw, Vincent Barry, *Moral Issues in Business*, 7th Edition, Belmont CA: Wadsworth, 1998.

William Rosenau, "Aum Shinrikyo's Biological Weapons Program: Why Did It Fail?" *Studies in Conflict and Terrorism*, Vol. 24, No. 4, 2001, pp.289—301.

Zoe Bambery, et al., "Impact of a Hypothetical Infectious Disease Outbreak on US Exports and Export-Based Jobs," *Health Security*, Vol. 16, No.1, 2018, pp.1—7.

后　记

本书是我主持的国家社科基金项目"美国公共卫生全球治理战略研究"的研究成果。正是在诸多同仁和同学的热心帮助下,本书才得以顺利出版,因此希望在此表示感谢。

首先要感谢的是上海人民出版社的史桢菁老师。史老师待人古道热肠,对本书稿一丝不苟和非常专业的编辑令人感动和敬佩。她多年来为我编辑过多本学术著作,我们的合作非常愉快,特别感谢她为这本书的付梓所付出的努力。

本书的个别章节已分别发表于《美国研究》《国际安全研究》《外交评论》等专业学术期刊,因此特别感谢《美国研究》的赵梅老师、《外交评论》的陈志瑞老师和吴文成老师、《国际安全研究》的谭秀英老师和谢磊老师在文稿发表过程中所提供的专业指导。本人所指导的研究生郑鑫同学和杨祖庚同学对本书稿做出了贡献,对他们表示衷心感谢。本书的出版也得到了上海外国语大学科研处和国际关系与公共事务学院的大力支持,在此致谢。

全球新冠疫情危机表明,全球卫生与国际政治,特别是大国政治,相互交织。因此,有必要对全球卫生治理的国际政治决定因素进行研究,进而探究全球卫生和国际政治的互动逻辑。本书是从全球卫生治理的视角开展美国研究的一个尝试,希冀为国内的美国研究和全球卫生政治学研究做出自己的微薄贡献。然而由于本人资质驽钝,所以本书中还存在诸多不足之处,敬请各位学者同仁批评指正!

图书在版编目(CIP)数据

美国全球公共卫生治理战略研究 / 晋继勇著.
上海 : 上海人民出版社，2024. -- (政治学与国际公共
管理丛书). -- ISBN 978-7-208-19273-7

Ⅰ. R199.712

中国国家版本馆 CIP 数据核字第 2024GV4407 号

责任编辑 史桢菁
封面设计 王小阳

政治学与国际公共管理丛书

美国全球公共卫生治理战略研究

晋继勇 著

出　　版　上海人民出版社
　　　　　（201101　上海市闵行区号景路 159 弄 C 座）
发　　行　上海人民出版社发行中心
印　　刷　上海商务联西印刷有限公司
开　　本　635×965　1/16
印　　张　17.75
插　　页　2
字　　数　249,000
版　　次　2024 年 12 月第 1 版
印　　次　2024 年 12 月第 1 次印刷
ISBN 978 - 7 - 208 - 19273 - 7/D·4435
定　　价　88.00 元

政治学与国际公共管理丛书

美国全球公共卫生治理战略研究　　　　　晋继勇　著

21 世纪西方政党与民主政治　　　　　　　陈金英　著

全球公共卫生治理中的国际机制分析　　　晋继勇　著

二十国集团、中国倡议与全球治理　　　　刘宏松　著

马克思主义视域下的中国与世界
　　——陈启懋教授文集　　　　　　　　陈启懋　著

区域国别讲演录　　　　　　　郭树勇　主编　左　品　副主编

二十国集团与全球治理　　　[加]约翰·J.柯顿　著　郭树勇　等译

民主与法治片论
　　——人大工作的理性思考　　　　　　郭树勇　著

组织逻辑与范式变迁
　　——中国食品安全监管权配置问题研究　张　磊　著